"十二五"职业教育国家规划教材
经全国职业教育教材审定委员会审定



HULI XINLIXUE

# 护理心理学

（第3版）

吴玉斌 郎玉玲 主编
丛媛 金卫华 李南 副主编

编 者（以姓氏汉语拼音为序）

丛 媛（山东医学高等专科学校）
金卫华（湖北三峡职业技术学院）
郎玉玲（牡丹江医学院）
李 南（宜春职业技术学院）
李小麟（四川大学华西临床医学院）
汪洪杰（安徽医学高等专科学校）
王 丹（湖北中医药高等专科学校）
吴 军（大连医科大学）
吴玉斌（三峡大学护理学院）
武绛玲（临汾职业技术学院）
张玉千（三峡大学护理学院）
朱 红（山西同文职业技术学院）
庄 红（成都大学医护学院）

高等教育出版社·北京

内容简介

本书为“十二五”职业教育国家规划教材。全书分3篇，共17章，内容包括以心理学绪论、普通心理、发展心理、社会心理和健康心理等基本理论、基本知识组成护理心理学的基础篇，以心理评估、心理咨询和心理治疗的理论和技术组成护理心理学的技能篇和以心理护理概论、各种疾病患者的心理护理及护理人员心理等知识和规律组成护理心理学的心护篇。书后附有6项实验和8项心理测评问卷与量表及本课程教学基本要求。本书适用于高等职业院校护理、助产专业教学使用，也可供在职临床从业人员参考阅读。

**图书在版编目（CIP）数据**

护理心理学／吴玉斌，郎玉玲主编．—3版．—北京：高等教育出版社，2014.8(2017.1重印)

ISBN 978-7-04-039688-1

Ⅰ．①护…　Ⅱ．①吴…②郎…　Ⅲ．①护理学-医学心理学-高等职业教育-教材　Ⅳ．①R471

中国版本图书馆CIP数据核字(2014)第080830号

策划编辑　肖　娴　　责任编辑　肖　娴　　封面设计　李小璐　　版式设计　于　婕
插图绘制　尹文军　　责任校对　刁丽丽　　责任印制　刘思涵

出版发行　高等教育出版社
社　　址　北京市西城区德外大街4号
邮政编码　100120
印　　刷　肥城新华印刷有限公司
开　　本　787mm×1092mm　1/16
印　　张　21
字　　数　490千字
购书热线　010-58581118
咨询电话　400-810-0598
网　　址　http://www.hep.edu.cn
　　　　　http://www.hep.com.cn
网上订购　http://www.landraco.com
　　　　　http://www.landraco.com.cn
版　　次　2003年12月第1版
　　　　　2014年8月第3版
印　　次　2017年1月第4次印刷
定　　价　34.00元

本书如有缺页、倒页、脱页等质量问题，请到所购图书销售部门联系调换

物 料 号　39688-00

# 出版说明

教材是教学过程的重要载体，加强教材建设是深化职业教育教学改革的有效途径，推进人才培养模式改革的重要条件，也是推动中高职协调发展的基础性工程，对促进现代职业教育体系建设，切实提高职业教育人才培养质量具有十分重要的作用。

为了认真贯彻《教育部关于“十二五”职业教育教材建设的若干意见》（教职成〔2012〕9号），2012年12月，教育部职业教育与成人教育司启动了“十二五”职业教育国家规划教材（高等职业教育部分）的选题立项工作。作为全国最大的职业教育教材出版基地，我社按照“统筹规划，优化结构，锤炼精品，鼓励创新”的原则，完成了立项选题的论证遴选与申报工作。在教育部职业教育与成人教育司随后组织的选题评审中，由我社申报的1 338种选题被确定为“十二五”职业教育国家规划教材立项选题。现在，这批选题相继完成了编写工作，并由全国职业教育教材审定委员会审定通过后，陆续出版。

这批规划教材中，部分为修订版，其前身多为普通高等教育“十一五”国家级规划教材（高职高专）或普通高等教育“十五”国家级规划教材（高职高专），在高等职业教育教学改革进程中不断吐故纳新，在长期的教学实践中接受检验并修改完善，是“锤炼精品”的基础与传承创新的硕果；部分为新编教材，反映了近年来高职院校教学内容与课程体系改革的成果，并对接新的职业标准和新的产业需求，反映新知识、新技术、新工艺和新方法，具有鲜明的时代特色和职教特色。无论是修订版，还是新编版，我社都将发挥自身在数字化教学资源建设方面的优势，为规划教材开发配备数字化教学资源，实现教材的一体化服务。

这批规划教材立项之时，也是国家职业教育专业教学资源库建设项目及国家精品资源共享课建设项目深入开展之际，而专业、课程、教材之间的紧密联系，无疑为融通教改项目、整合优质资源、打造精品力作奠定了基础。我社作为国家专业教学资源库平台建设和资源运营机构及国家精品开放课程项目组织实施单位，将建设成果以系列教材的形式成功申报立项，并在审定通过后陆续推出。这两个系列的规划教材，具有作者队伍强大、教改基础深厚、示范效应显著、配套资源丰富、纸质教材与在线资源一体化设计的鲜明特点，将是职业教育信息化条件下，扩展教学手段和范围，推动教学方式方法变革的重要媒介与典型代表。

教学改革无止境，精品教材永追求。我社将在今后一到两年内，集中优势力量，全力以赴，出版好、推广好这批规划教材，力促优质教材进校园、精品资源进课堂，从而更好地服务于高等职业教育教学改革，更好地服务于现代职教体系建设，更好地服务于青年成才。

高等教育出版社

2014年7月

# 第3版前言

本书是“十二五”职业教育国家规划教材，是按照《教育部关于“十二五”职业教育教材建设的若干意见》(教职成〔2012〕9号)的要求编写的。

“护理心理学”是护理专业的主干课程之一。《护理心理学》第2版经过几年的使用得到同行们的认可和好评。尤其是在紧扣专业培养的目标，贴近社会发展对高级护理专门人才的实际需求，注重对学生的创新精神和实践能力的培养方面得到了很好的体现。为了适应职业教育的发展和培养高素质技术人才的需要，遵循技能型人才成长规律，我们在原教材基础上做了适度修改和调整，使其在内容的广度、深度等方面更适用和实用，在结构方面更趋于完整、清晰、合理。

全书由3部分构成，以心理学绪论、普通心理、发展心理、社会心理和健康心理等学科的基本理论、基本知识组成护理心理学的基础篇，为培养学生良好的心理品质、健全的人格和良好的社会适应奠定基础；以心理评估、心理咨询和心理治疗的理论和技术组成护理心理学的技能篇，为更好地进行心理护理提供技术保证；以心理护理概论、各种疾病患者的心理护理及护理人员心理等知识和规律组成护理心理学的心护篇，为保持自身的心身健康和对护理对象进行心理护理提供专业依据。

全书分3篇，共17章：绪论主要介绍护理心理学的概念、发展、对象和任务及学习护理心理学的意义。第一篇第一章心理学绪论主要介绍心理现象、心理实质和心理学的主要理论。第二章普通心理主要介绍心理过程和个性心理。第三章发展心理主要介绍心理发展的规律和各年龄段心理发展的特点。第四章社会心理主要介绍个体社会化、社会角色、社会认知和社会行为。第五章健康心理主要介绍心理健康的标准、各年龄段的心理健康和心理应激。第二篇第六～八章主要介绍心理评估、心理咨询、心理治疗的理论和技术。第三篇第九章心理护理概论主要介绍心理护理的基本情况和操作程序。第十～十六章主要介绍各种疾病患者的心理特征和心理护理要点。第十七章护理人员心理主要介绍护理人员的角色期待、心理应激和素质培养。

在教材修订过程中，得到了高等教育出版社编辑的关心和指导，得到了三峡大学护理学院、四川大学华西临床医学院、安徽医学高等专科学校、山西同文职业技术学院、湖北中医药高等专科学校、山东医学高等专科学校、宜春职业技术学院、牡丹江医学院、临汾职业技术学院、成都大学医护学院、大连医科大学、湖北三峡职业技术学院医学院等的大力支持。在此，一并致以诚挚的感谢！

由于编者水平有限，时间紧迫，不妥之处恳请各位同人及广大读者不吝赐教，使之日臻完善。

**编　者**

2014年5月

# 第1版前言

在湖北省卫生厅领导下，由省医学职业技术教育研究室组织，并在湖北试验版全国高职高专医学规划教材（护理专业）建设委员会指导下，我们编写了这本“湖北试验版全国高职高专医学规划教材（护理专业）”——《护理心理学》教材。本教材的编写根据教育部、卫生部关于高职高专人才培养目标，力求做到科学性、先进性、启发性、创新性和适用性相结合。考虑到医学专业基础学科的相通性，本书也适用于高职高专医学其他专业。

《护理心理学》是护理专业的主干课程之一。它力求体现医学模式的转变和落实素质教育。在编写过程中遵循“三基”（基本理论、基本知识、基本技能）、“五性”（创新性、科学性、先进性、启发性、适应性）的原则，紧扣专业培养的目标，贴近社会发展对高级护理专门人才的实际需求，注重对学生的创新精神和实践能力的培养。在教材内容的广度、深度等方面，以适用、够用、实用原则进行取舍，便于学生掌握基本理论知识、基本思维方法和基本实践技能。

本教材具有结构完整、层次清晰、布局合理的特点。全书由三部分构成，以普通心理学的基本理论、基本知识组成基础部分，为培养学生良好的心理品质和健全的人格奠定基础。以心理健康与心理应激的知识和规律组成专业基础，为更好地保持自身的心身健康以及正确认识、理解护理对象的心理奠定基础。以护理人员心理、患者心理、心理护理及其基本技能等内容组成专业知识和技能，为今后胜任护理工作，适应社会奠定基础。

全书共6章：绪论（吴玉斌编写）主要介绍护理心理学的概念、发展、对象和任务以及学习护理心理学的意义。第1章心理学基础（张运利编写）主要介绍普通心理学的有关基础知识，包括知、情、意及个性心理。第2章心理健康与心理应激（张韶虹编写）主要介绍心理健康的概念、标准、影响因素和心理应激的应激源、应激反应、应激结果、心理应对等。第3章护理人员心理（谢金凤编写）主要介绍护理人员角色、权利、义务及适应问题；护理人员的心理特征及心理素质培养。第4章患者心理（熊爱姣编写）主要介绍患者角色及其适应问题；患者的心理需要、心理变化及常见心理反应。第5章心理护理（熊爱姣、谢金凤编写）主要介绍心理护理的概念、特点、原则及心理护理程序；心身疾病患者、人格障碍患者、精神病患者和不同年龄阶段患者的心理护理。第6章心理护理的基本技能（谢金凤、吴玉斌、张韶虹编写）主要介绍心理测量的概念、分类、标准化、注意事项和常用心理测量的方法；心理治疗的概念、适应范围、原则及常用方法；行为观察的概念、特点、设计、观察方法和注意事项等。

在教材编写过程中，得到了高等教育出版社刘惠军编辑的关心和指导，得到了三峡大学护理学院、荆门职业技术学院、江汉大学卫生技术学院、襄樊职业技术学院、湖北职业技术学院的大力支持。在此，一并致以诚挚的感谢！

由于编者水平有限，时间紧迫，不妥之处恳请各位同人及广大读者不吝赐教，使之日臻完善。

**编　者**

2003年8月

# 目　录

# 第三篇　护理心理学心护篇

# 绪　论

**本章学习要点：**

1. 掌握护理心理学有关概念。
2. 熟悉护理心理学研究的对象和任务。
3. 了解护理心理学研究的基本方法。
4. 了解护理心理学的发展简况和研究类型。
5. 了解学习护理心理学的意义。

## 第一节　护理心理学概述

### 一、护理心理学的概念

护理心理学（nursing psychology）是研究护理人员和护理对象心理活动的规律及特点，解决护理实践中的心理问题，以实施最佳护理的一门应用科学。它既是心理学的一大分支，也是护理学的重要组成部分。因此，护理心理学又是心理学与护理学相结合而形成的一门交叉科学。

心理学主要是研究人的心理活动及其规律的科学。心理活动是人的一种普遍而复杂的活动，是人与客观现实相互作用时，人脑对客观现实的反映过程（如认知、情绪、意志）。同时，人在对客观现实的反映过程中会形成一个人稳定的、独特的个性心理（如气质、性格、态度等）。心理学就是研究这些心理现象与过程的发生、发展以及个性心理的形成与发展规律的科学。

护理学是研究与人类预防保健、身心健康有关的护理理论和技术的一门应用科学。随着“生物－心理－社会”医学模式的建立和系统化整体护理理念的形成，促使心理学和护理学相结合，将心理学的理论、方法和技术运用于现代护理领域，由此诞生了护理心理学这门新的应用科学。我们相信，随着生态医学模式的诞生，护理心理学将会得到更加充分的发展。

### 二、护理心理学的发展

护理心理学的形成与发展是在现代心理学和现代护理学发展的基础上逐渐形成与发展的。

1879 年德国心理学家威廉·冯特（W Wundt，1832—1920）在德国莱比锡大学建立了世界上第一个心理学实验室，这标志着心理学作为一门独立学科的诞生，同时也为护理心理学的诞生和发展奠定了基础，开拓了道路。护理工作走上科学的发展道路是以南丁格尔（F Nightingale，1820—1910）于 1860 年在英国的圣·托马斯医院创办的世界上第一所护士学校为标志的。从此，护理事业迅速发展，并经历了三个明显不同的发展阶段。正是这三个发展阶段促进了护理心理学的形成和发展。

### （一）护理心理学的萌芽期

从19世纪中叶到20世纪40年代，随着实验科学的发展，科学实验的方法已成为自然科学各领域中的基本研究方法。医学也进入了快速发展的新时期，生理学、生物学、微生物学、病理学等医学基础研究逐渐形成并取得快速发展，其研究成果极大地促进了医学的发展，也促进了生物医学模式的形成。在生物医学模式的影响下，护理学理论和实践都是以疾病为中心，护理工作实行的是功能制护理，主要任务是协助医生诊断和执行医嘱。南丁格尔在开始建立护理学这门学科时，已认识到环境对患者的影响，她认为消极的环境可以影响患者的情绪状态，应通过丰富的刺激让患者从情绪上得到恢复。她同时还指出"护理工作的对象，不是冷冰冰的石块、木头和纸片，而是有热血和生命的人类"，并把与患者的沟通包含在整体环境之中。这些都是护理学中心理护理的萌芽。遗憾的是南丁格尔护理思想中所具有的心理护理的理念并未茁壮成长、发扬光大，而是在逐渐形成且日益巩固的生物医学模式的强大压力下淹没了。

### （二）护理心理学的形成期

20世纪40年代到70年代是生物医学模式走向顶峰并开始逐渐衰退，被"生物－心理－社会"医学模式所取代的阶段，也是护理心理学逐渐形成并得到认可的阶段。生物医学模式是以生物学的指标作为判断健康和疾病的最终指标的模式。该模式认为：每一种疾病都必须并且也可以在器官、细胞或生物分子水平上找到可测量的形态或化学的变化，都可以确定出生物或理化的特定原因，都应找到特异的治疗手段。在这种模式指导下，现代医学得到了快速发展，探明了许多疾病的病因和导致疾病产生的过程；发明了许多诊断疾病的技术和治疗疾病的方法；发现了许多使机体康复的药物。与此同时也导致了护理工作的视点集中于机体的"疾病"，出现以"疾病"为中心的护理模式。

随着社会经济和医学科学的发展，生物因素引起的疾病如传染病逐渐被控制，人类死亡谱的结构发生了根本性变化。据报道，20世纪初世界传染病死亡率为580/10万，高居人类死亡谱榜首，此后呈现持续、稳定的下降势态，到20世纪末大多数国家已降至30/10万以下。取而代之的是与心理社会因素密切相关的一类心身疾病如脑血管疾病、心血管疾病、恶性肿瘤等。此外，据分析人类死亡的前10种原因中，约半数死亡直接或间接与不良生活方式有关，而不良生活方式又与心理社会因素直接相关。种种事实说明生物医学模式已不足以阐明人类健康和疾病的全部本质，人们对于健康的要求已不再停留在身体上无病的水平，而是追求身心的舒适和协调。1977年美国医学教授恩格尔（G L Engel）在《科学》杂志上发表的《需要一种新的医学模式——对生物医学的挑战》一文指出，为了理解疾病的决定因素以及达到合理的治疗和卫生保健，医学模式必须考虑到患者、患者生活的环境以及由社会设计来对付疾病的破坏作用的补充系统，从而确立了"生物－心理－社会"新的医学模式，并得到世界卫生组织（WHO）的认同。

"生物－心理－社会"医学模式是一种系统论和整体观的医学模式，它要求医学把人看成是一个多层次的、完整的连续体，在健康和疾病问题上，要同时考虑生物、心理和社会各因素的综合作用，并认为“外界的社会因素或个体的生物因素都须通过个体的心理反应才能主动调节人际关系和自身的身心关系，而这个关系的和谐程度在健康与疾病问题上起着重要作用”。在新的医学模式指导下，护理工作也适应医学模式的转变由功能制护理转变为整体制护理，改变了以前护理只注意局部，忽略整体；只注意患者的生理变化，忽略患者的心理变化；只注意疾病的生物性，忽略身心的统一性；将护理对象视为生物体，忽略护理对象是个有血有肉、有思有情与周围环境密切联系的“社会人”。护理模式的转变和现代心理学理论和技术的高速发展促进了护理心理学的形成并为其发展奠定了基础，创造了条件，使心理护理在整体护理模式中占有了重要地位，成为整体护理的重要组成部分。但是，这一时期心理护理工作主要还是针对患者，工作范围大多局限于医院，护理心理学还隶属医学心理学范畴。

### （三）护理心理学的发展期

进入20世纪80年代以后，随着人类物质文明的发展，人们不仅对身体舒适的要求不断提高，而且要求心理上的舒适和健全。1994年北美护理诊断协会（NANDA）通过的128种护理诊断中，就有一半以上的护理诊断与心理、社会功能有关。另外，现代生活节奏的不断加快，对人们保持心理的健全和情绪的平衡提出了更高的要求。在这种背景下护理心理学得以快速发展，心理护理的对象不再局限于患者，还包括有潜在影响健康因素的健康人；心理护理的范围也由医院扩展到家庭、社区；护理心理学的理论不断得到完善，心理护理的诊断方法和干预技术也不断增多。总之，在此阶段是护理心理学全面、快速发展的时期。

我国1995年11月成立了中国心理卫生协会护理心理学专业委员会，1996年在全国高等教育护理专业教材编审委员会上正式将护理心理学从医学心理学中分离出来，成为护理专业的一门非常重要的独立学科，这也标志着我国护理心理学的发展进入一个崭新的时代。

# 第二节　护理心理学的研究对象和任务

## 一、护理心理学的研究对象

1980年美国护理学会将护理定义为“护理是诊断和处理人类对其现存和潜在健康问题的反应”。这个“反应”包括了目前已存在和潜在健康问题所引起的人们在生理、心理和社会多方面的反应。因此，护理心理学不仅要关注目前已存在病症和障碍的患者的心理问题，还要关注有潜在健康问题人群的心理问题。此外，在心理护理过程中，护理人员作为护理主体，其心理活动的状况、个性心理的特征和心理护理技能的熟练程度等均对心理护理的成效产生决定性作用。因此，护理心理学的研究对象既包括患者和具有潜在健康问题的健康人，还包括从事和将要从事护理工作的人员。护理心理学既对患者和具有潜在健康问题的健康人提供心理护理，还对护理人员提供心理护理指导。

## 二、护理心理学的任务

在护理实践中存在着许多心理方面的问题，概括起来主要有两大方面，一是护理对象心理活动的规律及特点，二是护理人员的心理活动对护理对象的心理影响。因此，护理心理学的任务主要有三大方面。

### （一）研究护理对象在护理实践中心理变化的规律和特点

由于个体的先天遗传和后天环境不同，形成的个性心理是不同的。因此，在护理实践中护理对象所表现的心理反应存在很大差异。一般而言，无论患者得了什么病，均会对患者的心理活动产生一定的负面影响，特别是患有一些急性的、严重的、难于治愈和预后不良的疾病更是如此。但不同的护理对象，因个性心理的差异所产生的心理变化和心理反应是不同的。如当知道自己身患癌症时，内向型性格的人常会表现出以抑郁为主的急性心理反应；外向型性格的人则表现出以愤怒为主的急性心理反应。研究护理对象的个性心理，有利于提高心理护理的成效。

不同年龄段的护理对象，因他们心理成熟状况、社会经历以及充当的社会角色不同，患病时的心理变化以及对疾病所产生的心理反应也会各有差异。如同患癌症的儿童和成人，其心理变化和对癌症的心理反应是有差异的：儿童的心理变化多因医院环境和父母、亲友态度引发，而成人则多因对癌症的认识程度造成。因此，掌握不同年龄段人群的心理活动规律和特点，有利于针对不同年龄段护理对象的心理特点进行护理。

不同疾病类型、相同疾病不同时期心理活动的变化也常常差异很大。如患有细菌性腹泻与患有病毒性肝炎的患者其心理反应是不同的；手术前患者以焦虑、恐惧为主要心理反应，手术后则以疑虑、抑郁为多见。研究护理对象在患有不同疾病和疾病不同时期的心理特征，有助于采取相应的心理护理措施。

此外，对具有潜在问题的健康人进行心理健康教育也需要了解他们的心理特征，以保证教育的有效性。

总之，研究护理对象在护理实践中一般的心理活动规律和特殊的心理活动特点是护理心理学的主要任务之一，它有助于采取针对性措施，以实施最佳心理护理。

### （二）研究护理人员在护理实践中的心理变化和行为举止

护理实践是护理人员与护理对象之间进行的一种互动过程。护理人员具有高尚的职业道德是进行心理护理的前提；具有良好的心理品质是进行心理护理的基础；具有健全的个性心理是进行心理护理的保证；具有娴熟的护理技术是进行心理护理的条件。因此，护理人员的个性心理特征和护理实践时的心理变化都会影响心理护理的成效。护理人员经常面对大、小便失禁患者或肢体残疾患者时容易产生厌恶心理；经常面对传染性很强的患者或濒死患者无奈眼神时容易产生恐惧心理；认为护理就是伺候人时会产生自卑心理。这些消极的心理变化都将影响心理护理的成效。

要求护理人员做几件或几天好事并不难，难的是始终如一地为护理对象做好事。要做到后者，就必须将护理人员需具备的优良心理品质和高尚职业道德内化于个性之中，即成为对护理对象的稳固的态度以及与这种态度相适应的习惯化了的行为方式。这种稳固的态度和行为方式并不是自然形成的，也不是只靠严格要求就能做到的。因此，要把它作为自觉行为就必须在实践中加强培养。

总之,研究护理人员在护理实践中的心理变化和行为举止以及其对护理对象的影响也是护理心理学的主要任务之一,它有助于提高护理人员的心理素质,以保证最佳心理护理的实施。

### （三）研究心理护理的方法和技艺

心理护理是以护理程序为框架针对心理问题开展的系统化护理,分为心理社会评估、心理问题诊断、心理护理计划、心理护理实施和心理护理评价五个步骤。为更好地依照护理的程序进行心理护理,应在良好的护患关系基础上,熟练掌握观察技术、沟通技术、咨询技术、心理评估和干预技术等。敏锐的观察能更准、更好地发现护理对象的心理问题;恰当的沟通既能更多、更快地了解护理对象又能融洽护患关系;真诚的咨询既有利于改变护理对象不利于护理的认知模式又有利于激发其战胜疾病的信心;准确的心理评估既能对心理问题进行定性和定量评估为心理护理诊断提供依据,又能为护理科研提供客观资料;精湛的干预技术有助于心理问题的解决或缓解。

南丁格尔曾说:“人是多种多样的,由于社会地位、职业、民族、信仰、生活习惯和文化程度不同,所得的疾病与病情也不同,要使千差万别的人都能达到治疗和康复所需要的最佳身心状态,本身就是一项最精细的艺术。”因此,研究心理护理的方法和技艺是护理心理学又一个主要任务,通过这些方法和技艺的研究和应用,使千差万别的人都能达到治疗和康复所需要的最佳身心状态。

# 第三节　护理心理学的研究方法和类型

## 一、护理心理学的研究方法

护理心理学研究的基本方法有观察法、调查法、实验法和测验法。

### （一）观察法

观察法(observational method)是通过对受试的外显行为进行有目的、有计划的观察以分析其心理活动的一种研究方法。包括:① 自然观察法:在自然情境下进行的观察。优点是简便易行,所获材料较真实。缺点是结果具有一定的偶然性,获取特定资料需较长时间。② 控制观察法:在预先设计的情境下进行的观察。优点是获取资料快,容易做横向比较分析。缺点是受设计情境影响,不易反映真实状况。

无论是在自然情境下还是控制情境下的观察都应注意:在观察时不宜使被观察者发现自己被别人观察而影响观察效果。观察者的观察能力和主观倾向对观察资料的质量影响较大。

### （二）调查法

调查法(survey method)是通过晤谈或问卷等方式获得资料,并加以分析的一种研究方法。包括:① 晤谈调查法:在主试与受试面对面时,以谈话方式进行的调查。优点是简单、方便,较快获得结果。缺点是某些受试不习惯面对面,导致调查资料失真。② 问卷调查法:利用事先拟好的问卷，由受试在问卷上进行回答的调查。优点是简便易行，信息量大。缺点是易受多种因素影响，资料真实性较差。

### （三）实验法

实验法（experimental method）是在控制的条件下系统地操作某种变量（刺激变量或自变量），以研究该变量的变化对其他变量（反应变量或因变量）影响的一种研究方法。包括：① 自然（现场）实验法：是在日常生活条件下进行的实验。优点是自然、方便，结果比较符合实际。缺点是实验条件控制较难，无关因素较多。② 实验室实验法：是在实验室借助仪器并控制实验条件所进行的实验。优点是省时、省力，结果准确。缺点是容易受实验情境影响，人为的实验情境脱离实际情境，其结果难于在日常生活中推广。

### （四）测验法

测验法（measurement method）是运用标准化的心理测量工具，对心理活动进行测量和评定的一种研究方法。标准化的心理测量工具都是经过信度、效度检验的，在测量过程中必须严格按照心理测量的科学规范进行。目前常用的有智力测验、个性测验、社会适应行为测验、职业咨询测验等。

## 二、护理心理学的研究类型

### （一）因果研究

因果研究是研究某一变量与另一变量之间因果关系的一种研究类型。例如，在记忆实验中，一组受试对记忆材料做浅层加工（分析词性或比较词的读音），一组受试做深层加工（分析词义），结果深层加工组的记忆成绩明显高于浅层加工组，这说明受试对记忆材料的加工深度（某一变量）与记忆成绩（另一变量）间存在着因果关系，前者是因，后者是果。

在进行因果研究时，应注意当一种变量引起另一变量出现时，我们只能说，在这种实验情境下，前者是因，后者是果，脱离一定的条件来谈因果关系是没有意义的。

### （二）相关研究

相关研究是研究某一变量与另一变量之间相互变化关系的一种研究类型。例如，对吸烟人群与肺癌发病率的研究结果表明，随着每天吸烟根数的增加，肺癌的发病率也增高，两个变量呈“共变关系”，这时我们可以说，吸烟和肺癌的发病率有较高的相关。

在进行相关研究时，应注意相关研究的信息是不能说明因果关系的。因为，依据相关关系是无法推断哪个变量是因，哪个变量是果，或者无法预测某一变量达到何种程度一定会“引起”另一变量的出现。

### （三）横向研究

横向研究是指在同一时间内对相应的样本组的变量进行对比分析的一种研究类型。例如，在同一时间对不同病区从事护理工作10年的护理人员性格特征进行对比分析，从而了解不同病区的工作环境对护理人员性格特征的影响。

（四）纵向研究

纵向研究是指在一定时期内对同一批样本组的变量进行连续追踪的一种研究类型。例如，对进入传染病区到连续工作10年这个特定时期内的同一批护理人员进行性格特征的连续追踪研究，从而了解传染病区这个特定环境对护理人员性格特征影响的规律和特点。

## 第四节 学习护理心理学的意义

护理心理学是在“生物－心理－社会”医学模式取代生物医学模式的背景下，应护理实践的迫切需要而诞生的一门新的应用学科。本学科对于从事护理专业的人来说具有十分重要的意义，主要体现在以下三个方面。

### 一、有助于良好心理素质的培养

护理心理学是由心理学和护理学相结合而形成的，是用心理学的理论、方法来解决护理实践中的心理问题。因此，心理学有关知识的学习，不仅能指导心理护理工作，还能了解自己在认知、情绪、意志方面的品质优劣，在能力、气质、性格方面的长短，这将有助于自我观察、自我分析，有效调控自我、不断完善自我，从而提高自身的心理素质。

### 二、有助于护理质量的提高

护理心理学的学习有助于护理人员对护理对象特殊行为方式的理解；有助于掌握不同年龄、性别和不同类型的护理对象的心理特征，从而制定相应的护理计划，取得事半功倍的效果。

护理心理学的学习有助于掌握沟通、观察、咨询和治疗等各种技术，促进与护理对象有效交往，获得准确信息和提高干预效果。

护理心理学的学习有助于提高系统化整体医学观，认识到护理对象良好的心理状态可以促进良好的生理状态，良好的生理状态又会促进良好的心理状态，依据护理对象的心理活动特点，采取相适宜的心理护理措施，使护理对象处于最佳心身状态，从而促进其心身之间的良性循环，全面提高护理质量。

### 三、有助于现代护理学的发展

“生物－心理－社会”医学模式的形成，推动了现代护理学的发展，催生了系统化整体护理模式的诞生。随着系统化整体护理模式的推广和落实，现代护理学已不再是对疾病的简单护理，而是“人类对其现存和潜在健康问题的反应”。护理工作的对象由患者扩展到有潜在健康问题的健康人；护理工作的范围由医院扩展到社区；护理工作的性质由疾病护理扩展到健康护理；护理人员的职能也由单一向多样转变。这些变化意味着现代护理学将由简单的医学辅助学科，演变为一门受重视的独立学科。

护理心理学是系统化整体护理的重要组成部分，是系统化整体护理模式的特色所在。因此，随着护理心理学研究的深入、自身体系的不断完善，现代护理学将会全面、快速发展。

## 本章小结

1. 护理心理学是研究护理人员和护理对象心理活动的规律及特点，解决护理实践中的心理问题，以实施最佳护理的一门应用科学。它是在心理学和护理学的基础上形成的。

2. 护理心理学研究的对象既包括患者和具有潜在健康问题的健康人，还包括从事和将要从事护理工作的人员。

3. 护理心理学的主要任务有：研究护理对象在护理实践中心理变化的规律和特点；研究护理人员在护理实践中的心理变化和行为举止；研究心理护理的方法和技艺。

4. 护理心理学研究的基本方法有：观察法、调查法、实验法和测验法。研究类型有：因果研究、相关研究、横向研究和纵向研究。

5. 学习护理心理学有助于良好心理素质的培养；有助于护理质量的提高；有助于现代护理学的发展。

## 思考题

1. 从护理心理学的发展过程中，你能获得什么启示？

2. 你认为“生物－心理－社会”医学模式完美吗？为什么？

# 第一篇

# 护理心理学基础篇

# 第一章　心理学绪论

**本章学习要点：**

1. 掌握心理学有关概念及其研究对象。
2. 掌握心理现象的组成及心理的特性。
3. 熟悉心理学主要理论学派的要点及代表人物。
4. 熟悉心理现象的发生、发展。
5. 了解心理学的主要分支领域及其研究范围。
6. 了解心理的实质及相关内容。

我们在日常生活中可以看到各种不同的现象，如刮风下雨、日出日落，人情冷暖、扶老携幼等，这些现象有的属于自然现象，有的属于社会现象，分别是不同学科的研究对象。而心理现象是自然界中最复杂、最奇妙的一种现象，它贯穿于人类认识和改造客观世界的过程之中。

## 第一节　心理学概述

### 一、心理学的概念

心理学（psychology）是研究心理现象的科学。心理现象是世界上最复杂的现象之一，不仅人类具有，动物也具有。因此，心理学不但研究人的心理，也研究动物的心理，但主要研究的是人的心理。本书所指的心理均为人的心理。

人的心理分为个体心理和社会心理。人是作为个体而存在的，个体所表现的心理现象称为个体心理。人又是生活在社会之中的，作为社会中的成员，在不同的社会团体中，扮演着不同的社会角色，并与其他人结成不同的关系，如亲属关系、朋友关系、师生关系、民族关系、护患关系等，其心理和行为必然受到团体的影响，产生特定的心理现象。这种因社会原因产生的特定心理现象称为社会心理。

个体心理与社会心理之间是共性与个性的关系。社会心理是个体在团体的共同生活条件和环境中产生的，是团体内个体心理特征的典型表现，但不是个体心理特征的简单总和。研究社会心理离不开个体心理，对个体来说，团体又是一种重要的社会现实，直接影响个体心理或个体意识的形成和发展。

### 二、心理学的发展

心理学是一门既古老而又年轻的科学，它的发展经历了一个漫长的阶段。在西方，心理学的发展可分为哲学心理学和科学心理学两个时期。哲学心理学从公元前6世纪至公元19世纪中叶,研究的主要对象为灵魂(soul)和心灵(mind),多以思辨方式进行研究。从19世纪中叶开始心理学进入科学心理学时期,它是以1879年德国心理学家冯特在莱比锡大学创建了世界上第一个心理学实验室,以系统的、科学的实验方法来研究人的心理现象为标志的。这在心理学史上,被看成是心理学脱离哲学的怀抱,成为独立学科的标志,也是由哲学心理学转为科学心理学的分界标志。

从成为科学心理学到现今,在这一百多年的历史中,心理学的研究方向和对象也发生了曲折的变化。从19世纪中叶至20世纪初,以构造学派、机能学派和精神分析学派为代表的对意识和潜意识的研究,转变到20世纪20至50年代,以行为学派为代表的对行为的研究,再转变为以认知学派为代表的对心理和行为的研究。心理学正是在这种研究方向和对象的不断转换中,在不同学派的争论和尖锐的理论冲突中孕育、发展并逐渐成熟起来,成为拥有众多研究重心和领域的科学体系。

## 三、心理学研究的任务

心理学研究的基本任务是认识并揭示心理现象的发生、发展及规律。包括:① 研究客观世界与主观世界之间的关系,即客观世界是如何转化为人的主观世界的。② 研究脑与心理之间的关系,即探讨脑的结构、功能与人的各种心理活动之间的关系。③ 研究人的心理过程与个性心理之间的关系,即两者是如何相互作用、相互制约和相互联系的。④ 研究心理与行为之间的关系,即心理活动是如何调节和支配人的行为,行为又是如何影响心理发展的。

## 四、心理学研究的领域

人们研究心理学理论的目的在于应用。因此,可从理论和应用两个领域对心理学进行分类(图1-1-1)。普通心理学是心理学其他分支学科的一般知识基础。其任务在于从其他分支学科的研究结果中概括出心理现象的一般规律和特点,将其理论化,指导其他分支学科的研究和应用。

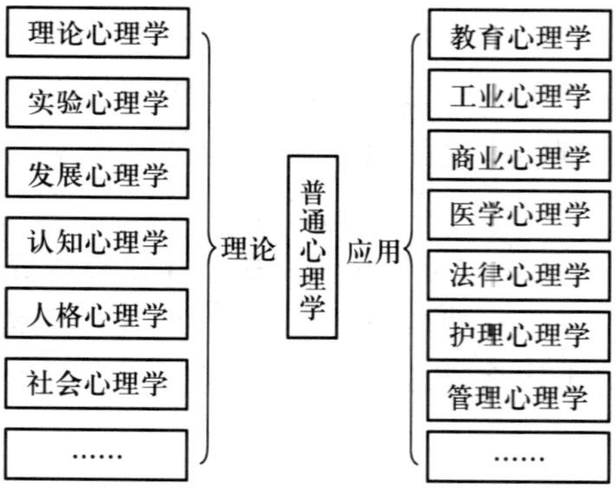


图1-1-1 心理学的研究领域

### （一）理论研究领域

1. 理论心理学（theoretical psychology） 是研究心理学中的理论问题的学科。旨在探讨心理学中具有普遍性和共同性的主要理论问题，考察心理学主要理论的建构、阐释、形成和发展规律及社会价值。其中心理学的基本理论为该学科研究的最大范畴和基本内涵。

2. 实验心理学（experimental psychology） 是用实验的方法研究心理现象，为探讨心理现象的因果关系提供实证性资料。其主要内容包括心理实验设计、心理实验方法、心理学各专题领域的实验研究以及心理学实验仪器的研制和使用。实验心理学在自然科学发展的基础上以科学的逻辑为原则，以系统地控制和操纵实验变量探讨心理现象因果关系为手段，成为研究心理学的方法学，对所有心理学的分支学科产生了广泛而深刻的影响。

3. 发展心理学（developmental psychology） 是研究个体从受精卵开始到出生、成熟，直至衰老的生命全程中心理发生和发展规律的科学。包括儿童心理学、青年心理学、成年心理学和老年心理学。其内容涉及有关心理发生、发展的原理或规律的理论问题以及个体发展各年龄阶段的心理特征问题。它是心理学的一个重要分支。

4. 认知心理学（cognitive psychology） 主要是用信息加工观点和计算机模拟法研究认知过程的心理学分支学科。把人视为信息加工系统，研究人如何接受、编码、操作、提取和利用信息。认知心理学着重研究人高级心理活动的机制，大量吸收计算机科学、神经科学、语言学等相关学科的研究成果和方法，已经成为心理学研究的一个主要方向。

5. 人格心理学（personality psychology） 是以现实的人为研究对象，寻求描述和解释个体的思想、情绪和行为的独特模式，以及综合影响个体与环境交互作用的诸多过程，对现实中的个体做出整体的解释的学科。它是一门多理论的分支学科，也是心理学中唯一对个体进行整体研究，对人性进行系统研究的学科。

6. 社会心理学（social psychology） 是研究社会心理与社会行为的产生、发展与变化规律的一门分支学科。它主要研究个人在其所属群体影响下产生的心理现象与行为以及各种自我调节行为。

### （二）应用研究领域

1. 教育心理学（educational psychology） 主要研究教育情境中“学生的学”与“教师的教”的基本心理规律的科学。它是心理科学与教育科学相结合的分支学科。

2. 工业心理学（industrial psychology） 主要研究工作人员的心理活动特点和人与机器之间的配置和功能的协调。

3. 商业心理学（commercial psychology） 主要研究商业经济活动过程中人们的各种心理现象及其规律的科学，包括消费者心理、市场心理、营销心理、服务心理等。

4. 医学心理学（medical psychology） 主要研究心理因素在疾病的预防、发生、诊断、治疗、护理和康复中的作用。包括变态心理、康复心理、心身疾病等。

5. 法律心理学（legal psychology） 主要研究立法、执法、守法、违法过程中人的心理活动及其规律的学科。包括立法心理学、犯罪心理学、司法心理学等。

6. 管理心理学（management psychology） 主要研究组织结构、组织环境、组织的社会气氛与心理气氛作用于人的心理与行为的规律,以便更好地协调组织成员的积极性与创造性,提高组织效率,达到组织目标。

# 第二节 心理现象

## 一、心理现象的概念

心理现象(mental phenomena)是心理活动的表现形式。人类通过各种心理活动来认识和改造客观世界。例如,人们通过感官的活动得到客观世界的信息,这些信息经过头脑整合,产生了对事物整体的认识,并存储在头脑中,需要时能重现出来;人们在日常生活中会遇到各种各样的问题,解决这些问题需要思维的直接参与,并借助语言、表象或动作来实现;人们在现实生活中必然会遇到得失、顺逆、荣辱、美丑等各种情境,当这些情境符合个体的需求和愿望,就会产生愉快、兴奋和喜悦的体验,反之则会产生沮丧、痛苦和愤怒的体验;人们为了自身的生存和发展,需要不断地变革现实,通过主动提出目标,克服困难并采取行动以满足自身的需要,等等。上述这些现象都是通过心理活动表现出来的,都是心理的活动过程。

另外,每个人心理活动的过程是不同的,存在着个体之间的差异,也正是这种差异使每个人在心理活动中表现出各自独特的风格和特点。例如,有的人聪慧,有的人笨拙;有的人活泼,有的人稳重;有的人外向,有的人内向;有的人大公无私,有的人自私自利等。这些独特风格和特点构成了一个人整体的精神面貌,代表了心理活动的另一个侧面——个性心理,又称为人格。

由于心理现象是心理活动以心理过程和个性心理两种形式表现出来的,所以心理过程和个性心理是个体心理现象的两个重要方面,是心理学的主要研究对象。

## 二、心理现象的发生和发展

心理现象与其他现象一样,都是以从无到有、从低级到高级的规律发生发展的。

### (一)心理现象的发生

当物质相互作用时会发生变化,这种物质相互作用而发生变化的特性称为反应性。物质的反应性是自然界中所有物质的普遍特性。当两个无生命的物质相互作用时会发生物理和化学变化,这种以物理或化学改变为特征的反应性,称为一般反应性。一般反应性是一种简单、被动的反应,其反应常以物质自身的破坏或改变为结果,如桌子被钉锤砸烂,酸碱反应等。随着生命物质的出现,物质的反应性由一般反应性发展到刺激感应性,这种刺激感应性是生命有机体对环境中具有生物学意义的刺激做出的应答式反应,如向日葵朝向太阳,阿米巴原虫遇到食物时会伸出伪足包绕并吞噬等,其结果是使自身得到保存和繁衍。感应性是一切生命物质都具有的,但它还不是心理,只有当生命物质发展到动物阶段,随着神经系统的形成与发展,反应形式也发生了变化,对具有信号意义的刺激也能做出反应,如蚯蚓的"T"形迷宫实验,当蚯蚓向右蠕动便到达出口,向左蠕动遇到纸时将遭到电击,经 20~200 次电击,蚯蚓向左蠕动遇到纸就转向右边,说明纸对蚯蚓已具有电击的信号意义。对信号意义的刺激做出反应标志着心理的产生。

### （二）心理现象的发展

心理现象的发展历经了感觉、知觉、思维萌芽三个阶段，最后发展到人的心理。

1. 感觉阶段　由最低等的单细胞生物发展为多细胞生物，出现了有彼此独立的原生质的神经元（neuron）和突触（synapse），这种突触式的联系使动物的神经系统功能出现分化，有了脑神经节，形成了专门的受纳器官和感觉器官，从而对信号意义的刺激由不稳定的萌芽阶段向稳定的感觉阶段发展，如蚂蚁以气味信号分辨敌我。感觉阶段是心理发展的最初形式。

2. 知觉阶段　动物进化为脊椎动物，出现了中枢与外周神经系统的分化，即有了真正意义的脑，并出现大脑皮质（cerebral cortex），动物的行为也逐渐脱离感觉冲动的直接控制，而由综合各种感觉冲动的大脑半球新皮层来控制，心理的发展由感觉阶段进入知觉阶段。在这个阶段，动物对周围事物的刺激，不再是应答其个别属性，而是对周围事物做出整体的反应，如鸟类能分辨物体的颜色、形状及运动方向，青蛙能分辨不同的流水声等。

3. 思维萌芽阶段　哺乳类动物如类人猿属于高等脊椎动物，已经具有发达的大脑和大脑皮质，大脑半球开始出现沟回，从而扩大了皮层的表面积，为大脑皮层担负更重要的调节和指挥功能准备了物质基础。同时，各种感觉器官也接近人类的构造。它们不仅对周围的环境有了粗浅的感觉和完整的知觉，产生清晰的表象和喜、怒、哀、惧等基本情绪，而且能对事物与事物之间的联系和综合属性做出完整的反应，初步解决一些问题。例如，黑猩猩能用石头砸开坚硬的果壳，模仿人们拿抹布擦地，用勺子舀水，学会手势，并用这些手势与人们进行交流。但是，这些思维能力仍然带有明显的幼稚性，思维方式仍处于以动作和表象为基础的具体思维阶段，而不能进行以概念为基础的抽象思维。

动物心理的发展随神经系统的进化日益复杂和完善，神经系统的进化为心理的发展提供了物质基础，神经系统进化到人脑阶段，在经验传递、语言交流、劳动生产的相辅相成中，产生了人的心理。

### （三）心理现象与行为

行为（behavior）是指有机体的反应系统。它由一系列的反应动作和活动构成。人类的生活和工作大多通过行为来完成，如吃饭、穿衣、学习、娱乐等。有的行为很简单，只包含少数几种反应成分，如强光刺激下人的闭眼行为，进食过程中唾液分泌增加等。有的行为很复杂，包含了复杂的反应成分，如写字、操作、驾驶汽车等。这些行为由一系列反应动作组成，成为各种特定的反应系统。

个体的行为与其心理活动有着密切的联系。认知心理学认为刺激所引起的行为反应，首先通过支配外部行为的心理活动对信息进行编码、储存、加工、提取等，然后，再进一步影响人的行为。例如，只有对声、光、味道有感知觉，才能产生对声、光、味道的反应。同一刺激可引起不同的反应，不同刺激也可引起相同的反应，这是由于人的内心活动不同造成的，只有理解了人的内部心理活动，才能理解他的外部行为。

心理支配行为，但又是通过行为表现出来的。例如，一个人的视觉和听觉能力，是通过他对微弱光线和声音的反应表现出来的；一个人的记忆，是通过他运用知识的活动表现出来的；

一个人的情绪和情感，是通过面部、身体和言语表情表现出来的。人的心理现象是一种主观精神现象，就像一个看不见、摸不着的“黑匣子”，而行为却具有显露在外的特点，人们可以用客观的方法进行观察和测量。由于行为表现出人的心理活动，因此，我们可以通过观察和分析行为来客观地研究人们的心理活动。这种从外部行为推测内部心理过程，即打开“黑匣子”是心理学研究的一条基本法则。从这个角度说，心理学有时也叫做研究行为的科学，即通过对行为的客观记录、分析和测量来揭示心理现象的规律性。

## 第三节 心理实质

在探讨心理实质的过程中，唯物论和唯心论的观点是根本对立的。辩证唯物主义认为：心理是脑的功能，脑是心理的器官；心理是脑对客观事物的反映；客观世界是心理产生的源泉，实践活动是心理发生、发展的基础。

### 一、心理是脑的功能，脑是心理的器官

心理是脑的功能，脑是心理的器官可以从以下三个角度来看。

#### （一）从种系脑的进化角度

从种系脑的进化与心理发展水平的关系中可以看出，种系的脑重指数、皮层指数和新皮层面积比与其心理发展水平有密切关系。脑重指数是脑重与体重的比值。它比脑重更能客观地反映脑与心理发展水平的关系。其研究结果表明，人类的脑重指数远远大于其他动物（表 1－1－1）。皮层指数是新皮层的实际大小与一种典型的哺乳动物新皮层的期望大小的比值。种系的皮层指数对比结果显示，人类新皮层的容积是其他灵长类动物新皮层容积的 3.2 倍，是具有相同体重猩猩的新皮层容积的 3 倍。新皮层面积比是新皮层面积占整个大脑皮层面积的百分比。其研究结果表明，人类的新皮层占整个大脑皮层的比例最高（表 1－1－2）。

**表 1－1－1　常见几个物种的脑重指数比较**

| 物种 | 脑重指数 |
|---|---|
| 鼠 | 0.40 |
| 猫 | 1.01 |
| 罗猴 | 2.09 |
| 猩猩 | 2.48 |
| 人 | 6.30 |

上述研究结果可以说明，不同种系脑的进化不同，其心理发展水平也是不同的。例如，猫比鼠的脑重指数大，其心理发展水平也高于鼠，正是如此猫成为鼠的天敌才变为可能。人类脑的进化比其他种系脑的进化都要高，所以人类才体现出“万物之灵”的智慧。

表 1-1-2 新皮层面积占整个皮层面积的比较

| 物种 | 新皮质所占比例/% |
| --- | --- |
| 兔 | 56.0 |
| 猿猴 | 85.0 |
| 黑猩猩 | 93.0 |
| 人 | 94.9 |

### （二）从个体脑的成熟角度

个体心理的发展是随着大脑结构和功能的成熟而发展和完善的。刚出生的新生儿脑重约 370 g，心理活动的水平非常低，随后中枢神经细胞迅速成熟，脑的重量也明显增加。出生后 6 个月脑重约 700 g；1 岁约 900 g；12 岁时脑重约 1 400 g，已接近成人脑重（1 500 g）。其心理活动也由简单到复杂、由低级向高级发展；由形象思维向抽象思维发展；由简单的情绪体验向复杂的情感体验发展；由对具体信号做出反应发展到对语词信号做出反应。这种人脑的逐渐成熟与心理活动逐渐发展和完善的相应关系说明，心理发展是依赖于脑的成熟。

### （三）从生理心理学的研究角度

随着科学技术的发展，许多生理心理学家对脑与心理之间的对应关系进行了大量的研究，如 1989 年 Fuster 等人使用冷冻方法把猴的前额叶皮层主沟区的局部温度降至 20℃，导致该区功能失活，发现受试猴的短时空间记忆能力严重下降；1954 年美国心理学家 Olds 等人发现用微弱的电流刺激隔区或内侧前脑束时，大鼠以 2 000 次/h 左右，猴子以 8 000 次/h 左右的频率按动杠杆，以获得电刺激，并能连续按动杠杆 15～20 h，说明在脑中存在一个“快乐中枢”，大鼠和猴子为了能引起快乐和满足而不停地按压杠杆。有证据证明人的下丘脑也存在“快乐中枢”。这种脑的部位与某种心理活动的对应研究说明，脑是心理的器官，心理是脑的功能。

## 二、客观世界是心理产生的源泉，实践活动是心理发生、发展的基础

心理活动是以高度发达的大脑为物质基础的，但客观世界才是心理产生的源泉，有什么样的事物作用于脑，就会产生什么样的心理活动，正是由于客观事物的多样性，才有心理活动的多样性和复杂性。但是，人脑在反映客观事物的过程中，并不是被动地反映，而是对客观现实能动的反映。这种能动性以创造性和实践性为重要表现。因此，可以说心理在反映客观现实的过程中，体现着客观性、主观性和能动性三个特性。一方面，心理的产生离不开客观现实，体现心理的客观性；另一方面，心理是对客观现实的反映，在反映的内容和结果中，融合个体的主观经验，体现心理的主观性；最后，个体在反映客观现实的时候，不仅停留在简单的反映中，而且能主动选择反映的事物、揭示事物的本质并结合需要和意愿来改造客观世界，体现心理的能动性。

从个体心理的发生和发展中可以看出环境的影响，这些环境包括家庭环境、学校环境、社

会环境和教育的作用,这些因素决定着个体心理发展的性质和方向。如家庭结构、教养方式、校风和班风等因素在个体心理的发展中,特别是健康人格的形成中发挥着主导作用。通过教育,不仅能使学生继承大量的间接经验、增长知识和才干,而且能够培养学生健康的情感、优良的意志品质和积极的生活态度;社会文化环境在塑造人格、促进个体社会化方面起着重要作用,潜移默化地影响着个体心理的发展。总之,实践活动是心理发生、发展的基础。印度狼孩卡玛拉的故事充分说明了这个道理。

## 第四节　心理学主要理论

在科学心理学独立之初的19世纪末到20世纪二三十年代,人们从不同的视角对心理学的研究对象进行分析和研究,提出了各自不同的理论学派,形成了百家争鸣、学派林立的局面。最终在20世纪50年代,心理学家才达成基本共识,使心理学不断走向繁荣。

### 一、构造心理学派

构造心理学(structural psychology)的奠基人为冯特,著名的代表人物为冯特的学生铁钦纳(E B Tichener,1867—1927)。该学派认为,心理学应以直接经验为研究对象,只研究心理过程或心理内容;以实验内省法为基本方法;以探讨成人心理的一般规律——分析意识的内容、组成元素和构造原理为基本任务。

20世纪早期,构造主义成为美国心理学的主要流派,促进了心理学的独立和发展,为新兴的实验心理学提供了有益的资料。但因其所确定的研究对象与范围过于狭窄,且脱离生活实际,到20世纪20年代以后,即由新兴的其他学派所取代。

### 二、机能主义学派

机能主义(functionalism)由美国心理学家詹姆斯(W James,1842—1910)与杜威(J Dewey,1859—1952)在20世纪初创立。该学派坚持以心理活动或心理机能为心理学的研究对象,反对把意识分解为感觉和感情等元素,主张意识是一个连续的整体;反对把心理视为副现象,强调心理的适应功能;反对把心理学看作一门纯科学,重视心理学的实际应用;反对把心理学局限于研究正常人的一般心理规律,主张把心理学扩大到儿童心理、教育心理、动物心理、变态心理、差异心理等领域。

机能主义的主张推动了美国心理学面向实际生活的发展进程,20世纪以来,美国心理学一直比较重视心理学在教育领域和其他领域的应用,这与机能主义的思潮是分不开的。

### 三、格式塔心理学派

格式塔心理学(Gestalt psychology)又称完形心理学。产生于20世纪初的德国,其主要创始人是德国心理学家韦特海默(M Wertheimer,1880—1943)。该学派的基本观点为:一切心理现象的基本特征是其在意识经验中具有结构性、整体性,即格式塔性;以知觉为分析心理现象的基点,以直接经验为心理学的研究对象,认为直接经验就是个体直接观察所呈现的心理事实,是不能再分解还原成其他元素或部分的一个整体;整体并非部分的简单总和或相加,整体不是由部分决定的，整体先于部分存在，并决定部分的性质和结构，因此人们在知觉时总会按照一定的形式把经验素材组织成有意义的整体。

完形心理学在知觉方面的研究，贡献极大，为后来认知心理学的发展奠定了基础。

## 四、精神分析学派

精神分析心理学（psychoanalysis psychology）是由奥地利精神病医生弗洛伊德（S Freud，1856—1939）于19世纪末20世纪初首创。精神分析理论不仅是现代心理学中影响最大的理论之一，也是20世纪内影响人类文化最大的理论之一，对哲学、文学以及其他社会科学都产生了重要影响，号称现代心理学的第一势力。该学派的基本理论有：心理层次（psychology dynamics）论、人格结构（personality structure）论、人格发展（personality development）论等。

### （一）心理层次论

弗洛伊德将人的心理结构自上而下分为意识、前意识和潜意识三个层次（图1-1-2）。

1. 意识　是人能认识自己和认识环境的心理部分，在人的注意集中点上的心理活动都属于意识层次。如人对时间、地点、人物的定向力和对外界各种刺激的感知力等。

2. 前意识　是处于意识和潜意识之间的意识层次。在前意识层次中的心理活动是目前未被意识到，但在自己集中注意或经过他人的提醒下可以被带到意识区域的心理活动。

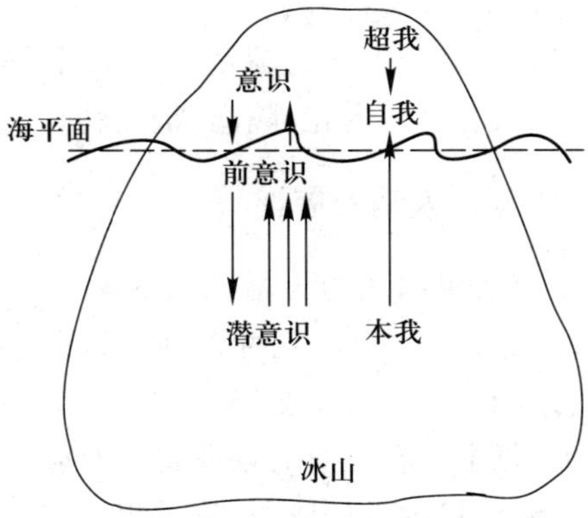

图1-1-2　心理层次

3. 潜意识　是人无法直接感知到的那部分心理活动，主要包括原始冲动和本能，以及一些不被社会标准、道德理智所接受的被人压抑着的欲望，或明显导致精神痛苦的过去的事件。弗洛伊德认为潜意识中的心理活动很难或永远不能进入意识层面，因为以个体生存和种族延续为主的各种本能活动，具有原始性、冲动性、非逻辑性、非理性、非时间性、非道德性和非语言性等特点。潜意识在人类生活中具有重大作用，不仅是个体精神生活的实质、人格发展的根本动力，而且是人类社会形成的基础和社会发展的内在动力，决定着人的全部有意识的生活。

### （二）人格结构论

弗洛伊德将人的人格结构分为三个部分，即本我（id）、自我（ego）和超我（superego）。

1. 本我　主要活动在潜意识层面，是原始的、本能的，在人格中最难接近的部分，蕴藏着人性中最接近兽行的一些本能性冲动。它包括人类本能的性的内驱力和被压抑的习惯倾向，像一口本能和欲望沸腾的大锅，具有强大的非理性的心理能量，遵循"快乐原则"，急切寻找出路，一味追求满足，目的在于争取最大的快乐和最小的痛苦。晚年，弗洛伊德又把本能修正为两类，即生存本能（life instinct）和死亡本能（death instinct）。前者是与维持个体生存及延续种族有关的、广义的性本能，它是人类作为生命存在的创造力的基础。后者是一种回归无机状态的倾向，常常表现为破坏和毁灭的冲动、自虐或攻击的冲动。

2. 自我　主要活动在意识层面。由于本我不能直接接触现实世界，在促进个体和现实世界的交互作用中，必须通过自我来完成。自我遵循"现实原则"，而现实地解除个体的紧张状态以满足其需要，因此自我并不妨碍本我，而是帮助本我最终获得快乐的满足。

3. 超我　是人格中的道德部分，处于人格的高层，包括两个部分，一个是良心（conscience），一个是自我理想（ego-ideal），前者是超我的惩罚性、消极性和批判性的部分，它告诉个体不能违背良心；后者是由积极的雄心、理想所构成，是抽象的东西，它希望个体为之奋斗。超我代表着道德标准和人类生活的高级方向，遵循"完美原则"，是早年儿童时期体验到的来自家庭和社会的奖励和惩罚，被自身内化后形成的伦理、道德、价值标准。

弗洛伊德认为，本我、自我、超我之间的协调和冲突构成了一个人心理动力的全貌。三者互动良好者人格正常，三者长期冲突是心理异常的主要原因。当超我与本我之间，本我与自我之间出现矛盾和冲突时，人的心理能量得不到释放，就会形成种种焦虑。这时自我可以在不知不觉之中，以某种方式，调整一个冲突双方的关系，使超我的监察可以接受，同时本我的欲望又可以得到某种形式的满足，从而缓和焦虑，消除痛苦。这就是自我的心理防御机制，它包括压抑、否认、投射、退化、隔离、抵消转化、合理化、补偿、升华、幽默、反向形成等各种形式。

### （三）人格发展论

弗洛伊德认为人格的形成都有一个发展的过程，即口欲期（oral stage，0～1岁）、肛欲期（anal stage，1～3岁）、性蕾期（phallia stage，3～6岁）、潜伏期（latancy stage，6～11岁）和生殖期（genital stage，11或13岁开始），每个时期都与儿童时期躯体上产生快感的部位的满足程度有关，每个人在儿童时期获得的经验会影响到成年后的人格形成。例如，弗洛伊德认为每个人都会经历口欲期的阶段，流露出在这一阶段的快感和偏见，甚至到成年期，人们有时还会出现吸吮和咬东西（如咬手指）的愉快，或抽烟和饮酒等的快乐，这些都是口唇快感的延续。

第二次世界大战后，霍妮（K Horney，1885—1952）、埃里克森（EH Erikson，1902—1994）等心理学家传承弗洛伊德的衣钵，根据大量临床实践的经验和科学研究的成果，日益重视社会、文化因素在精神疾病致病中的作用，把现代"生物－心理－社会"医学模式更加具体化，进一步丰富了精神病学中心因学的理论和心理治疗的方法和技术，形成了新精神分析学派。

## 五、行为主义学派

行为主义心理学（behavioristic psychology）由美国心理学家华生（J B Watson，1878—1958）于1913年创立，在心理学发展史上占有重要地位，被誉为现代心理学的第二势力，西方心理学的第一势力。该学派的根本特点是排斥意识，主张以行为为心理学的研究对象。

行为主义的形成和发展可分为两个时期：1913—1930年为早期行为主义，或称古典行为主义（classical behaviorism）。包括第一代行为主义心理学家华生、霍尔顿等，他们基本上都主张放弃意识改以行为作为心理学的研究对象，抛弃内省法而改以客观法作为心理学的研究方法。古典行为主义认为，个体具体的行为取决于具体的刺激，并把S—R（刺激—反应）作为解释人的一切行为的公式。心理学的任务就在于发现刺激与反应之间的规律性联系，这样就能根据刺激而推知反应，反过来又可通过反应推知刺激，从而达到预测和控制行为的目的。

1930—1960年为新行为主义（neo-behaviorism），通常是指托尔曼（E C Tolman，1886—1959）、赫尔（C L Hull，1884—1952）、斯金纳（B F Skinner，1904—1990）等的行为主义。这些第二代行为主义心理学家虽然继承古典行为主义的理论体系，但他们已不像早期行为主义那样完全无视有机体的内部过程，开始注意对动机和认知机制的研究。特别是新的新行为主义（new neo-behaviorism），即第二代行为主义的助手和学生，虽然没有根本摆脱经典行为主义的理论架构，但是他们大胆地把传统上被行为主义拒之门外的心理学概念，如意识、思维、心象等，回归到心理学合法的研究对象，以趋向认知、整合吸收和突出社会内涵为其主要特征。

行为主义锐意研究可观察的外显行为，对心理学走上客观研究的道路有积极意义，丰富了心理学新的研究领域，促进了心理学应用于实际生活，但由于它的主张过于极端，不研究心理的内部结构和过程，否定研究意识的重要性，因而限制了心理学的健康发展。

## 六、人本主义学派

人本主义心理学（humanistic psychology）于20世纪50年代兴起于美国。近年也称为现象学心理学（phenomenological psychology），成为西方心理学发展的一种新的趋向。它并不是一个思想完全统一、组织十分严密的学派，而是一个由许多观点相近的心理学家和学派组成的松散联盟。其中，马斯洛（A Maslow，1908—1970）、罗杰斯（C R Rogers，1902—1987）、罗洛·梅（Rollo May，1909—1994）和布根塔尔（J Bugental，1915—　）等四人是人本心理学公认的领袖和主要代表。该学派主张，心理学的研究应以正常人为对象，研究人的本性、潜能、经验、价值、创造力和自我实现等真正属于人性层面的东西。

人本主义学派的主要观点：① 坚持以人的经验为出发，强调人的整体性、独特性和自主性；② 坚持以机体潜能为基础，强调人的未来发展的可能性及其乐观前景；③ 坚持以人的价值和人格发展为重点，强调把自我实现、自我选择和健康人格作为人生追求的目标；④ 坚持以广泛的社会问题为内容，强调实施心理治疗、教育改革、犯罪防治和社会改造。

人本主义学派主要从人的内在价值、人的尊严以及创造力和自我实现等积极的心理品质与特征的角度去着手研究人的心理。其理论核心是“自我实现论”。这一理论认为人性本善，而且人类本性中蕴藏着无限的潜力，因此心理学应以人的需要为出发点去研究人性；人的机体内部都存在有一种维持和增强机体、发展自身的心理潜能。而这种心理潜能总有一种要发泄并尽其所能的倾向，只要提供有利于人性充分发展的环境，个体都能达到自我实现的境界。人本主义主要就是要揭示人的这种心理潜能尽其所能的倾向和规律，充分地实现人的内在价值。

人本主义强调研究人的本质特性，重视人的内在价值的实现，第一次把人的本性和价值提到心理学对象的首位，突出了人的动机系统与高级需要的重要作用，促进了管理和教育改革以及心理治疗的发展，但它过分强调个人在自我实现中的作用，忽略了社会发展和社会实现等因素对自我实现的决定性意义，因此很难全部涵盖心理各层面的研究领域。

## 七、认知学派

认知心理学（cognitive psychology）是现代心理学的一种新的思潮、范式和研究取向。其理论不是由某人独创的。由美国心理学家奈瑟（U Neisser）在对许多学者的研究结果进行了总结，并于1967年写出《认知心理学》一书，从而明确了认知心理学作为一种学说的诞生。20世纪70年代，它成为美国和整个西方心理学的主流，现在几乎遍及世界各国和心理学研究的一切领域。

认知心理学有广义和狭义之分，广义的认知心理是指凡是以人或动物的认知或认知过程为研究对象的，都统称为认知心理学，主要探讨心理现象的组成、认知的历程；狭义的认知心理学则专指信息加工心理学，是用信息加工的观点和术语说明人的认知历程的科学。

该学派运用信息加工观点研究认知活动，即将人脑与计算机进行类比，把人脑看做是类似于计算机的信息加工系统。其研究范围主要包括知觉、注意、记忆、思维和语言等认知历程，以及儿童的认知发展和人工智能。该学说认为，人是对信息进行处理的加工者，是一种具有丰富的内在资源，并能利用这些资源与周围环境发生相互作用的、积极的有机体。人的行为主要取决于人的认识活动，包括感性认识和理性认识，刺激所引起的行为反应，首先通过支配外部行为的认知过程对信息进行编码、储存、加工、提取等，然后才进一步影响人的行为。因此，认知心理学认为，心理学就是要研究人类认识的这种信息加工过程，并提供信息加工的模型。其研究方法除了采用实验法和观察法外，主要采用了一种不同以往任何学派方法的特殊方法，即电子计算机模拟类比法。具体来说，计算机模拟就是先推断出人的行为的内部心理机制，提出认知理论或模型，并将其编成程序输入计算机，然后把计算机的输出和人的行为进行比较，如果理论或模型是正确的，那么计算机的输出就应当类似于人类解决同样课题时的反应（输出）；如果程序给出的输出和人不一样，就说明它不符合人的认知活动机制，那么就应找出这个差别并修改其理论依据。因此，我们可以通过计算机模拟这种方法，有目的、有方向地逐渐接近人的心理活动的真实过程，从而揭示人的内在心理活动的规律。

认知心理学强调了人的意识（理性）在行为上的重要作用，强调了人的主动性，重视了人的各个心理过程之间的联系、制约，基本上博采了几大学派的长处，对心理科学的发展与实现心理科学本身的现代化，以及发展人工智能和计算机科学的发展均有较大贡献。它开创了新的研究范式和新的研究方法，促进了相关科学的发展。但它毕竟只有几十年的历史，还处于发展阶段，存在着自身难以解决的问题和局限。现在它已暴露出的不足是，忽视了人的客观现实生活条件和人的实践活动的意义，而集中于人的主观经验世界，同时，它的基本理论大都具有一种明显的实证主义倾向，忽视对神经系统生理活动机制的研究。

综上所述，各学派的研究各有偏重，各有特点，正是由于这几大学派在历经百余年从心理的各个不同方面对心理现象所进行的卓绝的研究，才基本奠定了现代心理科学的总体体系，才使人类至少得以在这几个侧面上对心理现象——这一大自然的最复杂的现象有了一个全面的认识。

## 本章小结

1. 心理学是研究心理现象的一门科学。人的心理分为个体心理和社会心理，两者之间是共性与个性的关系。

2. 1879年，德国心理学家冯特在莱比锡大学建立了世界上第一个心理学实验室，这标志着科学心理学的诞生，他被认为是科学心理学的创立者。

3. 心理学研究的基本任务是研究客观世界与主观世界之间的关系；研究脑与心理之间的

关系;研究人的心理过程与个性心理之间的关系;研究心理与行为之间的关系。

4. 心理现象是心理活动的表现形式,包括心理过程、个性心理两个部分。其发展经历了感觉、知觉、思维萌芽三个阶段,最后发展到人的心理。

5. 心理实质是心理是脑的功能,脑是心理的器官;客观世界是心理产生的源泉,实践活动是心理发生发展的基础。

6. 由冯特首创的构造心理学,是以内省方法来研究人的经验的。

7. 由詹姆斯等人倡导的机能主义,坚持以心理活动或心理机能为心理学的研究对象,反对把意识分解为感觉和感情等元素,主张意识是一个连续的整体。

8. 由韦特海默等人创立的完形心理学,是以研究知觉与意识为主,主张知觉是有组织的,是整体的经验。

9. 由奥地利精神病医生弗洛伊德始创的精神分析心理学,是数十年来人格心理学的重要理论之一。其主要有心理结构论、人格结构论和人格发展论。

10. 以华生为代表的行为主义学派,主张心理学应研究可观察的外显行为,采取严密的实验方法,使心理学的研究科学化。

11. 人本主义心理学,主张心理学的研究目的是了解人性,发挥人性潜能,从而达到自我实现。

12. 认知心理学认为,刺激所引起的行为反应,首先通过支配外部行为的认知过程对信息进行编码、储存、加工、提取等,然后进一步影响人的行为。

## 思考题

1. 为什么说心理现象是世间最复杂、最奇妙的现象?
2. 现代心理学的研究领域中,哪些问题你认为是很重要的?
3. 在科学心理学诞生之后,哪些学派给你留下了深刻的印象,为什么?

# 第二章　普通心理

**本章学习要点：**

1. 掌握普通心理学中的有关概念。
2. 掌握认知过程的记忆和思维；情绪组成与功能；意志的品质。
3. 掌握个性心理的需要、动机、气质、性格和青少年自我意识的特点。
4. 熟悉认知过程的感知觉、想象和注意；情绪的分类和情商；意志的类型。
5. 熟悉个性心理的能力、兴趣和自我意识的类型。
6. 了解健康情绪和意志行动的过程。
7. 了解自我意识的特性。

人通过感官可以看到五彩缤纷的世界，听到优美动听的音乐；人脑可以存贮丰富有趣的知识并时过境迁而记忆犹存；人有“万物之灵”的智慧，用它去探索自然和社会的各种奥秘；人还有七情六欲，通过活动去满足自己的各种需要，并在周围的环境中留下自己的痕迹……所有这些，都是人的心理现象。

## 第一节　普通心理学概述

### 一、普通心理学的概念

普通心理学是研究心理现象的一般规律和基本原理的科学。它以正常成人的心理现象为对象，阐述心理活动最基本的规律和原理。因为正常成人已经发育成熟，在他们身上能够表现出心理活动的最一般规律。普通心理学是心理学的分支学科之一，其所总结出来的规律和原理，对心理学其他分支的研究具有一定的指导意义，也是学习心理学的入门学科。

### 二、普通心理学的组成

普通心理学是研究心理现象的，通常从两个方面研究（图 1－2－1）：一是共同的心理过程；二是独特的个性心理，简称个性或人格。

- 心理现象
  - 心理过程
    - 认知过程：感觉、知觉、记忆、思维、想象、注意
    - 情绪、情感过程
    - 意志过程
  - 个性心理
    - 个性倾向性（动力系统）：需要、动机、信念等
    - 个性心理特征（特征系统）：能力、气质、性格
    - 自我意识（调控系统）：自我认知、自我体验、自我调节

图 1－2－1　心理现象的组成

## （一）心理过程

1. 心理过程的概念　心理过程（mental process）是指在客观事物的作用下，心理活动在一定时间内发生、发展的过程。

2. 心理过程的组成　心理过程由认知过程、情绪情感过程、意志过程组成，即知、情、意三方面。认知过程是人脑对客观事物的属性特点、运动规律等的反应过程，包括感觉、知觉、记忆、想象、思维等过程。情绪情感过程是指人们在认识客观世界的基础上，会产生喜、怒、哀、乐、爱、惧等主观体验。这种在认识客观事物时产生满意或不满意、愉快或不愉快等态度的体验称为情绪或情感。意志过程是指人们能根据对客观事物的认识，自觉地确定行动目的，拟定计划，克服重重困难，努力实现目标的主观能动的心理过程。

认知过程、情绪情感过程和意志过程之间既各自独立又密切联系，认知过程是最基本的，是情绪情感过程和意志过程产生的基础，而情绪情感过程和意志过程又可影响认知过程的发生，三者辩证统一于心理过程之中。

## （二）个性心理

1. 个性的概念　个性（personality）一词，源于拉丁语“persona”，原指舞台演员所戴的面具，用以表示不同身份性格的角色。后来演变成个性的概念，表示一个人在人生舞台上所展现的不同于他人的独特的精神面貌。有的心理学专著也把 personality 一词译作人格。对于个性的概念，心理学家有着不同的界定，目前我国心理学家将个性定义为：个性是指一个人整个的精神面貌，即具有一定倾向性的、稳定的心理特征的总和。

2. 个性的特点

（1）稳定性和可变性：个性是人在较长的社会实践中，在适应或改变客观世界的过程中经常表现出来的心理特征，它对行为的影响是一贯的，不受时间和地点限制的，表现出个性的稳定性。所谓“江山易改，禀性难移”，说的就是个性的稳定性。但是个性的稳定性并不排斥个性的可变性，实际上随着社会生活条件的变化和一个人的成熟，其个性特点也会发生或多或少的变化。

（2）独特性和共同性：由于每个人的遗传和成长的环境不同，使每个人都具有自己独特的心理特点，表现出个性的独特性，“人心不同，各如其面”说的就是个性的独特性。但是，人的独特性并不排斥人与人之间心理上的共同性，生活在同一社会群体，或同一社会环境、自然环境中的人，也会有一些相同的个性特征，如山东人的豪爽，江南人的细腻等。

（3）独立性和整体性：个性由许多独立的心理结构和特征组成，这些独立的心理结构和特征彼此交织，相互影响，构成了一个有机整体。个性的整体性只有通过个性中的各个独立心理结构的内在统一才能实现；个性的独立心理结构和特征也只有在个性的整体中，在与其他个性心理结构和特征的联系中，才得以表现出来。

（4）生物性和社会性：人的心理包括他的个性，都是大脑的功能，个性的形成必然是以神经系统的成熟为基础的，因此个性具有生物性的特点。同时，个性又是在一定的社会环境中形成和发展的，一个人的个性必然会反映他生活环境中的社会文化，并受他生活环境中的社会文化的制约。

3. 个性形成的标志　当个体出生时，个性中的部分成分就表现出来了，如气质。但个性中各种成分的完整表现，却依赖于个体心理活动在实践、教育中的不断发展、成熟。一般来说，个性的形成以两个指标判断。

（1）自我意识的确立：自我意识也是一个逐渐发展的过程。只有当个体能够将自我意识中的各种自我协调一致统一起来，即"统我"形成，自我才是独立、完整和统一的，自我意识才确立。自我意识一旦确立，个性就开始表现出相对的稳定性。

（2）社会化基本完成：社会化基本完成是指基本社会化和预期社会化的完成。前者是个体在童年期的社会化。这一时期主要是让个体学习生活知识、语言，培养其认识能力，建立感情联系，掌握行为规范，确立道德及价值判断的标准。后者是个体在青少年时期进行的社会化。这一时期的社会化主要是在学校里进行的，学习正确评价他人，建立行为和评价体系，学习承担和扮演各类角色，并初步形成自我的人格特质，为进入社会做各种准备。个体只有经过社会化才能由自然人转变为社会人，没有经过基本社会化和预期社会化，不可能形成真正的个性。

4. 个性的组成　个性的组成包括个性心理特征、个性倾向性和自我意识三个部分。

（1）个性心理特征：是人的多种心理特征的一种独特组合，它集中地反映了一个人的精神面貌，是个性组成中的特征系统，主要包括能力、气质、性格。

（2）个性倾向性：是内在的决定着人对事物的方向和行为积极性的动力系统，是个性中最活跃的因素，它主要包括需要、动机、兴趣、价值观等。

（3）自我意识：是个体在同他人交往的社会实践活动中产生的，是个体对自我进行调控的系统，包括自我认识、自我体验、自我控制三个方面。

心理过程和个性心理是个体心理现象的两个方面。个性心理是通过心理过程形成并表现出来的，又反过来制约和调节心理过程的进行。没有对客观事物的认识，没有对客观事物的情感体验，没有对客观事物积极改造的意志行动，个性心理就无法形成。相反，个性心理不同的人，对客观事物认识的程度、情感体验的深度、意志坚强的程度也会不同。因此，两者相互联系、相互依存、相互制约，是不可分割的整体。

## 第二节　认 知 过 程

认知过程（cognitive process）是人们获得和应用知识的过程，也是信息输入、存储、加工和利用的过程，包括感觉、知觉、记忆、思维等心理活动。

### 一、感觉

#### （一）感觉的概念

感觉（sensation）是人脑对直接作用于感觉器官的客观事物个别属性的反映。客观事物都具有多种个别属性，如苹果具有形状、颜色、滋味、气味等个别属性，这些个别属性直接作用于人的各种感觉器官，通过传入神经传导进入人脑，从而使人产生各种各样的感觉。

感觉是人们认识客观世界的第一步，我们只有通过各种感觉才能感受到事物的各种属性。

例如,我们通过视觉器官可以感受到事物的形状、颜色以及明暗度等信息;通过听觉器官可以感受到各种声音的音质、音量和音色;通过嗅觉器官感受到各种气味;通过触摸可以感受到物体的软硬、温度,等等。除此之外,人们还能通过内部感受器感受到有机体自身的活动情况,如自身的姿势和运动,躯体内部各器官的变化等。

感觉是一种最为简单的心理现象,但在人的心理活动中却起到了极其重要的作用,感觉剥夺实验证实(图1-2-2),正常人在被隔绝来自外界的各种刺激后,会出现脑电波的改变以及错觉、幻觉、智力障碍等一系列心理活动的异常。人的一切较高级的心理现象都是在感觉的基础上产生的。

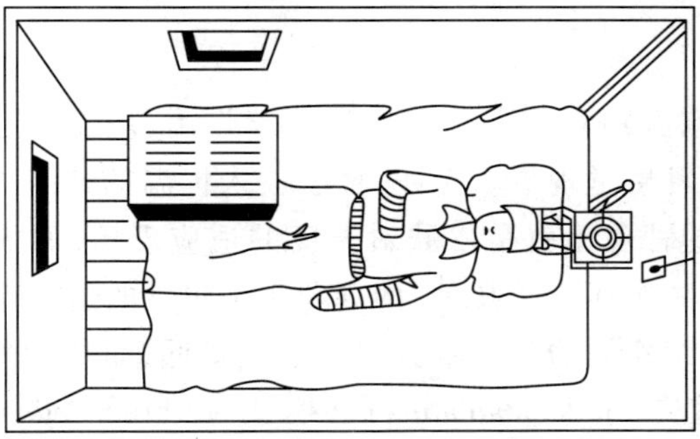

图1-2-2 感觉剥夺实验

### (二)感觉的分类

依据引起感觉的来源不同,可将感觉分为两类。

1. 外部感觉 接受外部刺激,反映外部客观事物属性的感觉。包括视觉、听觉、嗅觉、味觉和肤觉等。其感受器位于感觉器官的表面。

2. 内部感觉 接受有机体内部刺激,反映身体位置、运动和内脏状态的感觉。包括本体觉和内脏觉。其感受器位于身体内部。

### (三)感受性与感觉阈限

感受性(sensitivity)是指感觉器官对适宜刺激的感觉能力。各种感觉并不是所有刺激都能引起的,人的感觉只能对一定范围内的刺激做出反应。感受性的大小可以用感觉阈限(sensory threshold)来度量。感觉阈限是指能够引起感觉的最低刺激量度。每种感觉都有两种类型的感受性和感觉阈限,即绝对感受性和绝对感觉阈限,差别感受性和差别感觉阈限。

1. 绝对感受性和绝对感觉阈限 刺激物只有达到一定强度才能引起人们的感觉。例如,在日常生活中我们很难觉察到落在皮肤上的灰尘,这是因为灰尘很轻,人们感觉不到它的存在。而当灰尘达到一定量时人们就能清楚地感觉到它对皮肤产生的压力,这种刚刚能够引起感觉的最小刺激量叫做绝对感觉阈限;而人的感官觉察这种微弱刺激的能力叫做绝对感受性,它可以用绝对感觉阈限来衡量。绝对感觉阈限越大,能够引起感觉所需要的刺激量越大,感受性就越小;绝对感觉阈限越小,能够引起感觉所需要的刺激量越小,感受性越大。因此,绝对感受性与绝对感觉阈限在数值上成反比。

2. 差别感受性和差别感觉阈限　对于两个同类的刺激物,在刺激物引起感觉之后,如果刺激在数量上发生变化,它们的强度只有达到一定的差异才能引起差别感觉,这种刚刚能引起差别感觉的最小差异量,叫差别感觉阈限(sensory differential threshold)。这个最小差异量的感觉能力,叫差别感受性(differential sensitivity)。差别感受性与差别感觉阈限在数值上也成反比关系。差别感觉阈限越低,即刚刚能够引起差别感觉的刺激物间的最小差异量越小,差别感受性就越大。

人们的感觉阈限往往受多种因素的影响,刺激物的不同、刺激作用的久暂、刺激面积的大小、感受器原有的水平以及个体差异等都会影响个体的阈限值。

### (四) 常见的感觉现象

1. 适应现象　由于刺激物对同一感受器的持续作用,从而引起感受性改变的现象叫适应。适应是我们熟悉的一种感觉现象。例如,将手放入恒温的热水中,开始时会感觉很热,但不久就感觉不这么热了,这种现象就是皮肤对温度的适应现象,而古语所说的"入芝兰之室,久而不闻其香;入鲍鱼之肆,久而不闻其臭"的现象正是嗅觉的适应现象。

适应的一般规律是持续作用的强刺激会使感受性降低,而持续作用的弱刺激会使感受性增高。视觉适应中的暗适应(dark adaptation)和明适应(bright adaptation)就是典型的范例。当我们从室外进入光线较暗的电影院,经过一段时间后才能看清黑暗中的物体,这是视觉在弱光的刺激下感受性被提高了,与此相反当我们由暗处转入亮处时,开始感到光线刺眼但过一会就好了,这是视觉在强光的刺激下感受性下降的缘故。感受性的这种变化使得人们可以提高对弱刺激的感觉能力,并在超强刺激下防止感受器受到伤害,使人能更好地适应环境的变化。

在人的各种感觉中,除了痛觉很难适应之外,其他感觉都存在适应现象,但适应的速度和程度是不同的。

2. 对比现象　是同一感受器接受不同刺激而使感受性发生变化的现象。对比现象有同时对比和先后对比两类。

(1) 同时对比:是同一感受器同时接受不同刺激而产生的对比。例如,将同一张灰纸上剪下的两个小的圆形,分别放在一张白色背景和一张黑色背景的纸上,这时人们会看到放在白色背景上的圆形显得暗一些,而放在黑色背景上的圆形显得亮一些(图 1-2-3)。

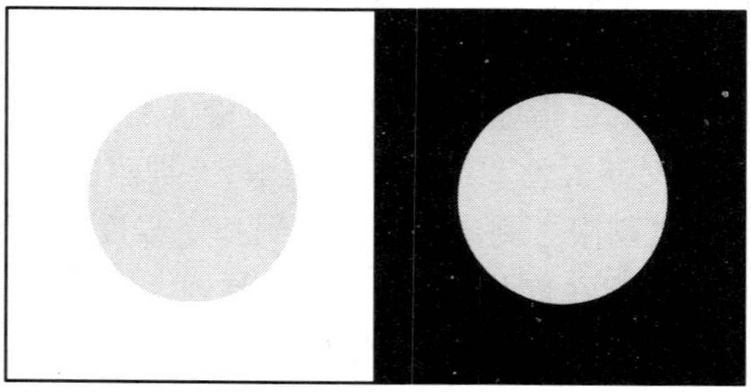

图 1-2-3　同时对比

(资料来源:Kaufman,1979。)

(2) 先后对比:是同一感受器先后接受不同刺激而产生的对比。例如,吃完糖之后,再吃苹果，就会觉得苹果不甜；先吃糖，后喝苦药，就会觉得药更苦。教师在教学过程中，对于重点、难点也常常使用彩色粉笔板书，其目的也在于通过不同颜色的对比，突出重点，加深学生的印象。

3. 联觉现象　联觉是指一种感觉引起另一种感觉的心理现象。联觉属于一种特殊的感觉相互作用，生活中联觉的现象相当多见，尤其是颜色刺激。例如，红、橙、黄三种颜色，由于与太阳和火焰的颜色相近，因此往往使人们产生温暖的感觉，被称为暖色调；而绿色和蓝色又容易使人们联想到草原、天空、海洋的颜色，使人感到神清气爽，心旷神怡，更深一些的颜色如深蓝、青色、紫色等，这些色彩使人感到凉爽甚至寒冷，被称为冷色调。又如，医院的病房在布置时使用浅蓝色的窗帘、浅绿色的墙围、白色的床单，使患者在病房中感受到平静、安逸，有利于疾病的治疗和恢复。

4. 补偿现象　人的各种感受能力都是在遗传的基础上通过生活实践而发展起来的，如有经验的汽车司机，根据发动机的声音能准确地判断故障发生的部位等。当某种感觉出现缺陷或缺失时，通过被动训练可以提高其他感觉器官的感受性以补偿其不足。例如，盲人无视觉，但听觉、触觉特别灵敏，常能“以耳代目”“以手代目”；聋哑人无听觉，但辨别口形能力特别强，常能“以目代耳”进行“看话”。

## 二、知觉

### （一）知觉的概念

知觉（perception）是人脑对直接作用于感觉器官的客观事物整体属性的反映。知觉是各种感觉的结合，它来自于感觉，但不同于感觉。感觉是单一感觉器官活动的结果，只反映客观事物的个别属性；知觉是各种感觉协同活动的结果，可以认识事物的整体。知觉不仅是客观事物个别属性相加，还依赖个体以往的知识和经验，并受个体的兴趣、需要、动机、情绪等心理特点的影响。

### （二）知觉的种类

根据知觉所反映对象的性质不同，可将知觉分为空间知觉、时间知觉和运动知觉。

1. 空间知觉　是人对物体空间特性的反映。物体与物体间存在各种空间关系，如物体所处方位、远近、大小、形状等。大脑通过对物体空间属性的整合而形成空间知觉。空间知觉有形状知觉、大小知觉、方位知觉、深度知觉等。

2. 时间知觉　是人对客观事物的延续性和顺序性的反映。即知觉客观事物持续的长短和先后顺序。如交谈了半个小时，冬天过了就是春天。

3. 运动知觉　是人对物体运动特性的反映。物体与物体间存在各种动态关系，如参照运动等，大脑通过对物体动态属性的整合而形成运动知觉。运动知觉有真动知觉、似动知觉、诱动知觉等。

### （三）知觉的特性

1. 知觉的选择性　知觉的选择性指的是人们能迅速地从背景中选择出知觉对象的特性。

自然界中的客观事物是纷繁复杂、千变万化的，人置身于自然界及社会环境之中，每时每刻都会有各种各样的刺激不断地作用于人的感觉器官，但人并不能对所有作用于人的客观事物都清晰地感知到，也不能对所有事物都做出反应，人们只能选择其中的一部分作为知觉的对象，而把其他事物作为知觉的背景。在知觉中知觉的对象清晰而背景比较模糊，两者不是固定不变的，而是可以相互转换的（图 1－2－4）。

2. 知觉的整体性　知觉的整体性是指在客观事物不完备时个体仍能保持知觉映像完整的特性。客观事物是由许多个别属性和特征组成的整体，当我们知觉时不一定需要客观事物所有的个别属性和特征，只要有主要部分的属性和特征，我们就会利用已有经验对缺失部分加以整合补充，将事物知觉为一个整体。例如，图 1－2－5 中尽管三角形的连接不完整，但有了三个角的关键特征，我们就可以在头脑中形成三角形的知觉映像，而不是三个折线。

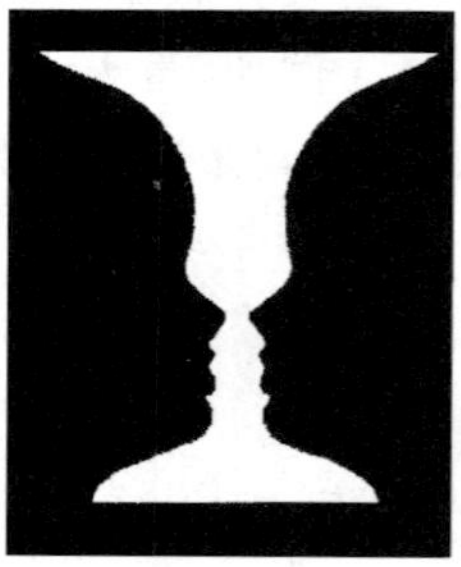

a. 花瓶与人头

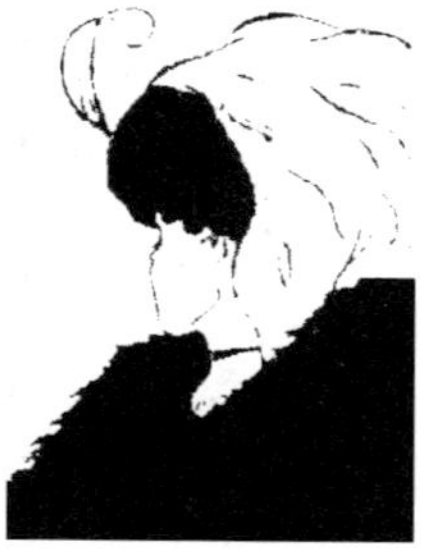

b. 少女与老妇

图 1－2－4　知觉的选择性

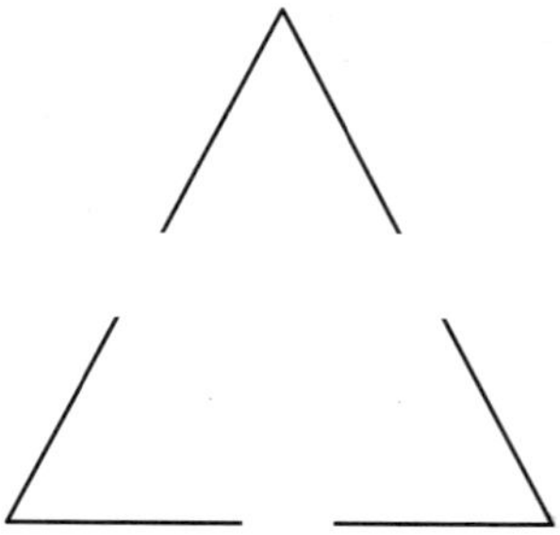

图 1－2－5　知觉的整体性

知觉的整体性具有一定的规则，即空间、时间上接近的客体易被知觉为一个整体；具有相似物理属性的客体易被知觉为一个整体；具有连续性或共同运动方向等特点的客体，易被知觉为同一个整体。

知觉的整体性是知觉积极性的表现形式之一，它提高了人们知觉事物的能力，但有时也会因知觉的整体性使人们忽略事物的部分或细节特征。如做校对工作时，有时难以发现句中的错别字。

3. 知觉的理解性　知觉的理解性是指在知觉过程中用已有的知识经验对知觉对象进行解释的特性。人们在知觉过程中不是被动地反映知觉对象，而是主动地用已有的知识经验对知觉对象做出某些解释，使其具有一定意义（图 1－2－6）。人对某一事物的知识经验越丰富，对该事物的知觉也就越富有内容，对它的认识也就越深刻。一般说来，理解性可以使知觉更深刻、更精确，并且可提高知觉的速度。例如，我们阅读能够理解的句子，就不是逐字去看，而是一眼看好几个字，这是由过去的经验补充了还没看到的一部分单字，自然加快了知觉的速度。

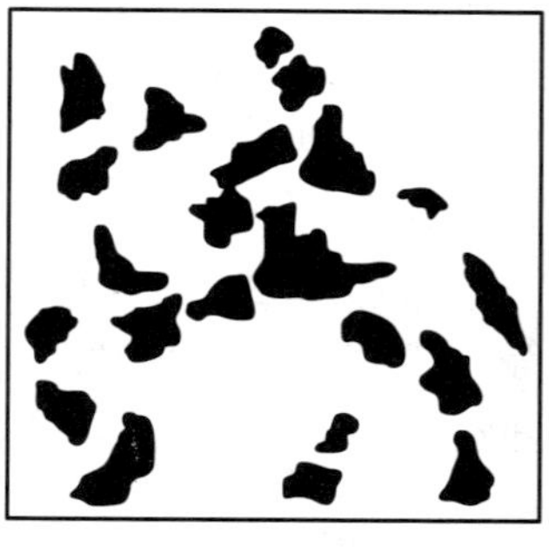

图 1－2－6　不完整图形

语言的指导作用、知觉的任务以及知觉者的经验、态度、情绪、个性等都会影响对知觉对象的理解。

4. 知觉的恒常性　知觉的恒常性是指知觉的条件在一定范围内发生变化时，知觉的映像仍然保持相对不变的特性。它包括大小恒常性、形状恒常性（图1－2－7）和颜色恒常性等。知觉的恒常性对于人类来说具有重要意义，因为我们周围的世界时时刻刻都在不停地变化着，但我们对事物的知觉并不是瞬息万变的，而是具有一定的稳定性，它使我们在知觉环境、条件变化时，仍能对知觉对象保持稳定的映像。如果人们的知觉随着客观条件的变化而时刻变化，那么要想获取确定的知识将是不可能的。

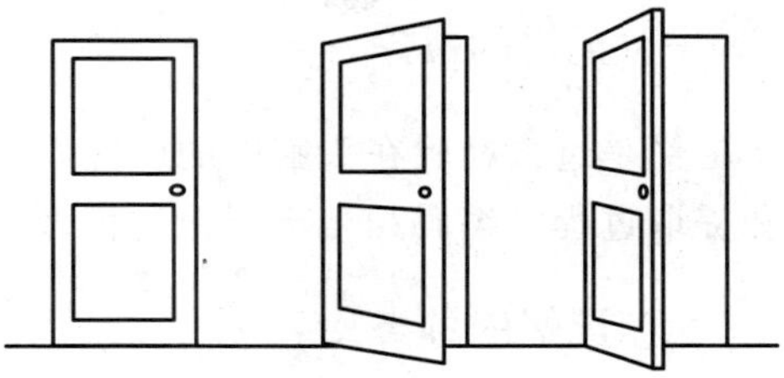

图1－2－7　形状恒常性

（四）不正确的知觉

1. 错觉　错觉（illusion）是对客观事物歪曲的知觉。错觉现象十分普遍，几乎在各种知觉中都可以发生，其中视错觉在各类错觉中表现得最为明显，常见的有图形错觉、大小错觉、形成错觉和方位错觉等。图1－2－8中"横竖错觉"，两条等长的垂直线，其中竖线看上去要比横线长一些；"平行错觉"，五条平行线各自被不同方向斜线所截时，看起来平行线不平行；"编索错觉"，由多个不同直径的同心圆组成的图形，但看起来呈螺旋状。

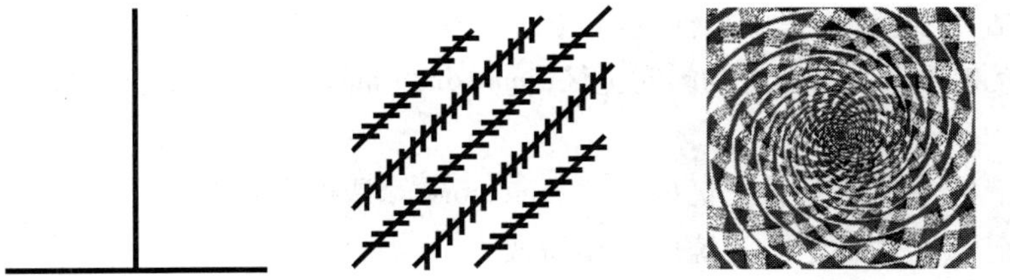

a. 横竖错觉　　b.平行错觉　　c. 编索错觉

图1－2－8　错觉

人们掌握错觉产生的规律具有很大的意义，一方面可以防止因错觉造成的差错，另一方面可利用错觉使其在实践中产生好的效应。例如，在军事上士兵的迷彩服可以造成敌人的错觉，以达到伪装和隐蔽的目的。在生活中，胖人不宜穿横条和过瘦的衣服等都与错觉现象有关。

2. 幻觉　幻觉（hallucination）是一种虚幻的知觉。与错觉不同，它是在没有相应的外界客观事物直接作用下发生的不真实感知。幻觉具有与真实知觉类似的特点，但它是虚幻的。正常人在某些特殊的状态下，如强烈的情绪体验并伴有生动的想象、回忆，期待的心情、紧张的情绪，处于催眠状态等，都可能会出现幻觉。幻觉也是心理异常的重要征象，如精神疾病、药物中毒、饮酒过量、吸食毒品等也都可能会产生幻觉。

## 三、记忆

### (一) 记忆的概念

记忆是过去经验在头脑中的反应。从信息加工观点来看,记忆就是对输入信息的编码、储存和提取过程。编码相当于识记过程,储存相当于保持过程,提取相当于重现过程。

### (二) 记忆的种类

记忆可以从不同的角度进行分类。

1. 按内容分类　可分为运动记忆(motor memory)、形象记忆(imaginal memory)、情绪记忆(emotional memory)和逻辑记忆(logic memory)。

(1) 运动记忆是以人们操作过的动作为内容的记忆,也称操作记忆(operant memory)。它是人们获得语言,掌握和改进各种生活和劳动技能的基础。运动记忆一经形成,很难遗忘,如骑车和游泳等。

(2) 形象记忆是以感知过的事物形象为内容的记忆。它保存事物的感性特征,具有明显的直观性。

(3) 情绪记忆是以个体体验过的情绪为内容的记忆。它往往不需要重复体验,一次形成就经久不忘,并且可以具有一定的动机作用,如经验教训。

(4) 逻辑记忆也称语词记忆,是指用词的形式在人脑中以思想、概念或命题为内容的记忆。它具有概括性、理解性和逻辑性等特点。

2. 按储存的时间分类　可分为瞬时记忆(immediate memory)、短时记忆(short-term memory)和长时记忆(long-term memory)。

(1) 瞬时记忆也称为感觉记忆(sensory memory),是指客观刺激停止作用后,感觉信息保存时间极短的记忆。它是记忆系统的开始阶段。

(2) 短时记忆是指信息从瞬时记忆到长时记忆的过渡阶段,即当前一刻能够意识到的记忆。

(3) 长时记忆是指信息经过充分和有一定深度的加工后,在头脑中长时间存储的记忆。

3. 按信息的对象分类　可分为陈述性记忆(declarative memory)和程序性记忆(procedural memory)。

(1) 陈述性记忆是指对有关事实和事件的记忆。例如对人名、地名、名词的解释以及定理、定律等的记忆都属于陈述性记忆。它可以通过语言传授一次性获得,提取时需要意识的参与。

(2) 程序性记忆是指个体对如何做事情的记忆。它包括对认知技能、动作技能等的记忆。这类记忆往往需要个体通过多次观察学习与实地操作练习才能逐渐获得,如游泳、驾驶。人们在利用此类记忆时往往不需要意识的参与,并且不易遗忘,如年轻时学会骑车,以后二十年不再练习,仍然不会忘记。

4. 按意识的参与程度分类　可分为外显记忆(explict memory)和内隐记忆(implict memory)。

（1）外显记忆是指在意识的控制下，过去经验对当前作业产生影响的记忆。外显记忆对行为的影响是个体能够意识到的，因此又称为受意识控制的记忆。它强调的是信息提取过程的有意识性。外显记忆能随意地提取记忆信息，能对记忆的信息进行较准确的语言描述。例如，自由回忆、线索回忆以及再认等。

（2）内隐记忆是指在不需要意识或有意回忆的情况下，过去经验自动对当前任务产生影响的记忆。它是个体未能意识其存在又在无意识下提取的记忆，因此又称为自动的无意识记忆。它强调的是信息提取过程的无意识性，即没有意识到信息提取这个环节，也没有意识到所提取的信息内容是什么，而只是通过完成某项任务才能证实它的存在。

### （三）记忆的基本过程

记忆是一个动态变化的过程，包括识记（memorization）、保持（retention）和重现三个基本过程。

1. 识记　是识别和记住事物的过程。它是记忆过程的开始和前提，没有它也就没有保持和重现。识记不是对信息的简单和消极的接受，而是对信息进行一定形式的编码和加工。根据有无目的性可将识记分为无意识记和有意识记两种类型。

（1）无意识记也称不随意识记，是指主体事先没有识记的目的和意图，无需付出意志努力的识记。这种识记常与人的职业、兴趣、动机及需要有密切关系，凡对人有意义的、使人感兴趣的、能激发人情感的事件，常常能被记住。由于无意识记带有很大的偶然性和选择性，所识记的内容也具有一定的随机性，因此单凭无意识记很难获得系统的知识。

（2）有意识记也叫随意识记，是指有预定识记目的，运用一定的策略和方法，经过特殊的努力而进行的识记。人们掌握系统的、复杂的知识和技能主要靠有意识记。例如，在新知识、技能的学习过程中，有意识记的成分占主导地位。但是，人相当大部分知识经验是通过无意识记获得的。有意识记又可分为意义识记和机械识记。意义识记是在理解基础上的识记，如对科学定律和文艺作品的识记。机械识记是靠机械重复对材料进行的识记，如对电话号码之类的材料的识记。意义识记的内容一般比机械识记的内容保持的时间长。

2. 保持　是对识记过的事物进行巩固、保存的过程。它是一种内部潜在的动态过程，随着时间的推移以及后来经验的影响，保持的内容会在质量和数量上发生明显的变化。在质方面的变化大致有两种倾向：一是原来识记内容中的细节趋于消失，主要的、显著的特征得以保存，使记忆的内容变得简略、概括与合理；二是增添了原来没有的细节，内容更加详细、具体，或者突出夸大某些特点，使其更具特色。在量方面的变化也显示出两种倾向：一是记忆回溯现象，即在短时间延迟重现的数量超过直接重现的数量，也有人称之为记忆恢复现象；二是记忆的保存量随时间的推移而日趋减少，有部分内容不能重现或发生重现错误，这种现象叫遗忘。

3. 重现　包括再认（recognition）和再现（reproduction）两种表现形式。再认是指过去经历过的事物重新出现时能够识别出来的过程。再现又称回忆（recall）是指过去经历过的事物在头脑中重新出现的过程。例如，考试时做选择题就属于再认，而做问答题则属再现。通常是能够再现的内容都可以再认，而可以再认的内容不一定能够再现。重现的正确程度一般取决于两方面因素，一方面是对原识记材料的巩固程度，巩固程度越高越容易重现；另一方面是积极的思维活动，在重现时的思维活动越积极，重现的效果越好。

### （四）记忆系统

20 世纪五六十年代，随着认知心理学的兴起，心理学家倾向于用信息加工的观点来解释记忆。从信息加工论的观点看，记忆是信息在记忆系统中进行编码、存储和提取的过程。编码（encoding）是对外界信息进行形式转换的过程。即将外界信息的物理特征（如声音、形状、颜色等），转换成能为人脑所接受，并便于存储和提取的一种特定形式的过程。存储（storage）是将已编码的信息，留存在记忆中的过程。如把感知过的事物、体验过的情感、做过的动作、思考过的问题以一定的编码形式保存在脑中。存储是信息编码和提取的中间环节，它在记忆过程中至关重要，没有信息的存储就没有记忆。提取（retrieval）是将储存在记忆中的信息取出的过程，是记忆的最后一个阶段。记忆好坏是通过信息的提取表现出来的。

编码、存储和提取都是在记忆系统中完成的，记忆系统是由感觉记忆、短时记忆和长时记忆三个子系统构成。

1. 感觉记忆系统　是记忆系统在对外界信息进行进一步加工之前的暂时登记。其主要功能是对信息的编码登记，以保证信息在外界客观刺激消失后，能进一步得到加工。感觉记忆系统的容量较大，但储存时间极短，为 0.25～2.0 s。

2. 短时记忆系统　是记忆系统中主要对信息进行加工的系统，也是记忆的信息进入意识层的通道。其特点是：容量有限，为 7±2 比特（bit）；信息保持的时间较短，为 5～20 s，最长不超过 1 min；是联系感觉记忆系统和长时记忆系统的中间环节，接受感觉记忆系统来的信息，并从长时记忆系统提取信息，进行有意识的加工。

3. 长时记忆系统　是记忆系统中主要用于存储的系统。保持 1 min 以上乃至终生的信息就储存于长时记忆系统中，其容量极大，没有限度。各种信息主要以语义和表象编码并有组织地发生联系，按照有层次的立体网络形式进行存储。

以上三种记忆系统之间是相互联系、相互影响、协同活动的。当外界信息作用于感官时，首先在感觉记忆系统中进行登记，即产生对信息的瞬时记忆。当对瞬时记忆的信息加以注意时便可使信息进入短时记忆系统。短时记忆系统的信息再经过复述的加工，即可转入长时记忆系统。当个体需要时，这些储存在长时记忆系统中的信息又被提取到短时记忆系统中，从而进入人的意识中（图 1-2-9）。

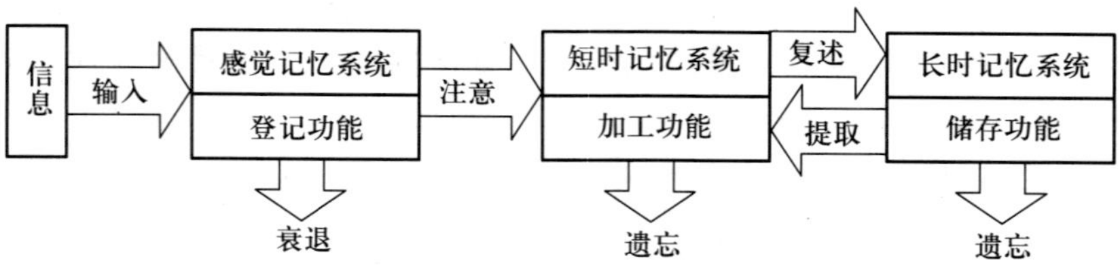


图 1-2-9　记忆系统模式

### （五）遗忘

1. 遗忘的概念　遗忘(forgetting)是指识记过的事物不能重现或重现错误。遗忘分为两种:一种是永久性遗忘,即不重新学习,永远不能重现;另一种是暂时性遗忘,即一时不能重现,但在适当条件下记忆还可能恢复。

2. 遗忘的原因　对遗忘原因或机制的探讨很多,主要有以下几种假说。

（1）衰退论:该学说认为,遗忘是因为储存的事物在脑中留下的痕迹得不到强化而逐渐减弱以致最后消退。符合“用进废退”的常识。

（2）干扰论:新旧信息相互影响会引起遗忘。头脑中已有信息对新输入的信息的干扰称为前摄抑制;新输入的信息对已有信息的干扰称为倒摄抑制。受这两种抑制的影响,生活中,人对新颖事物的“第一印象”和“最后印象”都较为深刻。另外,在学习中,往往刚开始学习的和最后学习的内容记忆效果都较好,中间的效果则最差。因为,最初学习的内容受后面内容的干扰,而最后学习的内容受前面内容的干扰,而中间的内容既受前面的干扰又受后面的干扰。研究表明,前后学习内容愈相似则干扰愈严重。

（3）检索论:该学说认为,遗忘的原因是因为从长时记忆系统中检索不当或不足,以至于不能或错误地提取事物所致。增加检索的线索有利于检索的成功。老年记忆障碍中常会发生“提笔忘字”或“话到嘴边说不出来”,但如有适当的线索提示就可再现,也就是回忆。

（4）压抑论:弗洛伊德提出记忆是永恒的,遗忘是由于情绪或动机的压抑作用引起的,如果解除这种压抑,记忆就能恢复。压抑是一种潜意识的防御机制,用来阻止不愉快的记忆进入意识领域。

3. 遗忘的规律

（1）遗忘与时间:德国心理学家艾宾浩斯率先对遗忘的规律进行了系统研究,并将遗忘规律绘制成坐标图,称为“艾宾浩斯遗忘曲线”(图 1－2－10)。该遗忘曲线揭示了两条规律:一是遗忘与时间呈正相关,时间越长,遗忘越多。二是遗忘的进程先快后慢。识记后 1 h 遗忘达到 55.8%(保留了 44.2%);1 天后遗忘达到 66.3%(保留了 33.7%);6 天后遗忘达到 74.6%(保留了 25.4%)。

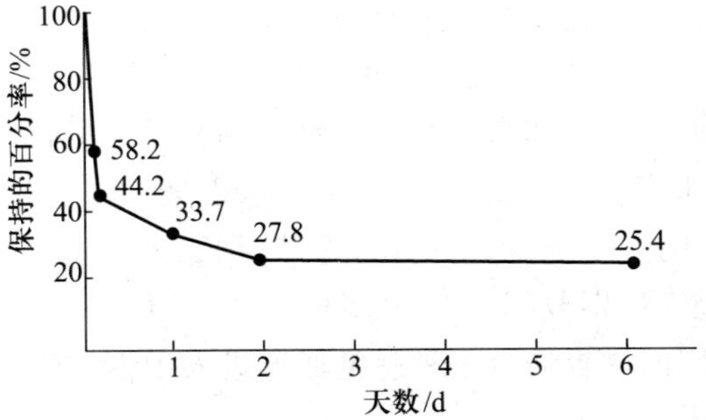


图 1－2－10　艾宾浩斯遗忘曲线

（2）遗忘与材料:记忆的材料数量越多,遗忘越多;无意义材料、抽象材料比有意义材料、形象材料遗忘得快。

（3）序列效应：在较长的连续材料中，首尾部分遗忘较少，中间部分遗忘较多。实验表明，中间部分的遗忘次数相当于首尾部分的三倍，其产生原因与前摄抑制和倒摄抑制有关。

（4）遗忘与加工程度：按信息论观点，理解过程就是信息加工过程。对识记材料加工得越少、越粗，理解得就越浅、越差，遗忘也就越多。反之亦然。

（5）遗忘与学习程度：识记刚能达到正确回忆时仍继续学习称为过度学习。心理学家研究了不同程度的过度学习与保持的关系（图 1－2－11）。结果表明，过度学习的程度达到150%为宜，不仅遗忘率低，而且不浪费过多的时间和精力。

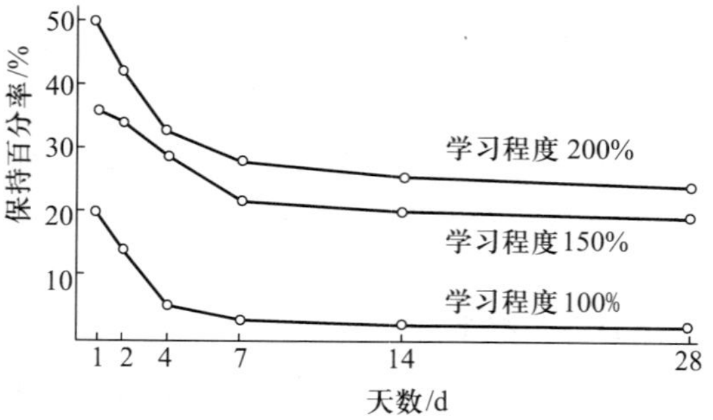


图 1－2－11　不同程度学习的比较

4. 防止遗忘的方法　复习是防止遗忘的有效方法。通过复习不仅能够保持识记材料的完整性，而且能不断对识记材料进行再加工，使其更好地融合到个人的经验体系中去，有利今后的提取。科学的复习是复习效果的保证，在复习时应注意三个方面。

（1）复习时间：由于遗忘规律是先快后慢，因此必须及时复习，今日事今日毕，防止识记后最初阶段的急速遗忘。内容较少、较易，可集中一段时间反复多次复习，直到熟记为止。内容较多、较难，可分散在几个相隔不太长的时间内，各个击破直到熟记为止。每个人由于生活习惯不同，记忆的最佳时间也不尽相同。有人是早晨，有人是晚上。在最佳时间内复习可收到事半功倍的效果。

（2）复习内容：在一定时间内，复习的内容不宜太多。在较长时间内，复习的内容也不宜单一，以避免大脑疲劳影响复习效果。采取复习一段时间休息一段时间或 2～3 种不同的内容交替复习的方法，既能提高复习兴趣，又能取得良好的复习效果。

（3）复习形式：较好的复习形式有两种。一种是用部分时间阅读，部分时间尝试再现（背诵或默写）。即在内容还未完全记住前就积极尝试再现，再现不起来再阅读。实验证明，此方法比用全部时间反复阅读的方法好，识记更快，保持更长，效果更好。阅读与再现的最佳时间比为2∶8。一种是多样化复习，即复习时采用多种方式，动员多种感官参与，使复习过程成为看、听、说、做的活动。相同的内容通过多种感觉通道进入中枢神经系统，有助于建立广泛的神经联系，从而加强复习效果。

### （六）记忆的品质

1. 记忆的敏捷性　是指记忆速度快慢的品质。一般以单位时间内记住事物的多少或记住一定事物所需时间的长短来衡量。在敏捷性方面,有的人可以过目不忘,有的人则久难成诵。记忆是否敏捷取决于大脑皮层中条件反射形成的速度。条件反射形成得快,记忆就敏捷;条件反射形成得慢,记忆就迟钝。识记得快、重现得快是记忆敏捷性的最好体现。

2. 记忆的持久性　是指记忆的内容在头脑中保持时间长度的品质。记忆的持久性因人、因事而异。记忆的持久性依赖于两个条件:一是信息输入时对记忆材料的加工深度,加工越深,理解越深刻,记忆也越持久;二是信息输入时对记忆材料的加工方法,简单的重复性机械加工远不如精细加工所保持的时间长。

3. 记忆的准确性　是指提取的信息和输入信息吻合程度的品质。记忆的准确性是良好记忆的最重要的特点,如果提取的内容不正确,记忆的敏捷性和持久性就失去了意义。

4. 记忆的准备性　是指根据需要迅速地提取所需信息的品质。这个品质反映了记忆的及时应用的价值,如在知识竞赛中,有的人反应很快,有的人反应较慢,虽然他们中不少人都掌握了回答某一问题的有关知识和能力,但在记忆中提取信息的速度却存在快慢的差别。作为护理人员,需要有良好的记忆的准备性,要随时根据患者的病情变化,及时调整治疗方案。

记忆的良好品质应该是敏捷性、持久性、准确性和准备性的协调统一,在临床工作中,护理人员缺少了哪一个记忆的品质都会对工作造成很大影响。

## 四、思维

### (一)思维的概念

思维(thinking)是人脑借助言语、表象或动作实现的对客观现实的概括和间接的反应。它所反映的是事物的本质特征和事物之间的内在联系,是认识的高级形式,主要表现在概念的形成和问题解决的活动中。

### (二)思维的特征

思维具有概括性和间接性两个特征。

1. 思维的概括性　是指在大量感性材料的基础上,人们把一类事物共同的特征和规律抽取出来,加以概括。思维的概括性表现在两个方面:① 是对一类事物共同本质特征概括的认识。例如,组织的炎症部位不同、表现各异,但大都有红、肿、痛、热的病理改变。红、肿、痛、热就是对各种化脓性炎症所具有的共同特征和本质特征的概括认识。② 是对事物之间规律性的内在联系的认识。例如,严重腹水的患者一般都有移动性浊音,这是医生对严重腹水和移动性浊音之间规律性联系的认识。一切科学的概念、定理、法则等都是这样概括地认识事物的结果。

2. 思维的间接性　是指人们借助于一定的媒介和经验知识对客观事物进行间接的反应。例如,医生看见患者的心电图描记 ST 段下移和 T 波倒置,可间接地诊断患者心肌缺血。由此可知,正是思维的间接性才使人们能够超越感知觉提供的信息,去认识没有或者不能直接作用于人的各种事物和特性,从而揭示事物的本质和规律,预见事物的发展。

### （三）思维的基本过程

思维是人类所具有的一种高级心理现象，思维的过程是人们运用概念、判断、推理的形式对外界信息不断进行分析、综合、比较、抽象和概括的过程。

1. 分析　是指在头脑中把事物的整体分解为各个部分或各种属性。例如，我们在阅读文章时会把文章分解为不同的段落、句子和词语来加以理解。

2. 综合　是在头脑中把事物的各个部分、各种特征和属性结合起来，即把分析的结果加以整合，形成对事物的整体认识。

分析与综合是思维的最基本过程，也是同一思维过程中不可分割的两部分。

3. 比较　是把各种事物和现象加以对比，确定其异同，发现其关系的思维过程。比较是以分析为前提的，只有在思想上把不同对象的各个部分或特征区别开来，才能进行比较，而比较的结果又是一个综合过程。

4. 抽象　是在思想上抽出各种事物与现象的共同的特征与属性，舍弃其个别特征和属性的过程。

5. 概括　在抽象的基础上，人们就可以得到对事物的概括认识，从而形成事物的概念。概念（concept）在心理学上是指反映客观事物共同特点与本质属性的思维形式，它是经过抽象和概括等思维活动得到的。

总之，任何思维活动都是分析、综合、比较、抽象和概括这些过程协同活动的结果。

### （四）思维的种类

1. 根据思维的凭借物不同分类　思维可分为动作思维、形象思维和逻辑思维。

（1）动作思维：是伴随实际动作进行的思维活动。它要解决的是操作性问题。动作思维解决问题的方式是一边动手操作一边思考。例如，对一部发生故障的机械进行维修时，技工必须动手检查一个个机械部件，经过一边动作一边思考，发现故障的原因，从而排除故障。

（2）形象思维：是运用已有表象进行的思维活动。形象思维解决问题的方式是想象活动。作家、艺术家经常运用形象思维进行艺术构思、塑造典型人物或艺术形象；科学家利用形象思维实现科学发现；学生运用形象思维或想象活动来理解文学、历史、地理、数学、物理、化学等方面的知识。

（3）逻辑思维：是利用概念进行的思维活动。它要解决的问题是理论性的，解决问题的方式是运用概念进行判断、推理和证明。科学家常用逻辑思维发现事物的客观规律；教师利用逻辑思维传授科学理论；学生运用逻辑思维学习理性知识；护理人员运用逻辑思维对护理对象进行护理评估与诊断。

上述三种思维在实际活动中是不可分割的，人们常常综合起来运用它们。

2. 根据思维的创造性程度不同分类　思维分为习惯性思维和创造性思维。

（1）习惯性思维：是利用已习惯的方法来解决类似问题的思维。习惯性思维在解决经常出现的类似问题时，具有省时省力的优点，但易使人的思维活动形成惰性和思维定势，影响对新问题的解决。

（2）创造性思维：是用独创的新颖的方法来解决问题的思维，是发明创造中的思维方式。学生的创造性学习、发现学习，就是运用创造性思维进行的学习。

3. 根据思维探索目标的方向分类　思维可分为聚合思维和发散思维。

（1）聚合思维：是把各种信息聚合起来，朝同一个方向聚敛进行，形成唯一答案的思维，也叫集中思维或求同思维。例如，$A<B$、$C>D$、$A>E$、$B<D$、$F<E$，问谁最小？通过对问题给出的几个信息进行分析，最后得出 $F$ 最小这个唯一正确的答案。聚合思维具有单向性、范围性、条理性等特点。

（2）发散思维：是向一个目标出发，沿不同路径，寻找多种不同答案的思维，也叫分散思维或求异思维。例如，一题多解，一词多组等。发散思维具有多向性、灵活性、新颖性等特点。

### （五）思维的品质

良好的思维品质表现在以下几方面。

1. 广阔性　指思维的广度，在思维过程中能够全面地分析问题，顾全大局，既看到事物的整体，又看到事物的细微。与此相反，是思维的狭隘性，即只见树木，不见森林。

2. 深刻性　是指在思维过程中能透过现象看本质，善于揭露事物产生的原因，抓住问题的关键。与此相反，是思维的肤浅性，即认识事物往往停留在事物的表面和外部联系上。

3. 敏捷性　是指在思维过程中能迅速、及时发现问题。与此相反，是思维的迟钝性。

4. 逻辑性　是指在思维过程中问题明确，条理清晰，层次分明，概念准确，判断有据，论证有理，思维连贯。与此相反，是思维混乱，无层次，不连贯。

5. 独立性　是指在思维过程中能独立思考和解决问题，具有开拓和创新精神。与此相反，是思维的依赖性，即人云亦云，人行亦行，盲从迷信等，这些都是不良的思维品质。

6. 灵活性　是指在思维过程中能从实际出发，善于根据事物的发展变化果断机智地解决问题。与此相反，是机械呆板，墨守成规，不能随机应变。

7. 批判性　是指在解决问题时，善于客观地、正确地评价并修正自我与他人的思维成果。与此相反，在解决问题时常受暗示和经验的影响，对自我和他人的思维成果不能客观评价，缺乏主见且不能修正错误。

### （六）问题解决

问题解决是思维活动的目的之一。问题是指一定的、未解决的思维任务。个体运用各种认知活动、技能等，经过一系列心理活动阶段，达到任务目标的过程就是问题解决。

1. 问题解决的程序　对人类而言，问题解决是一个组织严密的心理序列。现代认知心理学认为，问题解决是一个在现有手段和目的之间进行分析，寻找策略从而达到目的的认知操作过程。问题解决的心理程序分为四个阶段。

（1）发现问题：是认识到问题的存在，并产生解决问题的需要和动机。

（2）分析问题：是分析问题的要求和条件，找出它们之间的联系与关系，把握问题的实质，确定问题解决的方向。

（3）提出假设：是提出解决问题的方案、策略或途径。

（4）验证假设：是通过实际活动或认知操作，验证所提出的假设是否可以真正解决问题，得出结论。

问题解决的各个阶段并非完全遵循这一顺序，当验证假设阶段发现某一假设不能解决问题时，思维过程直接再次进入分析问题或提出假设阶段，重新进行问题解决过程。

2. 影响问题解决的心理因素　问题解决除受个性、情绪和知识等因素影响外，还受以下心理因素的影响。

（1）知觉限制：人们在解决问题时常会因对问题知觉的表征而影响问题的解决，称为知觉限制。由于人的思维有时需要知觉的参与，因此在解决问题时常受到知觉表征对思维的影响，进而影响问题的解决。

（2）定势作用：心理定势（mental set）也叫心向，是指人在进行心理操作活动前的一种准备状态，是坚持使用原有已证明有效的方法解决新问题的心理倾向。定势表现为问题解决过程中的思维倾向性，在遇到同类问题时，定势将有助于问题的解决；在不同类型问题出现时，定势则会阻碍问题的解决。

（3）功能固着：人们习惯于把某种功能牢固地赋予某一物体，称为功能固着（functional fixedness）。如盒子是装东西的，笔是写字的等。在解决问题的过程中，人们能否改变对事物固有功能的认识以适应新的问题情境需要，常常是解决问题的关键。在功能固着的影响下，人们不易摆脱事物用途的固有观念，因而直接影响到人们灵活地解决问题。

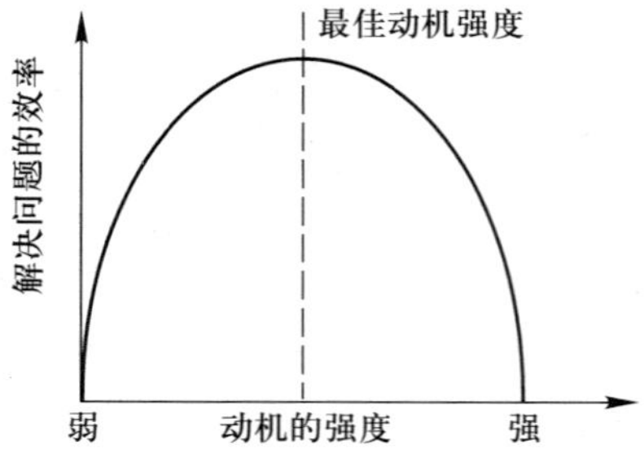


图 1－2－12　动机强度与解决效率

（4）动机水平：是解决问题的迫切程度。心理学的实验证明，动机强度对解决问题的影响，可描绘成“倒置的 U 形曲线”（图 1－2－12）。即动机太强和太弱都不利于问题的解决，中等水平的动机有利于问题的解决。因此，要使问题得以解决，必须维持在最佳动机水平。

## 五、想象

### （一）想象的概念

想象（imagination）是人脑对表象进行加工、改造以形成新形象的过程。它是一种形象思维的过程，是一种高级复杂的认识活动。

想象来源于表象，却与表象有本质的差别。表象是过去感知过的事物在头脑中的再现，是一种形象记忆的过程，属于记忆范畴；想象通过对表象的加工和改造，创造出了新形象，属于思维的范畴。想象具有创造性，在人们的日常生活、工作和学习中具有重要意义。

### （二）想象的作用

想象的作用主要体现在以下四个方面。

1. 预见作用　想象具有预见的作用，它能预见活动的结果，指导人们活动进行的方向。如果没有想象，人们的活动就无法进行和提高，也不可能事先在头脑中构成关于活动本身及其结果的各种表象。人们对未来的预见，一切科学技术上的新发现、新发明，新的艺术作品的创作,各种科学知识的学习等,都是和人的想象活动密切联系的。所以爱因斯坦曾说"想象力比知识更重要"。

2. 补充作用　想象具有补充知识经验的作用,在人们的实际生活中,有许多事物人们是不能直接感知的,如远古人类的生活、浩瀚无际的宇宙等。对于这些时空久远的事物,人们是无法直接感知到的。但是借助于想象,补充这种知识经验的不足,人们就可以驰骋于无限的现实世界和神奇的幻想世界之中,可以追溯上至几千年的过去,也可以展望几万年以后的未来。

3. 替代作用　想象具有替代作用,当现实生活不能满足人们的某些需要时,个体可以利用想象得到满足。例如,幼儿想当士兵,但是由于年龄的限制而不能实现,他就会在游戏中想象自己是士兵,用玩具枪甚至是普通的木棍来打击他假想中的敌人。

4. 调节作用　想象对机体的生理活动过程有调节的作用,它能改变人体某些机能活动。近年来,生物反馈研究结果证实了这一点。例如,通过对一个具有鲜明想象能力的人进行研究发现,当他想象自己在某种剧烈运动时,心跳会加速;当他想象自己的肢体处于冰水中时,肢体的皮肤温度就会明显下降。

### (三)想象的种类

1. 无意想象　是指没有预定目的,在某种刺激作用下不由自主地产生的想象。它是一种简单的、自发的、缺乏调节控制的心理现象。例如,浮想联翩、触景生情等。梦是无意想象的一个极端的例子,它是一种没有目的、不受意识支配的奇异想象。

2. 有意想象　是根据一定的目的自觉进行的有意识的想象。根据想象的独立性、新颖性和创造性的不同,可以把想象分为再造想象、创造想象和幻想。

(1) 再造想象:是指根据语言的描述或图表模型的示意,在头脑中形成相应事物的新形象的想象。比如我们读小说,在脑海里浮现出的人物形象,就是再造想象。

(2) 创造想象:是不依据现成的描述而在头脑中独立地创造出新形象的过程。作家创造一个文学的典型人物经常得依靠创造想象。它比再造想象有更大的独立性和创造性,也更复杂、更困难。

(3) 幻想:是一种与生活愿望相结合并指向未来的想象。它是创造性思维的一种特殊形式,具有两个基本特点:一是指向未来,代表幻想者目前没有;二是体现个体愿望,希望实现。符合事物发展的客观规律并可能实现的幻想,称为理想。如幼儿从小学画,立志将来成为画家。不符合事物发展的客观规律、不可能实现的幻想,称为空想。理想在正确的世界观指导下产生,有鼓舞信心、激励斗志、推动前进的作用,是积极的幻想。空想能销蚀人的精神,使人的生活失去实际内容和意义,是消极的幻想。例如,有的人害怕吃苦,整天想入非非,最终一事无成。

## 六、注意

### (一)注意的概念

注意(attention)是心理活动对某种事物的指向和集中。它本身并不是一个独立的心理过程,而是伴随心理过程并在其中起指向与集中作用的心理状态。注意是人掌握知识、适应环境、完成各项活动任务的必要条件,它受主客观两方面的影响,主观方面包括:目的与态度、需要与意志、知识与经验、兴趣与爱好以及当时的精神状态等。客观方面包括:刺激物的强度、新异性、对比程度、变化和运动等。

### (二)注意的特性

指向性和集中性是注意的两个基本特性。指向性是指在众多事物中只挑选某些特定对象进行反映,而不管其他事物;集中是指心理活动停留在特定对象上的时间和强度。例如,上课时,学生专心致志、聚精会神地听教师讲课,而抑制与听课无关的一切刺激,这就是注意的高度集中。此时教师讲课成为学生注意的中心,其他一切事物都处于注意的边缘或注意之外,甚至视而不见,听而不闻。

### (三)注意的功能

1. 选择功能　即选择有意义的、符合需要的和与当前活动一致的事物,避开非本质的、附加的、与之相竞争的事物。

2. 保持功能　即注意对象或内容能在意识中保持。

3. 调节与监督功能　有些学生作业中的错误,不是由于不懂而产生的,而与心理监督机能形成不完善有关。

注意对人类具有十分重要的意义。它保证人能够及时地集中自己的心理活动,正确地反映客观事物,使人能够更好地适应环境及改造世界。

### (四)注意的种类

根据注意有无目的性、是否需要意志努力,可将注意分为无意注意、有意注意和有意后注意三种类型。

1. 无意注意　是没有目的也不需要意志努力的注意,即外界事物引起的不由自主的注意。例如,在安静的教室听课,有人突然闯进教室,大家会不约而同地把视线朝向他。这种在外界事物的直接作用下所引起的注视,就属无意注意。

2. 有意注意　是有目的并需要意志努力的注意。它是注意的一种高级形式,受意识的调节和支配,服从主体的需要,具有积极主动的特性。例如,学生进行考试、演员表演节目、司机驾驶汽车等所保持的注意就是有意注意。

3. 有意后注意　是有目的,但无须意志努力的注意。有意后注意是在有意注意的基础上发展起来的,当对有意注意的对象产生浓厚的兴趣或熟练到一定程度时,维持注意就不再需要意志努力,有意注意就转变为有意后注意。例如,骑自行车,初学时需要高度集中、全身投入,熟练后则像走路一样自然。有意后注意对完成长期任务有积极的意义。

### (五)注意的品质

1. 注意的广度　也叫注意的范围,是指同一时间内所注意对象的数量品质。据研究,成人在 0.1 s 的时间内只能注意到 8 ~ 9 个黑色圆点或 4 ~ 6 个互不联系的外文字母。同一时间内所能注意到的对象数量越多,注意的范围就越大,反之则越小。

影响注意广度的因素有① 对象方面。越集中、有规律、能构成相互联系的对象,被注意的范围也就越大。如字母排列成行比分散时被注意的数目要多些;颜色、形状相同的图形要比颜色、形状不同的图形注意范围要大些。② 个体方面。个人的活动任务和知识经验影响注意广度。如文化水平高的人阅读时的注意范围要广。

2. 注意的稳定性　是指保持注意在某种事物或某种活动上的时间品质。例如,研究人员做几个小时的科学实验,作家认真构思几个小时的故事情节等,都是注意的稳定性表现。

影响注意稳定性的因素有① 主体方面。人对所从事的活动意义理解得深刻,态度积极或对活动有浓厚的兴趣,注意就稳定。② 对象方面。内容丰富的对象比内容单调的对象容易使人保持更长时间;活动的对象比静止的对象更容易使人保持更长时间。同注意稳定性相反的状态是注意的分散,即注意被无关刺激所吸引,而离开当前应当完成的任务。

3. 注意的分配　是指在同一时间内,把注意指向不同的对象或活动上的品质。例如,司机既要注意马路环境又要控制汽车行驶;有人能够边看电视边织毛衣,都是"一心二用",体现了注意的分配。

注意分配取决于两个条件:① 同时进行的几种活动中,必须有一些活动是比较熟练的。如上述的织毛衣是早已熟练了的活动。② 同时进行的几种活动之间已形成了动作系统。例如,有的人能同时做到眼看歌谱,手弹钢琴,口腔发声。这时各种活动之间已形成了动作系统,即固定的反应系统,从而使注意的分配较好。

4. 注意的转移　是指根据新的任务,主动地把注意从一个对象转移到另一个对象上的品质。一般说,注意转移的快慢和难易取决于原来注意的紧张度,以及引起注意转移的新事物(新活动)的性质,原来的注意紧张度越高,新的事物或新的活动越不符合引起注意的条件,转移注意也就越困难。

每个人注意的广度、稳定性,注意的转移和分配都有差异,通过有意识的训练,可改善注意的品质,提高注意能力。

## 第三节　情绪过程

### 一、情绪的概念

情绪和情感(emotion and feeling)是指人对客观事物是否符合自己的需要而产生的态度体验。情绪是以个体的需要为中介的一种心理活动。当客观事物符合个体的需要时,就能引起积极的、肯定的情绪和情感。当客观事物不能满足个体的需要时,则产生消极的、否定的情绪和情感。

情绪和情感的区别主要表现在:① 从需要角度看,情绪是与生理需要相联系的体验。如对饥、渴、空气、性活动、睡眠、运动的需要,是人和动物共有的体验;情感是与社会性需要相联系的体验,如人对劳动、交际、文化、道德等的需要,是人类特有的体验。② 从反应的特点看,情绪具有情境性、易变性、不稳定性的特点;情感则具有稳定性、深刻性、相对持久性的特点,不为情景和具体事物所左右。③ 从外在表现看,情绪反应强烈,并带有明显的外部表现和冲动性;情感外在表现不明显,很少有冲动性。

## 二、情绪的功能

### （一）适应功能

情绪和情感是有机体生存、发展和适应环境的重要手段。机体通过情绪和情感所引起的生理反应能够发动身体的能量，使机体处于适宜的活动状态，以适应环境的变化。例如，在危机时刻，人的情绪反应使机体处于高度紧张的状态，调动身体能量去搏斗、呼救。同时情绪和情感还可以通过表情表现出来，以便得到别人的同情和帮助。

情绪是人类早期赖以生存的手段，婴儿出生时还不具备独立的生存能力和言语交际能力，这时主要依赖情绪传递信息，与成人交流，得到成人的抚养。成人也可通过情绪反映出其处境的好坏，以求得更好的生存和发展。情绪和情感的适应功能从根本上说，就是为了改善人的生存和生活条件。

### （二）动机功能

情绪、情感是动机的源泉之一，是动机系统的一个基本成分。它可以激励人的活动，提高人的活动效率。适度的情绪兴奋，可以使身心处于活动的最佳状态。同时，情绪对于生理内驱力（drive）提供的信号具有放大和增强的作用。例如，人在缺氧的情况下，引起机体对氧气的生理需要，只是这种生理需要还不足以驱动人的行为活动，但是人对缺氧产生的恐慌感和急迫感就会放大和增强内驱力，使之成为行为的强大动力。

### （三）组织功能

情绪是一个独立的心理过程，它对其他的心理活动具有组织的作用，积极的情绪对活动起协调和促进作用；消极的情绪对活动起瓦解和破坏作用；中等强度的愉快情绪有利于提高人的认识活动和操作的效果；痛苦、恐惧等消极的情绪会降低操作的效果，而且强度越大，负面影响越大。

情绪的组织功能还表现为，在愉快的情绪状态下，人容易记住带有愉快色彩的内容，容易关注事物美好的一面，行为比较开放，愿意接纳外界的事物；而当人处于消极的情绪状态时，容易失望、悲观、懒于追求，且更容易产生攻击性行为。

### （四）信号功能

情绪和情感具有传递信息，沟通思想的功能。情绪和情感都有外部的表现，即表情。表情是思想的信号，如微笑表示友好，点头表示同意等。表情是言语交流的重要补充之一，能使言语信息表达得更清晰。从发展角度来说，表情的交流比言语的交流要早，情绪的适应功能也正是通过信号交流作用实现的。表情还和身体健康状况有关，临床上表情也常被作为诊断的指标之一。

## 三、情绪的结构

情绪和情感是由独特的主观体验、外部表现和生理唤起等三种成分组成的。

### （一）主观体验

主观体验（subjective experience）是个体对不同情绪和情感状态的自我感受，或者说内心体验。它是内隐的，不能直接观察到。

### （二）外部表现

外部表现又称为表情。表情是情绪变化的外部表现模式，包括面部表情（facial expression）、身段表情（body expression）和言语表情（language expression）。

1. 面部表情　是指通过面部肌肉的变化来表现各种情绪状态。一些心理学家提出人面部的不同部位在表情方面的作用是不同的。艾克曼经实验证明，眼睛对表达忧伤最重要，口部对表达快乐与厌恶最重要，前额能提供惊奇的信号，眼睛、嘴和前额对表达愤怒情绪都是重要的。

2. 身段表情　是指在情绪发生时，身体各部分呈现的姿态，通常也称为"体语"。例如，兴奋时手舞足蹈，悔恨时捶胸顿足，愤怒时摩拳擦掌等身体姿势都可以表达个人的某种情绪。手势（gesture）是一种重要的身段表情，它通常和言语一起使用来表达人的某种思想感情。在一些情况下，手势也可以单独使用，如人们在无法用言语进行沟通时，往往是通过手势进行交流，表达情感和传达信息，它为人们提供了非言语信息和感觉反馈。

3. 言语表情　是指言语的语调、节奏和语速等的变化。言语表情是言语交际的重要辅助手段。例如，喜悦时语调高昂，语速较快；悲哀时语调低沉，语速缓慢。此外，感叹、激愤、讥讽、鄙视等也都有一定的语调变化。

总之，面部表情、身段表情和言语表情构成了人类的非言语交往形式，是人们表达情绪、情感的重要外部方式，是伴随言语沟通的"言外之意"，故亦称为副语言。有人提出：信息的总效果 =7% 的文字 +38% 的音调 +55% 的面部表情。但由于这些外部表达方式具有习得性，人们往往为达到某种目的而故意隐瞒或装扮出某种情绪表现，因此情绪的外部表达常常带有掩饰性，所以我们在观察个体的情绪变化时，只注意他的外在表现是不够的，还需要注意观测个体的一些生理变化的指标。

### （三）生理唤起

生理唤起（physical arousal）是指由情绪和情感所引起的生理变化。与情绪有关的生理反应是由内分泌系统和自主神经系统所控制，诸如伴随情绪发生的心搏加快、血压升高、瞳孔扩大、呼吸加速、脸色变化等。

## 四、情绪和情感的分类

### （一）情绪类型

1. 基本情绪　基本情绪是人和动物共有的，不学就会的。近代研究中常把快乐、悲哀、愤怒和恐惧列为基本情绪，又叫原始情绪。

（1）快乐：是需要得到满足时所产生的情绪体验。快乐的程度取决于需要的满足程度和满足的意外程度，可以从满意、愉快到大喜、狂喜。

（2）悲哀：是满足需要的对象失去时产生的情绪体验。悲哀的程度取决于失去的事物对个体的价值，可以从遗憾、失望到难过、悲哀、哀痛，甚至产生哭泣。

（3）愤怒：是满足需要的过程被干扰不能达成时所产生的情绪体验。愤怒的程度取决于对外界干扰的意识程度，可以从轻微的不满、生气、愠怒到大怒、暴怒。

（4）恐惧：是需要摆脱、逃避某种危险，而又不能满足时产生的情绪体验。引起恐惧情绪的重要因素是缺乏处理可怕情境的能力。可以从惊讶、害怕到惊骇、恐怖。

2. 复合情绪　是由基本情绪派生、组合而形成的复杂情绪。例如，愤怒、厌恶和轻蔑组合形成敌意；恐惧、内疚、痛苦和愤怒组合形成焦虑等。

### （二）情绪状态类型

情绪状态是指特定时间内，情绪活动在强度、紧张水平和持续时间上的综合表现。根据速度、强度和持续时间的长短，可以把情绪划分为心境、激情和应激。

1. 心境　是一种比较微弱、持久而具有弥漫性的情绪体验状态，通常叫做心情。心境并不是对某一事件的特定体验，而是以同样的态度体验对待一切事物，让所遇到的各种事件都带有当时的心境性质。愉快的心境可以提高人的活动效率，对未来充满信心，有益于健康；不愉快的心境会降低人的活动效率，使人心灰意冷，经常处于焦虑状态中，有损于健康。因为心境具有弥漫性，所以心境对人的生活、工作、学习和健康有很大影响。心境持续的时间有很大差别，短的只有几小时，长的可到几周、几个月，甚至更长时间。这取决于引起心境的环境、事件和个体的人格特点。

心境产生的原因很多，生活的顺逆、工作的成败、人际关系融洽与否、个人的健康状况、自然环境的变化等，都可能引起某种心境，只是人们往往意识不到引起某种心境的原因。人的主导心境受认知活动的影响，善于调整自己的心态，培养和保持积极良好的心境，克服和排除消极不良的心境，进而培养良好的性格特点对于护理人员是十分重要的。

2. 激情　是一种强烈的、暴发式的、持续时间较短的情绪状态，这种情绪状态具有明显的外部表现和内部的生理反应。激情往往是由对人具有重大意义的事件引起，如巨大的成功后的狂喜、惨痛的失败后的绝望、突如其来的危险造成的恐惧等。在激情状态下人往往出现“意识狭窄”，分析能力和自我控制能力降低，进而使人的行为失控，容易做出鲁莽的行为。护理人员要善于控制激情，从个性培养的角度看是可能的也是必要的。

3. 应激　是出乎意料的紧张和危急情况下出现的情绪状态。突发的事件、意外的事故、过重的精神和身体负担都可导致应激状态，而且伴随生理功能的剧烈变化，如心律、血压、体温、肌肉紧张度、代谢水平等的变化。应激状态持续时间长短和程度强弱，除与刺激物的强度有关外，还与先天素质、个性、社会阅历、社会支持以及个体的认知评价等有关。

### （三）情感类型

人的情感是由社会需要引起的，它反映了人们的社会关系和社会生活状况，按其性质和内容分为三类。

1. 道德感　是人们运用一定的道德标准评价自身或他人言行时所产生的情感体验。如果自身的言行符合道德标准，就会产生幸福感、自豪感和欣慰感；如果自己的言行不符合道德标准,就会感到不安、内疚、自责。同样,当他人的言行符合道德标准时,便产生满意和肯定的体验,如爱慕、敬佩、赞赏等;不符合便产生不满和否定的体验,如厌恶、反感、鄙视、憎恨等。道德感和道德认识、道德行为是紧密相连的,它是品德结构的重要组成成分。道德感对人的言行有巨大的推动、控制和调节作用,是一个重要的自我监督力量。

2. 理智感　是个人对智力活动的需要是否满足而产生的情感体验。人的好奇心、求知欲、惊奇感、喜悦感、自信感都是理智感的不同表现形式。理智感是在人们的认识活动中发生和发展的,同时又推动人们认识活动的进行和深入。任何学习活动、科学发明、艺术创作都与理智感分不开。

3. 美感　是人们按照一定的审美标准评价事物时所产生的情感体验。如人们对桂林山水、昆明石林、北京故宫、苏州园林产生的陶醉、欣赏、赞叹和愉悦等情感,都属于美感。美感与道德感有密切关系,因为不仅对美与丑的评价鉴赏能使人产生美感,而且对善恶的评价也能引起人的审美感受和体验。美感是人们欣赏美、展示美与创造美的动力。人们欣赏自然景物时产生的一种美好情感体验是自然美感;对国家的社会制度、生活方式、社会风貌等欣赏评价时体验的美感是社会美感;在欣赏评价各类艺术时产生的美感为艺术美感。美感受个人的审美观、审美能力以及社会、历史、生活条件制约等诸多因素的影响。

## 五、情商及培养

### (一)情商的概念

情商(emotional quotient,EQ)又称为情绪智力,是近年来心理学家们提出的与智力和智商相对应的概念。它主要是指人对情绪的认知、调控和利用的能力。以往认为,一个人能否在一生中取得成就,智力水平是第一重要的,即智商越高,取得成就的可能性就越大。但现在心理学家们普遍认为,情商水平的高低对一个人能否取得成功也有着重大的影响作用,有时其作用甚至要超过智力水平。

### (二)情商的内容

情商主要包括以下几个方面的内容。

1. 认识自身情绪的能力　因为只有认识自己,才能使自己成为生活的主宰。

2. 妥善管理自己情绪的能力　即个体调节和控制自己情绪的能力。它是使一个人做情绪的主人还是奴隶的关键。

3. 自我激励的能力　即个体利用情绪功能的能力。它能够使人走出生命中的低潮,重新出发。

4. 认知他人情绪的能力　即对他人情绪的认知能力。这是与他人正常交往,实现顺利沟通的基础。

5. 人际关系管理的能力　即利用情绪功能对自己和他人关系的调节和管理能力。

情商的水平不像智力水平那样可用测验分数较准确地表示出来,它只能根据个人的综合表现进行判断。情商主要与非理性因素有关,它影响着认识和实践活动的动力。高情商而智商一般的人,学习效率虽然不如高智商者,但是,有时能比高智商者学得更好,成就更大,因为锲而不舍的精神使勤能补拙。

高情商的人，通常有较健康的情绪，有较完满的婚姻和家庭，有良好的人际关系，容易成为某个团队的领头人，具有较高的领导管理能力。他们一般具有如下特点：① 社会交往能力强，外向而愉快，不易陷入恐惧或伤感状态；② 对事业较投入；③ 为人正直，富于同情心；④ 情感生活较丰富但不逾矩；⑤ 无论是独处还是与许多人在一起时都能怡然自得。

### （三）影响情商的因素

情商与智商一样都和遗传、环境和教育等因素有关。研究结果表明，智商与遗传因素的关系远大于社会环境因素，70% ~80%智力差异源于遗传基因，20% ~30%的智力差异系受到不同的环境影响所致。与之相比，情商的形成和发展，虽然也有先天的因素，例如，“人类的基本表情通见于全人类，具有跨文化的一致性”，但是，却有很大的文化差异。社会文化对人的情商具有塑造功能，这表现在不同文化的民族有其固有的民族性格。

情商开始于幼儿期，形成于儿童期和少年期，成熟于青年期。因此专家认为，一个人是否具有较高的情商，与童年时期的教育培养有着密切的关系。良好的家庭气氛不仅有助于形成适当的情绪反应方式，而且对家庭成员的一些高级社会性情感，如道德感、理智感、责任心等都有着积极的意义。另外，家庭教育方式、家庭结构和家庭观念，以及学校和社会因素等也对人的情商发展有重要影响。因此，培养情商应从小开始。

## 六、健康情绪

### （一）健康情绪的条件

人们在表达自己情绪的时候，会采取不同的方式。凡是能够积极地调控人的行为，正确地传递人际交往的信息，有利于适应社会环境和保持身心健康的情绪都是健康情绪，反之就是不健康的情绪。

### （二）健康情绪的判断

判断健康情绪的标准主要有以下几个。

1. 一致性　一致性是指情绪反应与刺激保持一致。每种情绪的发生、发展都与相应的刺激有关，因此刺激与情绪反应应在性质上、强度上保持一致。例如，该喜则喜，该怒则怒；强刺激引起强反应，弱刺激引起弱反应。情绪反应与刺激不一致或过强过弱的情绪反应，都是不健康的表现。

2. 时间性　健康的情绪在产生时比较强烈，但随着时间的推移会逐渐弱化，若反复出现某种情绪或发生情绪“固着”，则是不健康的。

3. 稳定性　健康的情绪还要有一定的稳定性。如果情绪反应波动太大，变化莫测，比如无明显原因的忽喜忽悲，则是情绪不健康的表现。

4. 调控性　指能够把消极情绪转化为积极情绪，保持良好心态，充满热情地工作、学习和生活。这也是健康情绪的重要体现。

# 第四节 意志过程

## 一、意志的概念

意志(will)是人有意识地支配、调节行为,通过克服困难,以实现预定目的的心理过程。意志是心理活动过程,不是行动,但意志只能通过行动表现出来。受意志支配的行动叫意志行动。因此,意志行动是有意识、有目的的行动,目的要通过克服困难才能实现。无意识行动不是意志行动,有些行动虽然有意识、有目的,但没有克服困难也不是意志行动。例如,正常人吃饭、喝水等,因为不存在克服困难问题,体现不出人的意志,所以不是意志行动。

## 二、意志的特性

意志是心理活动的过程,其心理活动的内容包括三个方面:目的确立时的心理活动;支配、调节行为的心理活动;克服困难时的心理活动。这三个方面的心理活动组成了一个人的意志。因此,意志将表现出以下三方面的特性。

### (一)目的性

人类在活动前,活动结果已经作为行动目的存在于人的头脑中,这是人与动物的本质区别。意志组成中确立目的的心理活动,在意志支配行动时就使行动具有了目标,从而体现出意志的目的性。活动中所做的一切,如方法的选择、步骤的实施,都是围绕目的的达成而进行着。没有目的的行动都不是意志支配的行动。

### (二)调控性

目的的确立意味着行动的目标确立,意志一旦支配行动,它将依据确立的目的去组织、调节一系列动作,组成复杂的行为,从而实现预定的目的。体现意志对行动的支配、调节和控制。

### (三)排难性

意志是内隐的心理活动,只有通过外显的行为才能表现出来。因此,意志支配的行动在实现预定目的的过程中会遇到各种各样的困难,而战胜和克服这些困难则体现着意志的排难性。意志支配的行动都具有排难性,无排难性的行动均不是意志行动。例如,正常人口渴端杯子喝水的行为,有目的、有调控但无困难克服,不属于意志参与的行动;如果是一个四肢残疾的人则属于意志行动。排难性是意志的核心。

## 三、意志行动的基本过程

意志行动的基本过程包括准备阶段和执行决定阶段。

### (一)准备阶段

意志行动的准备阶段是一个过程,包括动机斗争、目的确立、方案选择和做出决定等几个环节。确立行动目的是意志行动前提,但有时在确定目的的过程中会遇到动机冲突。动机是激励人去行为的原因,动机来源于需要,而人的需要是人的意志行动的内在因素。在意志行动决定之初,由于人有多种需要的存在,有时要进行激烈的动机斗争才能确定目的。接着就要制定行为的计划,不论行动计划是切实可行的,还是不周全、不具体的,重要的是计划是脚踏实地达到目的,而不是想走捷径碰运气。最后是做出是否实施行动的决定。做出决定看似简单,瞬间即能完成,但它是将心理活动转变为行动的最后关键环节,也是最衡量个体意志品质和最考验个体意志的环节。

#### (二)执行决定阶段

决定的执行是意志行动的关键,行为的动机无论多高尚,目的多美好,手段多完善,不付诸实践,这一切也会失去意义,不可能构成意志行动。所以,在这个阶段,既要坚定地执行既定的计划,又要克制那些妨碍达到既定目标的动机和行为,同时在执行过程中会遇到各种各样的困难,需要有意识地支配、调节行为,克服困难,以保证目标的实现。

意志行动的准备阶段和执行阶段是密切联系的,相互制约的。

### 四、意志的品质及培养

#### (一)意志的品质

意志品质是指一个人在实践中形成的比较明确的、稳定的意志特点。

1. 自觉性　是指行为个体对行为的目的有深刻的认识,并依此来支配自己的行为,使之符合活动目的的品质。具有自觉性的人,在行动中不会随波逐流,能独立判断,独立地采取决定和执行决定。与自觉性相反的是受暗示性和武断。受暗示性表现为缺乏主见,行为易受别人影响,"随大流""人云亦云";武断则是不管行为的目的能否实现,一意孤行,武断从事。

2. 果断性　是指迅速地、不失时机地采取决定的品质。具有这种品质的人遇到机会能当机立断,迅速做出正确的决定。与果断性相反的意志品质是优柔寡断和鲁莽草率。前者一事当前犹豫不决,容易错失良机;后者不仔细分析具体情况,草率决定,看似容易做决断,但他们抓住的也不是机会。这些都与果断性意志品质背道而驰。

3. 坚韧性　是指坚持不懈地克服困难,百折不挠,坚决完成既定目标的品质,又叫做毅力。具有坚韧性的人不仅善于抵制不符合行为目的的主客观诱因的干扰,坚持不懈,而且在解决问题的时机不很成熟时候,善于坚持等待,不轻言放弃。与坚韧性品质相反的表现是,虎头蛇尾,三分钟热情,遇到困难就退缩;或者看起来有坚持性,情况发生了变化,依然墨守成规,顽固执拗。这些都是与坚韧性背道而驰的。

4. 自制性　是指人在意志行为中善于管理和控制自己的品质。一个人的精力是有限的,要想达到一定的目的,就必须放弃其他一些有碍于或影响当前目标的活动或其他目标,就要有所为就必有所不为,有所得就必有所失。自制性是人的坚强意志的重要标志。与意志的自制性相反的品质为任性,表现为放纵自己,只凭兴趣,想干什么就干什么,是一种不良品质。

#### (二)意志品质的培养

顽强的意志品质不是自发的、与生俱来的,而是在教育培养和日常生活中,随着不断克服困难而逐渐形成的。培养和锻炼意志品质可采取以下措施。

1. 明确目标　在生活道路的每一阶段，每个人都可以给自己设置一个可接受的、具体的、有一定困难的目标，制定相应的计划，逐步实现目标。每个阶段的目标可以分成若干小目标，使人的行动在大小目标的导向中前进。只有大小目标相互结合，才能使人对生活充满信心，不断进取，在实现目标的过程中培养自己的意志。

2. 运用集体的力量　集体力量对意志品质的培养有很大的影响。集体可以给人归属感，使人按照集体的要求行动，关心其他成员，不损坏集体的声誉，增强对集体的责任感。同时，在行动中能发现一个人的才智、决断力和自制力，以获得集体对他所做努力的奖赏，这种奖赏又可变为一种推动他努力的动力。

3. 参加实践活动　任何的劳动、学习、工作和文体活动，尤其是那些兴趣不大的、平凡的、情绪上带来不愉快的或者有困难的活动，能使人的意志得到巩固和强化。意志是在克服困难中体现，并在克服困难中成长的。因此，参加各项实践活动，不仅能增长知识才干，同时更能锻炼意志。

4. 加强自我培养　在意志品质的形成中，自我培养起着关键的作用，尤其是意志品质的自觉性、坚韧性、自制力更是靠自我培养，从一点一滴的日常小事做起。人们在系统地执行不感兴趣但又很有意义的行动任务中，培养自己的自制力，克服懒散不良品质。自我培养必须是在正确的世界观指导下，并要有一定的制度和连续性，需要分析自己的言行，模仿好的榜样，并持之以恒。

# 第五节　个性特征

个性特征是个体与个体之间差异的综合，构成了个性中的特征系统，体现着人与人在心理活动方面的不同。个性特征主要由能力、气质和性格等构成。

## 一、能力

### （一）能力的概念

能力(ability)是指顺利、有效地完成某项活动所必需的心理特征(条件)。能力有两层含义：其一指已经表现出来的实际能力，通过已掌握的知识、技能等形式表现出来，例如，会说外语、会用计算机、会开车等；其二指潜在能力，即尚未表现出来的能力，通过学习、训练后可发展起来的能力。实际能力与潜在能力是不可分割的。潜在能力是一个抽象的概念，是各种实际能力展现的可能性，只有在遗传和成熟的基础上，通过学习实践才能变成实际能力，潜在能力是实际能力的基础，实际能力是潜在能力的展现。

### （二）能力的分类

最常用的分类方法是把能力分为一般能力和特殊能力。

1. 一般能力　即平常所说的智力，是完成各种活动都必须具备的最基本的心理条件。如，观察力、记忆力、抽象思维能力、想象力、创造力等，其中抽象思维能力是核心。

2. 特殊能力　指从事某种专业活动或某种特殊领域的活动所表现出来的能力，如音乐能力、绘画能力、数学能力等。一般能力是特殊能力的重要组成成分。特殊能力的发展又有助于一般能力的发展。

### （三）能力的发展

在人的一生中，一般能力的发展有以下规律。

1. 3、4 岁到 12、13 岁　智力的发展与年龄的增长几乎等速；以后随着年龄的增长，智力的发展呈负加速变化，即年龄增加，智力发展趋于缓和。

2. 20 岁左右　智力的发展达到顶峰（也有人说到 40 岁）。智力的不同成分达到顶峰的时间是不同的。

3. 35 岁左右　人的流体智力①处于高位平台并开始下降，而晶体智力②还在稳步上升。

4. 60 岁左右　人的流体智力开始加速下降，而晶体智力的上升减缓。晶体智力在 70 岁左右开始下降。

从一般能力的发展规律可以看出，在 25 ~ 40 岁是能力发展最稳定的时期，人们富有创造性的活动常在此期出现。

### （四）能力的个体差异

由于人的遗传素质、后天环境和所受教育以及从事的实践活动不同，人与人之间在能力上存在着差异。能力的差异表现在质和量两方面。质的差异，有特殊能力差异和能力类型差异。量的差异，有发展水平高低的差异和表现早晚的差异。

1. 能力表现在类型上的差异　能力类型差异主要表现在个人的感知、记忆和思维过程中经常采取的习惯化的认知风格上。在感知方面，有分析型、综合型和分析综合型三种能力类型差异。在记忆方面，有视觉记忆型、听觉记忆型、运动记忆型和混合型等能力类型差异。按以形象记忆为主或以逻辑记忆为主，还可以将能力分成形象记忆型与逻辑记忆型差异。在思维方面，能力有形象思维型、抽象思维型和中间型之分。

2. 能力表现在水平上的差异　人的智力水平有高有低。有智力超常和智力落后等差异。智力超常者的智力特点：观察敏锐、全面准确；记忆力强，记得快、多、准、久；想象力丰富，有创造性；思维广阔、深刻、灵活；善于发现、分析、解决问题；语言能力强，发展较早较快；注意力集中、稳定，善于合理分配；善于考虑学习方法等。智力落后指智力明显低于同龄平均水平并有行为适应障碍的人。智力落后的判断标准：智商明显低下；社会适应不良；问题发生在发育阶段，即发生在 18 岁以前。

3. 能力表现在时间上的差异　其差异主要表现在三个方面：① 人才早熟。人才早熟也叫智力的早期表现。历史上不少能力出众的人，在少年就已崭露头角。不少超常儿童经过教育，

---

① 流体智力：随神经系统的成熟而提高，随年龄的老化而减退。如知觉速度，机械记忆，识别图形关系等，不受教育与文化影响。

② 晶体智力：通过掌握社会文化经验而获得的智力。如词汇概念，言语理解，常识等记忆储存信息能力，一直保持相对稳定。

后来取得很大成就,为人类做出了贡献。在我国,秦朝的甘罗12岁做上卿;唐朝的王勃6岁善于文辞,10岁能赋,13岁写出脍炙人口的《滕王阁序》。资料表明,早期成才的人以从事音乐、绘画、文学、体育、数学方面的人较多。② 中年成才。有人曾统计1960年前1 243位科学家、发明家所做的1 911项重大发明创造,画出了人才成功曲线。这个曲线说明科学发明的最佳年龄为35岁左右。中年人年富力强,知识基础坚实,实际经验丰富,创造想象力强,善于独立思考,善于分析批判,很少因循守旧。③ 大器晚成。这些人的才能表现较晚。齐白石少年时期只读过半年书,当过牧童,做过15年木匠。后来,他投师学画,40岁才表现出绘画才能,50岁才成为著名画家。达尔文经过20多年的努力研究,到50岁才写出《物种起源》。这说明人的智力可以通过勤奋学习和艰苦劳动而获得高度发展。

### (五)能力的培养

1. 观察力及其培养　观察是人们认识世界,进行创造性劳动的基础。一切科学研究、生产劳动、艺术创作、医疗实践等,都需要对有关对象进行系统、周密和深入的观察,以获取有价值的材料,从中找出事件发展变化的规律。许多科学研究、革新创造都离不开敏锐的观察。

(1) 观察的概念:观察是一种有目的、有计划、有组织的知觉。它包括积极的思维活动,也称为思维的知觉。

(2) 观察的条件:良好的观察应具备的条件是① 有明确的观察目的和任务;② 有周密的观察计划;③ 观察必须客观、精密;④ 要有必要的知识准备;⑤ 随时做好观察记录,及时分析总结观察结果。

(3) 观察力的培养:观察人人都会,但人与人之间差异很大,如要提高自己的观察能力可从四个方面进行:① 发展好奇心理。好奇是观察的动因,因为观察在一定程度上受好奇所驱动,观察效率因好奇而加强,所以培养观察力可以从发展自己的探究性好奇入手。② 培养注意品质。注意是观察的前提,因为只有将注意稳定和集中在观察对象上才能进行观察,所以培养观察力可以从锻炼自己的注意品质入手。③ 扩充知识。知识是观察的基础,因为知识与理解性相关,其匮乏程度如何将决定观察目的能否达到,所以培养观察力可以从丰富自己的知识入手。④ 养成观察习惯。习惯是观察的向导,因为在良好的观察习惯导向下才能取得良好的观察效果。良好的观察习惯有:观察要"专"、观察要"全"、观察要"细"、观察要"思"、观察要"实"、观察要"记"和观察要"恒"。

2. 创造力及其培养

(1) 保有童心,培养求知欲:保有童心是保持创造力的一个诀窍。兴趣是最好的老师,培养创造力要从培养激发兴趣入手,激发探索和钻研的好奇心,好奇心是探究客观事物奥秘的内部动力,在好奇心的驱使下,人们进入迷恋状态,在高度专注的迷恋状态下出现灵感闪现的现象。灵感的出现会进一步激发好奇心和求知欲,使探索行为进入一种良性循环之中。大画家毕加索在80多岁高龄时仍然保有儿时的好奇心,正是这种好奇心,才使他成为20世纪最多产最杰出的画家。好奇心和求知欲是培养创造性思维的内源性动力。

(2) 培养敏锐的观察力:这是提高创新力的一个途径。观察是发现问题和寻求解决问题的途径。人的观察力是在实践中锻炼获得和提高的。

(3) 开发想象力:想象力主要是右脑的机能,所以原则上讲,右脑开发的一些方法对于想象力的促进和培养都有好处。

(4) 扩大知识面:这是提升创造力的重要方面,为灵感产生提供必要的基础。鲁迅先生指出,多读闲书,扩大知识面大有好处。他之所以能成为伟大的文学家,写出惊世骇俗、经久不衰的深刻作品,与他自己博览群书,具备广博的知识分不开。积累知识,为灵感与新颖成果之间架起一座桥梁,才能使灵感变为创造现实。

## 二、气质

### (一) 气质的概念

气质(temperament)是心理活动在动力方面表现出来的心理特征。它相当于我们日常生活中所说的脾气、秉性或性情。心理活动是具有动力特征的,表现在其活动的强度、速度、稳定性和灵活性等方面。例如,在心理活动的速度方面,表现为知觉的快慢、思维的灵活、语言反应的快慢等;在心理活动的强度方面,表现为情绪表现的强弱、意志努力的程度等;在心理活动的稳定性方面,表现为注意的持久、情绪的波动等;在心理活动的指向性方面,表现为倾向于外部事物或倾向于内心世界等。气质总是以同样的动力特征表现在各种心理活动中,特别是在情感活动中表现更为明显。

气质不是推动人们行动的内部动力,并不能决定一个人是否行动,但可以使行动带上其心理活动的动力特征,使行动具有个人独特的色彩。例如,有人做事总是活泼好动,有人做事总是安静稳重。

气质具有明显的先天性,较多地受生物性因素制约。所以,婴儿一出生就表现出气质的差异,如有的好动,有的喜静;有的爱哭闹,有的显文静。

气质与其他的心理特征相比较,更具有稳定性,正所谓"江山易改,禀性难移"。但是,在社会环境和教育的影响下,在程度上会发生某些变化,只不过气质的这种改变相比其他的心理特征要困难、缓慢得多。

### (二) 气质的特性

根据现有资料,气质的特性可以概括为以下几个方面。

1. 感受性　主要是指人对外界刺激的感受能力。

2. 耐受性　主要是指人在经受外界刺激作用时,表现在时间和强度上的耐受程度。

3. 敏捷性　主要是指心理、行为在动静、方向转换反应方面的动力特征,如心理活动、行为表现的反应速度、灵活程度等。

4. 可塑性　主要是指行为的可改变性,即人依据外界事物的变化情况而改变自己适应性行为的可塑程度。

5. 兴奋性　主要是指情绪在强度和外露方面的动力特征,如情绪兴奋性的强弱和情绪外露的程度等。

6. 倾向性　主要是指心理活动的指向,包括外倾与内倾,外倾的人动作反应、言语反应、情绪反应倾向于外,内倾的人表现则相反。

### （三）气质的类型

关于气质的分型有多种提法，如体液学说、体型学说、血型学说、激素学说、高级神经活动学说等。目前习惯分为胆汁质、多血质、黏液质和抑郁质四种类型。

1. 胆汁质　其类型的气质特征为：感受性低、耐受性高、敏捷性快、可塑性不稳定、兴奋性高而强烈、倾向性为外倾明显。

2. 多血质　其类型的气质特征为：感受性低、耐受性高、敏捷性快、可塑性为可塑、兴奋性高而不强、倾向性为外倾。

3. 黏液质　其类型的气质特征为：感受性低、耐受性高、敏捷性迟缓、可塑性稳定、兴奋性低而强烈、倾向性为内倾。

4. 抑郁质　其类型的气质特征为：感受性高、耐受性低、敏捷性慢、可塑性刻板、兴奋性高而体验深、倾向性为严重内倾。

在实际生活中，典型的气质类型是不多见的，多数是中间型或混合型。

### （四）气质的生理基础

苏联生理学家巴甫洛夫（I. Pavlov）对气质形成的生理机制作了科学的解释。巴甫洛夫通过对高级动物的实验研究，发现神经活动的基本过程（兴奋和抑制）具有三种基本特性，即强度、平衡性和灵活性。

1. 神经过程的强度　即神经细胞接受刺激的强弱程度，以及神经细胞持久工作的能力。神经过程有强弱之分，兴奋过程强者，在强烈刺激的作用下仍能形成条件反射；兴奋过程弱者，在强刺激作用下难于形成条件反射。抑制过程强者可长时间忍受持续不断的内抑制，抑制过程弱者只能忍受较短时间的内抑制。

2. 神经过程的平衡性　即兴奋和抑制两种过程的力量是否均衡，两者力量大体相等是平衡，否则是不平衡。

3. 神经过程的灵活性　即兴奋过程与抑制过程相互转化的速度。兴奋与抑制相互转化迅速为灵活，否则为不灵活。

巴甫洛夫指出，两种基本神经过程的三个特性之间的不同组合，构成了高级神经活动的不同类型。巴甫洛夫从中找出四种最主要的类型，即兴奋型、活泼型、安静型和抑制型。这四种恰巧与传统划分的胆汁质、多血质、黏液质和抑郁质相互对应（表1－2－1）。

**表1－2－1　高级神经活动类型与气质类型的关系**

| 高级神经活动类型 | 气质类型 |
| --- | --- |
| 兴奋型 | 胆汁质 |
| 活泼型 | 多血质 |
| 安静型 | 黏液质 |
| 抑制型 | 抑郁质 |

## （五）气质的行为表现

根据气质的心理活动的特性和神经过程的特性（表 1－2－2），我们对四种气质类型的行为表现描述如下。

**表 1－2－2　气质类型的心理活动特性与神经过程特性**

| 气质类型 | 心理活动特性 | | | | | | 神经过程特性 | | |
|---|---|---|---|---|---|---|---|---|---|
| | 感受性 | 耐受性 | 敏捷性 | 可塑性 | 兴奋性 | 倾向性 | 强度 | 均衡性 | 灵活性 |
| 胆汁质 | 低 | 高 | 快 | 不稳定 | 高而强烈 | 外倾明显 | 强 | 不均衡 | 灵活 |
| 多血质 | 低 | 高 | 快 | 可塑 | 高而不强 | 外倾 | 强 | 均衡 | 灵活 |
| 黏液质 | 低 | 高 | 迟缓 | 稳定 | 低而强烈 | 内倾 | 强 | 均衡 | 不灵活 |
| 抑郁质 | 高 | 低 | 慢 | 刻板 | 高而体验深 | 内倾严重 | 弱 | 不均衡 | 不灵活 |

1. 胆汁质　能承受较强的刺激，坚持长时间工作而不知疲倦，显得精力旺盛，直爽热情，情绪易爆发，难以自我控制，心境变化剧烈，急躁易冲动，行为外向。

2. 多血质　活泼好动，言语行为敏捷，乐观健谈、反应迅速，注意力易转移，易适应环境变化，善交往，易接受新事物，兴趣多变，情绪不稳定，行为外向。

3. 黏液质　反应速度慢，情感不易发生，也不易外露，善于忍耐，举止平和稳重，头脑冷静，做事有条不紊，能持久地工作，循规蹈矩，缺乏创新精神，注意稳定不易转移，行为内向。

4. 抑郁质　敏感多疑，内心体验深刻，易伤感，善于觉察小事细节，胆小孤僻，情绪兴奋性弱，不善交际。做事认真，对力所能及的任务表达出较大的坚持精神，动作缓慢，防御反应明显，行为极端内向。

## （六）气质的意义

1. 气质与智力水平和社会价值　气质主要是体现心理活动在动力方面的特征，只赋予人的心理活动和行为以独特的色彩，而不涉及其方向和内容，所以气质不决定一个人的智力水平、社会价值和成就。任何一种气质的人，有可能成为本行业的专家，也可能一事无成；有可能成为德高望重的人，也可能成为道德败坏、有害于社会的人。因此，我们可以认为气质是无好坏之分的。

气质虽无好坏之分，但有积极和消极两个方面。从气质类型的特征中我们可明显地看到，各种气质类型既有可能向积极方向发展的一面，也有可能向消极方向发展的一面，因此在社会生活中，要注意发扬不同气质类型的积极面，克服消极面。任何气质类型的人都可以在事业上获得成功或失败，不要以某种气质类型为依据取舍人才。

2. 气质与职业选择　每种活动对人的心理及其动力特点都提出了一定的要求。我国心理学工作者（1988）调查空军战斗机飞行员与地面参谋人员气质类型报告：战斗机飞行员中，多血质占 45.31%，胆汁质占 19.80%，胆汁质与多血质混合型占 15.13%，多血质与黏液质混合型占 5.81%，胆汁－多血－黏液三种混合型占 2.32%；前三项气质类型占整个人数的

88.37%。这个战斗机飞行员样本中没有发现抑郁质的人，而地面参谋人员中黏液质占29.90%，抑郁质占28.74%，黏液质与抑郁质混合型占23%，三项合计占总人数的81.64%。可见，职业与气质有密切关系（表1－2－3）。

表1－2－3 气质类型与职业选择

| 气质类型 | 职业 |
|---|---|
| 胆汁质 | 适合需要反应快捷、热情奔放、突击性强和危险性大的工作，如从事社交、政治、经济、军事、地质勘探、演说家、主持人、导游、推销员等 |
| 多血质 | 适合需要反应灵活、会交际而多样化的工作，如社交工作、律师、侦探、文艺、外交、服务、管理、记者等 |
| 黏液质 | 适合需要稳重踏实、细致耐心的工作，如自然科学研究、教育、医生、会计、法官、话务、播音、保育等 |
| 抑郁质 | 适合需要持久耐心、操作精细的工作，如研究工作、检查员、打字员、化验、机要、文秘、保管、校对等 |

3. 气质与教育　气质虽无好坏之分，但有积极和消极两个方面。因此，在因材施教过程中，首先依据学生的气质类型特征，采取不同的教育策略。如对胆汁质的学生，要着重发展其热情、豪放、爽朗、勇敢、进取和主动的心理品质，防止粗暴、任性、高傲等个性特点的产生；对多血质的学生，要着重培养其朝气蓬勃、满腔热情、足智多谋等心理品质，防止朝三暮四、虎头蛇尾、粗心大意、任性等不良个性特点的产生；对黏液质的学生，要着重发展其诚恳待人、工作踏实、顽强等品质，注意防止墨守成规、执拗、冷淡、迟缓等品质；对抑郁质的学生，要着重发展敏感、机智、认真细致、有自尊心和自信心等品质，防止怯懦、多疑、孤僻等消极心理的产生。

其次教育学生善于认识、改善自己的气质。任何一种气质类型都有发展成不良品质的可能。教师要帮助学生分析和认识自己气质特征中的长处和短处，善于驾驭自己的气质。如教会学生经常有意识地控制自己气质上的消极方面，发展积极方面，就有利于形成良好的个性。

4. 气质与心理健康　任何一种气质类型都有发展成不良心理的可能性。人们必须学会分析和认识自己气质特征中的长处和短处，善于驾驭气质。如能控制气质上的消极方面，发展积极的方面，就有利于形成良好的心理素质。

在四种气质类型中，虽然每一种都有可能发生心理健康问题，但相对来说，神经过程强而不均衡的胆汁质和神经过程弱的抑郁质，更容易发生问题。强烈的愿望、过度的紧张与劳累往往会使胆汁质类型的人兴奋过程更强，抑制过程更弱，容易出现过于狂暴、躁怒、失控的现象。困难的任务、不顺的环境与过多的挫折则可能使神经过程本来脆弱的抑郁质类型的人感到无所适从，会导致强烈的焦虑、忧郁、恐惧甚至绝望等心理问题。属于这两种类型的人，尤其应该注意自我调节。但必须指出的是，胆汁质和抑郁质绝不是病态气质类型，他们同样是心理健康的人。

## 三、性格

### （一）性格的概念

性格(character)是个人对客观现实稳定的态度和与之相适应的习惯化的行为方式。它是具有核心意义的心理特征。关于这一定义的解释如下。

第一,性格表现在一个人对现实的态度和行为方式中。所谓态度是一个人对人、对物或者思想观念的一种反应倾向,是后天习得的。态度决定着行为方式,而人习惯化的行为方式体现了他对现实的态度。

第二,性格是一个人比较稳定的心理特征。它不是一朝一夕形成的,而是在社会生活实践中逐渐形成的,一经形成就比较稳定,它会表现在日常活动中。性格的稳定性并不是说它一成不变,性格也是可塑的。

第三,性格有明显的社会道德评价意义,直接反映了一个人的道德风貌,存在好坏之分。个体之间的差异主要表现在性格的差异。性格是人格中具有核心意义的心理特征。

### （二）性格的特征

从组成性格的各个方面分析,可以把性格分解为态度特征、理智特征、情绪特征和意志特征四个方面。

1. 性格的态度特征　主要指一个人如何处理社会各个方面的性格特征,即他对社会、集体、对工作、对劳动以及对待自己的态度的性格特征。比如,对待社会、集体、他人好的性格的态度特征是大公无私、热爱集体、乐于助人等;对待工作、生活和学习的好的表现是认真负责、勤俭节约、刻苦努力等;对待自己的良好态度是自尊、谦逊、自律等。

2. 性格的理智特征　是指一个人在认知活动中的性格特征。表现在认知活动中的独立性和依赖性上,如独立性强者能根据任务主动观察,依赖性强者愿意借用现成的答案;表现在想象中的现实性上,如有的人现实感强,有的人富于幻想;表现在思维活动的精确性上,有的人能深思熟虑,看问题全面,有的人则缺乏主见,人云亦云,肤浅片面。

3. 性格的情绪特征　是指一个人的情绪对其活动的影响,以及其对自我情绪的控制能力。良好的情绪特征是善于控制情绪,情绪稳定,常常处于乐观积极的心境状态。

4. 性格的意志特征　是指一个人对自己的行为自觉地进行调节的特征。按照意志品质,性格的良好意志特征是有远大理想、行动有计划;独立而不受人左右;果断、勇敢;坚忍不拔、有毅力;自制力强。

上述关于性格的几个方面是彼此联系、相互制约,有机地组成了一个整体。其中性格的态度特征是性格的核心。因为态度直接表现出了一个人对事物所持有的、比较恒定的倾向,同时它也决定了性格的其他特征。

### （三）性格的类型

性格的类型是指一类人身上所共有的性格特征的独特结合。类型理论是20世纪30—40年代在德国产生的一种理论,即按一定原则和标准把性格加以分类,有助于了解一个人性格的主要特点和揭示性格的实质。由于性格结构的复杂性,在心理学的研究中至今还没有公认的性格类型划分的原则与标准。现将主要几种有代表性的观点加以简介。

1. 以心理过程优势分类　英国的培因(A Bain)等人根据理智、情绪、意志三种心理过程在人的性格中所占优势不同,将人的性格分为理智型、情绪型、意志型。

(1) 理智型的人通常以理智来看待周围发生的一切,并以理智支配和控制自己的行动,理智在性格中占优势。

(2) 情绪型的人通常用情绪来评估一切,情绪体验深刻,言谈举止易受情绪左右,这类人最大的特点是不能三思而后行。

(3) 意志型的人具有明确的行动目标,行为有较强的自制力。

在生活中除了这三种典型的类型外,还有一些混合类型,如理智—意志型,大多数人是混合型。

2. 以心理活动的倾向分类　这是瑞士心理学家荣格(C G Jung)的观点。荣格按照里比多(libido)的活动方向,把人的性格划分为外倾型和内倾型。

(1) 外倾型的特点是心理活动倾向于外部,其心理活动主要有外界和自身的关系引起和支配,活泼开朗,活动能力强,容易适应环境的变化。

(2) 内倾型的特点是关注点指向主体自身,注重内心活动,善自省,孤僻寡言,交际面窄,适应环境能力差。

3. 以个体信息加工方式的独立性程度分类　美国心理学家威特金(H A Witkin)等人根据人的信息加工方式的不同提出了性格的场学说,即将人的性格分为场依存型和场独立型两种。前者也称顺从型,后者又称独立型。

(1) 场依存型的人倾向于更多地以外在参照物作为信息加工的依据,他们易受环境或附加物的干扰,常处于被动、服从的地位,缺乏主见,受暗示性强。这类人常对他人感兴趣,善于人际交往,但是应激能力差。

(2) 场独立型的人不易受外来事物的干扰,习惯于更多地利用内在参照即自己的认识,比较喜欢独立判断事物、发现问题、解决问题,不易受暗示。而且应激能力强。在社会活动中常带有支配倾向,不善社会交往。

4. 以人的社会生活方式分类　德国的心理学家斯普兰格(E Spranger)从文化社会学的观点出发,依据人类文化生活的六种形态,将人划分为六种性格类型。不同的性格类型具有不同的价值观成分。这六种类型即经济型、理论型、审美型、宗教型、权力型和社会型。

(1) 经济型性格的人,一切以经济观点为中心,以追求财富、获取利益为个人生活目的。实业家多属此类。

(2) 理论型性格的人,以探究事物本质为人的最大价值,能客观而冷静地观察事物,尊重事物的合理性,重视科学探索,为追求真理为人生的目的,如哲学家、科学家多属此类。

(3) 审美型性格的人,以感受事物美为人生最高价值,富于想象力,追求美感,他们的生活目的是追求自我实现和自我满足,不大关心现实生活。艺术家多属此类。

(4) 宗教型性格的人,把信仰宗教作为人生的最高价值,相信超自然力量,相信神的存在,坚信永存生命。神学家是此类人的典型代表。

(5) 权力型性格的人,以获得权力为生活的目的,并有强烈的权力意识与权力支配欲,以掌握权力为最高价值。领袖人物多属于此类。

(6) 社会型性格的人,能关心他人,重视社会价值,献身社会,助人为乐。以爱社会和关心他人为人生的最高目标。文教卫生、社会慈善等职业活动家多属此类型。

现实生活中,往往是多种类型的特点集中在某个人身上,但常以一种类型特点为主。

5. 依据人们在时间上的匆忙感、紧迫感和好胜心等特点分类　可分为 A 型、B 型和 C 型性格。

(1) A 型性格的人经常充满着成功的理想和进取心,整天闲不住,时间感特别强。他们试图对每一分钟进行计算,因此导致急躁和长期的时间紧迫感。他们好争斗,易激怒,信不过别人,事事都想亲自动手。这类人往往是一些智力较高、能力较强的人。

(2) B 型性格的人是非竞争型的人。他们对受到的阻碍反应平静,喜欢不紧张的工作,爱过悠闲的生活,没有时间紧迫感,有耐心,能容忍,很少有敌意,喜欢娱乐,即使在娱乐活动中也不争强好胜。

(3) C 型性格的人把愤怒藏在心里加以控制,在行为上表现出与别人过分合作,原谅一些不该原谅的行为,生活和工作中没有主意和目标,尽量回避冲突,不表现负面情绪,屈从于权威等。

有研究表明:A 型性格的人容易得冠心病,其发病率为 B 型性格的 2 倍,而心肌梗死的复发率为 B 型性格的 5 倍。C 型性格的人则易患癌症。

# 第六节　个 性 倾 向

个性倾向性是人内在的决定着人对事物的方向和行为积极性的动力系统。它是个性中最活跃的因素,它决定着人对周围世界的认识和态度的选择、趋向,以及个人行为的积极性。主要包括需要、动机、兴趣、理想和信念等。这里主要介绍需要、动机和兴趣。

## 一、需要

### (一) 需要的概念

需要(need)是有机体内部的一种不平衡状态,并力求平衡的心理倾向。它表现为有机体对内部环境或外部生活条件的一种稳定的要求,并成为有机体活动动力的源泉。

需要是有机体内部的一种不平衡状态,这种不平衡状态包括生理和心理的不平衡,如饥渴了,就会有饮食的需要;孤独时有寻找他人交往的需要。在需要得到满足后,这种不平衡状态暂时得到消除,当出现新的不平衡时,新的需要又会产生。

需要是人对某种客观要求的反映。当个体感受到自己对这种客观事物的要求时,就转化为某种需要。需要总是指向能满足某种需要的客体或事件。没有客体,没有对象的需要是不存在的。

需要是个体活动的基本动力,是个体行为动力的源泉。人的各种需要是促进社会生存能力发展的重要因素。一般来说,需要的强度越大,活动积极性越高,反之越低。

当我们认识和评价某一事物是否具有意义和价值时,往往是以是否满足人们的需要为中介的。需要也是产生情绪的中介因素。

### （二）需要的种类

1. 依据需要的起源分类　可分为生物性需要和社会性需要。

（1）生物性需要是有机体的本能需要，又称为生理性需要，包括空气、饮食、休息、睡眠、排泄和性等需要，主要是有机体内部某些生理的不平衡状态所引起的，对生命维系和种族延续具有重要意义。生物性需要为人类和动物所共有的，但是需要的内容对象和获取手段都有不同，也具有人类社会特性。

（2）社会性需要是后天习得的，为人类所独有，如对生产劳动、社会文化、成就、审美和求知等需要，这些需要是个体在社会化过程中习得的，反映了人类社会生活的要求，对维系人类社会生活、推动社会进步有重要的作用。

2. 依据需要的对象分类　可分为物质需要和精神需要。

（1）物质需要既包括自然性的物质需要，如空气、水；又包括社会性的物质需要，如劳动工具、居住环境等。

（2）精神需要主要反映人在认识、情感、意志方面的需求，如观察、思考、回忆、幻想等认识活动；对美的欣赏、道德的追求；用志向目标激励自己等。

### （三）需要层次理论

美国人本主义心理学家马斯洛（A H Maslow）将人类的主要需要依其发展顺序分为五个层次（图 1－2－13）。

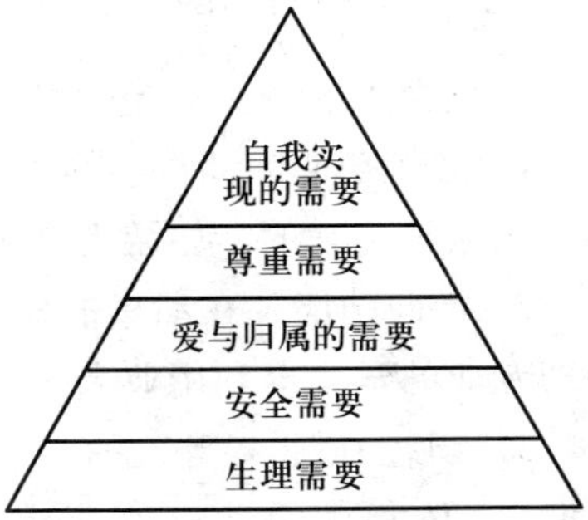


图 1－2－13　马斯洛需要层次模式

1. 生理需要　即人对食物、空气、水、性和休息等的需要，是维系个体生存和种系发展的需要，在一切需要中是最优先的。

2. 安全需要　即人对生命财产的安全、秩序、稳定，免除恐惧和焦虑的需要，它是在生理需要得到满足的基础上产生的。这种需要得不到满足，人就会感到威胁和恐惧。

3. 爱与归属的需要　即在生理和安全需要满足的基础上产生的，是人与他人建立感情联系的需要，如社交的需要、对爱情的追求、隶属于某一群体且在其中享有一定地位的需要。

4. 尊重需要　即希望有稳定的地位，得到他人的高度评价，受到他人的尊重并尊重他人的需要。这种需要得到满足会使人体验到自己的力量和价值，增强自信。这种需要得不到满足会使人产生自卑失去信心。

5. 自我实现的需要　即指人们希望自己的潜能得到充分的发挥，实现自己的理想与抱负。这是人类的最高层次的需要。

马斯洛认为，只有在低一级需要基本得到满足后才会有动力促使高一级需要的产生和发展。即生理需要获得基本满足后，随之而来的是安全需要，在此基础上，才会出现爱与归属的需要。以此类推，最后是自我实现的需要。马斯洛还认为，人在不同的年龄阶段需要的主题不同。新生儿、婴儿最主要的是满足生理需要，随着儿童年龄的增长，逐步产生诸如安全、归属、友谊、自尊的需要，最后才产生自我实现的需要。

马斯洛的需要层次论，比较接近现实，在把人的需要分为不同层次和重视人的内在价值等方面有其积极的一面。但是，马斯洛的需要层次论也有其局限性。首先，它只强调了个人的需要、个人的意识自由、个人的自我实现，而没有提到社会现实对个人需要的制约作用；忽视了人的主观能动性和各种需要之间存在着的复杂的联系，忽视了一个人在不同的时间内往往存在着多种需要，而这些需要又相互矛盾，导致动机斗争。其次，它还缺乏科学实验的依据和客观的测量指标，还有待在社会实践中进一步检验。

## 二、动机

### （一）动机的概念

动机（motive）是推动人的活动、并使活动朝向某一目标的内在原因或内部动力。动机是在需要的基础上产生的，它是一种内在的心理活动，不能直接观察到，但是可以根据个体的外部行为表现加以推断。例如，动物觅食活动是一种外显行为，我们知道在这一外显行为的背后有着一个发生内在作用的动机，那就是饥饿。当一个学生孜孜不倦地翻阅计算机书籍，不知疲倦地上机练习计算机操作时，虽然我们不能直接观察到该学生的行为动机，通过这些表现，我们还是可以推测出他想掌握计算机操作技术的动机。

### （二）动机的功能

动机在人的行为活动中具有三大功能：激发功能、指向功能和调控功能。

1. 激发功能　动机会激发人产生某种活动。例如，大学生到学校来求学，是由学习知识的动机激发起来的。旅游者外出旅游是在其各种旅游动机的直接驱动下发生的。

2. 指向功能　在动机的作用下，人的行为会指向某一目标。例如，在学习动机的支配下，护理专业的学生会利用业余时间到医院有关病房见习、到图书馆看护理专业书。

3. 调控功能　当人的活动产生以后，动机可以维持和调整活动。当活动指向某个目标时，个体相应的动机便获得强化，因而某种活动就会持续下去，在遇到困难时能予以克服。

在具体活动中动机功能表现得很复杂。不同的动机可以通过相同的活动来表现；不同的活动也可能由相同或近似的动机所支配，人的活动甚至常常可以由多种动机所支配。所以，考察人的行为必须揭示其动机，只有这样才能对他的行为做出客观的、准确的判断。

### （三）动机的种类

根据动机的性质可以把动机分为生物性动机和社会性动机。

1. 生物性动机　又叫生理性动机或原发性动机，是以人的本能需要为基础的动机，如饥渴等生理需要所引发的动机。

2. 社会性动机　又叫心理性动机或习得性动机，是以人类的社会文化需要为基础而产生的动机，如权力的动机、成就的动机等。

### （四）动机冲突

在现实生活中常存在很多种动机，这些动机的强度又会随时变化。无论何时，驱使人去行动的都是诸多动机中最具有主导作用的动机。而这个主导动机的确立往往不会那么顺利，在动机结构中可同时存在性质和强度相似或矛盾的动机，使人难于取舍，形成了动机冲突。动机冲突有三种基本形式。

1. 双趋冲突　两个目标具有相同的吸引力，产生同等强度的动机，而只能选择一个时所面临的动机冲突。如“鱼和熊掌不可兼得”。

2. 双避冲突　两个事物同时对个体造成威胁或厌恶，产生同样的逃避动机，但是迫于情势，必须接受一个才能避免另一个的动机冲突。如“前怕狼，后怕虎”。

3. 趋避冲突　对同一事物产生两种相互矛盾的动机，即一方面好而趋之，一方面又厌而避之的动机冲突。如手术前患者即期待手术解除病痛，又担心手术的痛苦和后遗症。

## 三、兴趣

### （一）兴趣的概念

兴趣（interest）是指人探索某种事物或从事某种活动的认识倾向。它表现为个体对客观事物或对象的一种选择性的态度。当个体对某一客体发生兴趣，能调动积极的心理活动，表现出主动地去关注和感知与这一客体有关的事物，以求对客体的理解、掌握和研究。因此兴趣有助于人们扩大知识面，丰富精神生活。

### （二）兴趣的种类

1. 直接兴趣　是指由认识事物本身的需要引起的，如学习、看电视等活动本身的兴趣。

2. 间接兴趣　是由认识事物的目的和结果所引起的，它和当前认识的客体只有间接关系，如对通过学习取得职业的兴趣，对工作取得报酬的兴趣。

直接兴趣和间接兴趣正确地结合，能充分调动一个人的积极性。

### （三）兴趣的品质

1. 兴趣的广度　是指个体的兴趣范围大小。个人兴趣越广泛，知识越丰富，越容易在事业上取得成就。当然，兴趣应该既博又专。

2. 兴趣的指向性　即兴趣总是指向一定的事物，但是个人的兴趣指向却因人而异。“人有千万种，志趣各不同”。学生的兴趣应指向于学习和创造。

3. 兴趣的稳定性　是指个体兴趣的持续时间或稳定程度。在人的一生中，兴趣必然会发生变化，但在一定时期内，能保持兴趣稳定，则是一种良好心理品质的体现。没有稳定的兴趣，人势必朝三暮四，一事无成。兴趣的稳定性与人的理想、信念和意志品质有密切关系，因此是可以培养的。

4. 兴趣的效能性　是指兴趣对活动产生的效果。学生对体育活动感兴趣，可以增强体质；而对打游戏机太感兴趣就要影响学习成绩。

# 第七节 自我意识

## 一、自我意识的概念

自我是心理学的古老课题，詹姆斯(W James)曾对此做过广泛而深刻的研究，提出把自我分为主体我(I)和客体我(me)，前者是认识的主体，是主动的自我；后者是认识的对象，即被观察者，它包括一个人所具有的关于他自己的所有方面。主体我是自我的动力成分，客体我制约主体我的活动。

自我意识(self-consciousness)或自我概念，是指个体对自己作为主体和客体存在状态的意识。包括对自己生理状态、心理状态、人际关系及社会角色的意识。如我们常说，“我觉得我是个急性子的人”“我觉得我不是一个合格的母亲”“ 我觉得我对某某的感情发生了变化”等。

自我意识是人类所特有的，自我概念很大程度取决于个体认为他人是如何“看”自己的。罗杰斯(C Rogers)认为，自我概念比真实自我对个体的行为和人格有更为重要的作用，因为它是个体自我知觉的体系与认识自己的方式。自我意识担负着人的内心世界以及内心世界和客观世界之间的协调任务，是衡量个性成熟水平的标志。

## 二、自我意识的特性

### (一) 自我意识的社会性

自我意识不是先天固有的。从人类的演化进程和个体的发展来看，自我意识是人类个体为了适应日渐复杂化的社会生活环境而产生、发展起来的。通过观察他人，接受他人的评价与反馈并把这些内化，整合成自己的心理模式，它也是社会化的过程。

### (二) 自我意识的能动性

自我意识的发生和发展是人的心理区别于动物心理的重要标志。人不仅能适应环境，还能掌握自己，改变外界环境。人能根据外界情况制定行动的计划，能评价自己的行动与别人的行动，从而调整人们之间的协作关系，更好地适应环境、改造环境。这些都是人的自我意识的能动性反映。

### (三) 自我意识的同一性

自我意识的同一性是指一个人知道自己是长期持续存在的，不管外界环境如何变化，不管自己有了什么新特点，都能认识到自己是同一个人。即对自己本质的特点、自己的信仰及其他身心重要方面的认识和态度始终保持一致。同一性不稳定是自我意识不成熟的表现，如果已经建立起来的同一性发生混乱，将出现心理障碍。

## 三、自我意识的类型

自我意识从不同角度可以分为不同类型。

### （一）从自我意识的过程分类

1. 自我认识　是指对自我的认识、评价。它属于自我意识的认知部分，如自我感觉、自我观察、自我分析、自我评价等。它是个体对自己的心理活动和行为调控的前提。

2. 自我体验　是指个体对自我的一切是否满意的主观体验，即是否满意自己。它属于自我意识的情绪部分，如自怜、自尊、自卑、自傲等。

3. 自我控制　是监督和调节自己的行为，达到自我的目标，为自我实现服务。它属于自我意识的意志部分，如自立、自主、自强、自律、自制等。

自我认识、自我体验和自我控制组成个体的自我调控系统，调控个体的心理活动和行为。例如，自我评价如何将影响个体在社会中的行为表现，评价过高或过低都造成自己在社会适应方面和人际关系方面的不适应。另外，自爱、自尊、自傲、自主、自律等都对个体的心理活动和行为表现产生影响。

### （二）从自我意识的内容分类

1. 物质自我　是个体对自己生理属性和所有物的意识，如个体对自己的相貌、身材、服饰、财产等的意识。对生理属性的自我意识是最早形成的，初生的婴儿不能把自己的躯体与外部世界区分开，随着与父母的交往，形成对自己躯体的认识，使个体能够区分自我与非我。

2. 社会自我　是个体对自己社会属性的意识。如个体对自己在各种社会关系中角色、地位、权利、义务、人际关系等的意识。

3. 心理自我　是个体对自己心理属性的意识。如个体对自己的智力、个性、行为、态度、理想、信念、经验等心理过程、心理状态和心理特征的意识。心理自我与社会自我是几乎同时形成和发展的。

### （三）从自我意识的来源分类

1. 现实自我　是个体从自己立场出发对现实中的“我”的意识。

2. 投射自我　是个体从他人评价中进行对自己的意识。即自己意识到自己在他人面前的形象及他人对该形象的评判。

3. 理想自我　是个体对自己所追求的理想化的“我”的意识。

## 四、青少年期的自我意识

随着身体的发育成熟，性意识的觉醒以及社会与家庭地位与角色的改变，青少年的自我意识都发生了新的变化，表现出特有的心理活动和行为表现。

### （一）青少年期自我意识的特征

1. 在自我认识方面　自我认识的内容更加丰富和深刻。开始出现：① 关于自己是否是成人的自我意识；② 关于自己美丑的自我意识；③ 关于自己个性与社会角色的自我意识；④ 关于性的自我意识；⑤ 关于社会归属与地位的自我意识；⑥ 关于人生价值的自我意识等。

2. 在自我体验方面　自我体验的情绪表现出更强的敏感性、丰富性、深刻性、闭锁性、波动性等特点。

3. 在自我控制方面　自我控制的自觉性和独立性明显增强。青少年已善于根据新形式决定新的行动与目标，善于根据行动过程的反馈信息及时调整行动方法与目标，善于控制自己不符合目标的动机和行为。

### （二）青少年期自我意识的矛盾

青少年时期是自我意识快速发展的关键期，表现出积极、向上的趋势和逐渐成熟定型，但在此期也常表现出自我意识的矛盾性。例如，青少年原本和谐的生活、良好的愿望和对未来美好的憧憬变得不协调，他们往往把父母、师长的教诲与关心理解为难以忍受的压制，不愿与成人交流，甚至与同龄人也产生隔膜，使自己陷入苦闷与烦恼之中。在现实生活中，因自我意识的快速发展与逐渐成形，以及社会、经济、教育、角色等因素影响，青少年常产生一些心理冲突，出现心理矛盾，如理想与现实的矛盾，独立与依赖的矛盾，坦诚与闭锁的矛盾，性意识与性道德的矛盾等。青少年所产生的这些心理冲突、矛盾的原因很多，从自我意识发展角度看主要有以下几个方面。

1. 从自我意识的过程看　① 在自我认识的评价中对自我的评价不准；② 在自我体验的过程中，对自我的体验过分在意；③ 在自我控制的过程中，自我的调控方法不多。

2. 从自我意识的内容看　① 对物质自我关注的太多；② 对社会自我关注的太重；③ 对心理自我关注的太少。

3. 从自我意识的来源看　① 现实自我与投射自我的不一致。这是导致青少年感到得不到理解的重要原因之一，从而造成误会、隔阂、冲突等。② 现实自我与理想自我的不一致。现实与理想自我的不一致是造成很多心理矛盾的原因，根据两者在水平和方向上的差异，可分为以下几种类型。

（1）自我肯定型：是指理想自我与现实自我达到统一。即有利于社会进步的理想自我与逐步改正、不断完善的现实自我达成一致。其心理、行为常处于积极向上状态。

（2）自我矛盾型：是指理想自我与现实自我矛盾未统一。即理想自我与现实自我在方向上的不一致。其心理、行为常处于不稳定状态，自我调控缺乏稳定性和确定性。

（3）自我否定型：是指对现实自我评价低，理想自我与现实自我差距大。其心理、行为常处于消极防卫状态。

（4）自我扩张型：是指对现实自我评价高，理想自我与现实自我差距假小。其心理、行为常处于我行我素、自吹自擂状态，严重者可能导致反社会行为。

（5）自我萎缩型：是指对现实自我评价差，理想自我又极度缺失。其心理、行为常处于悲观失望、听之任之状态，严重者因自卑、自责导致拒绝心理产生，甚至绝望而轻生。

综上所述，目前青少年存在的一些心理矛盾、不良行为与很多因素有关，其中自我意识是重要因素之一。社会应依据青少年自我意识的发展规律和特征，加强引导和教育，促进青少年自我意识的健康发展,形成健全的自我意识。

## 本章小结

1. 心理过程包括认知过程,情绪、情感过程和意志过程。

2. 认识过程是人类其他心理活动的基础,包括感觉、知觉、记忆、思维、想象、注意。

3. 感觉是一种最简单的心理现象,是对客观事物个别属性的反映。常见的感觉现象有:适应、对比、联觉、补偿。

4. 知觉是人脑对作用于感觉器官的客观事物整体属性的反映。知觉具有选择性、整体性、理解性和恒常性四种特性。

5. 记忆是过去经验在人脑中的反映。包括形象记忆、逻辑记忆、情绪记忆和运动记忆。记忆是个过程,包括识记、保持和重现三个基本过程。遗忘是对识记过的事物不能或出现错误的重现。对遗忘原因的假说有:干扰说、衰减(消退)说、压抑说、检索说。

6. 思维是人脑对客观事物间接的、概括的反映。其特性是间接性和概括性。思维的过程分为分析、综合、比较、抽象与概括。

7. 想象是人脑对表象进行加工改造形成新形象的反映。它是一种形象思维的过程。想象可分为无意想象和有意想象两种。

8. 注意是人的心理活动对一定事物的指向和集中。其特征有指向性和集中性。注意分为无意注意、有意注意和有意后注意。注意的广度、注意稳定性、注意分配及注意转移是注意的四种品质。

9. 情绪和情感是人对客观事物是否符合自己的需要而产生的态度体验。具有适应、动机、组织和信号四大功能。情绪和情感由主观体验、外部表现和生理唤起三种成分组成,具有快乐、愤怒、悲哀和恐惧四种基本情绪以及心境、激情和应激三种状态。

10. 意志是人有意识地支配、调节行为,通过克服困难,以实现预定目的的心理过程。受意志支配的行动叫意志行动。自觉性、果断性、坚韧性和自制性是意志的品质。

11. 个性心理由心理特征、倾向性和自我意识组成。个性心理特征是反映了一个人的精神面貌的稳定的类型差异,包括能力、气质、性格。个性倾向性是内在的对事物的方向和行为的动力系统,包括需要、动机、兴趣等。自我意识是个性结构中的自我调控系统,包括自我认识、体验、控制三个侧面。

12. 能力是指顺利、有效地完成某项活动所必需的心理特征。能力存在个体差异。

13. 气质是心理活动表现在强度、速度、稳定性和灵活性等方面的动力性质的心理特征。分为胆汁质、多血质、黏液质和抑郁质四种类型。

14. 性格是指人对现实的稳定的态度和习惯化的行为方式。态度特征、意志特征、情绪特征和理智特征是性格的四个特征。

15. 需要是有机体内部的一种不平衡状态,并力求平衡的心理倾向。马斯洛把人的需要由低到高分为五个层次:生理需要、安全需要、爱与归属的需要、尊重需要和自我实现的需要。

16. 动机是推动人的活动,并使活动朝向某一目标的内在原因或内部动力。动机分生物性和社会性动机。动机冲突有三种基本形式:双趋冲突、双避冲突和趋避冲突。

17. 兴趣是指人探索某种事物或从事某种活动的认识倾向,分为直接兴趣和间接兴趣,具有广泛性、效能性、稳定性和指向性等四种品质。

18. 自我意识是指个体对自己作为主体和客体存在状态的意识。包括对自己物质、心理和社会的意识。它由自我认识、自我体验和自我控制组成自我调控系统,调控个体的心理活动和行为。

## 思考题

1. 你对认识过程感触最深的是什么?
2. 如果想提高自己的记忆能力,应该怎样做?
3. 请写出意志优良品质和不良品质有关的成语各10个。
4. 个性各组成成分中,哪个成分最能代表一个人,为什么?

# 第三章 发展心理

**本章学习要点：**

1. 掌握发展心理学中的有关概念。
2. 掌握中小学生及青年人心理发展的特点。
3. 熟悉心理发展的关键期和心理发展的规律。
4. 熟悉婴幼儿心理发展的特点。
5. 了解心理发展阶段的划分。
6. 了解胎儿、新生儿和成年人心理发展的特点。

每个人从出生到死亡，都经历着一个生理和心理不断成长、成熟到衰退的过程，这就是发展。发展带来的变化，有的是可以观察和测量到的，如身高、体重的增加，而有的却是潜在的、难以察觉的，如个性、意志的完善和成熟。无论哪种发展，都遵循着一定的规律，组成人生的发展历程，但由于个体的遗传因素和后天所处环境的不同，每个个体的发展各具特点，造成了未来发展的巨大差异。中国有句俗话：一龙生九子，九子各不同，说的就是这个道理。

## 第一节 发展心理学概述

### 一、发展心理学的概念

发展心理学是现代心理学的一个重要分支学科。它主要研究个体毕生心理发展的特点和规律及各种心理活动的年龄特征。从广义上说，发展心理学是研究种系与个体心理发生与发展的科学，而狭义上的发展心理学是研究个体生命历程中，心理发生、发展的特点和规律的一门科学。个体的生命历程包括从受精卵开始到出生、成熟直至衰老的生命全程。

### 二、心理发展阶段的界定

发展心理学在研究个体心理发展的时候，主要研究在不同年龄阶段心理发展的特点，而如何正确而科学地划分心理发展的年龄阶段，仍是一个正在争论的问题。现从心理发展的特点结合生理的发展和社会教育、医疗护理等工作性质的要求将生命历程划分为以下六期。

1. 胎儿期　从受精卵形成至胎儿娩出。

2. 儿童期　从出生至12岁。可分为婴儿期、幼儿期和童年期三个期。

（1）婴儿期（0～3岁），其中包括新生儿期（出生～1个月）和乳儿期（1个月～1岁）。

（2）幼儿期（3～6、7岁），一般在此期进入幼儿园，为进入学校奠定基础，故又称学龄前期。

(3) 童年期(6、7~11、12岁),一般在此期进入小学学习,故又称学龄期。

3. 少年期　从11、12~14、15岁。青春发育多发生在此期。

4. 青年期　从16~35岁。可分为青年早期、青年中期和青年晚期。

(1) 青年早期(16~18岁)。

(2) 青年中期(18~25岁)。

(3) 青年晚期(25~35岁)。

5. 中年期　从35~60岁。可分为中年早期、中年中期和中年晚期。

(1) 中年早期(35~45岁)。

(2) 中年中期(45~50岁),女性更年综合征多发生在此期。

(3) 中年晚期(50~60岁),男性更年综合征多发生在此期。

6. 老年期　60岁以后。可分为老年早期、老年中期和老年晚期。

(1) 老年早期(60~75岁)。

(2) 老年中期(75~90岁)。

(3) 老年晚期(90岁以上),又称为长寿期。

## 三、心理发展的关键期

关键期(critical period)一词最早是由奥地利动物学家洛伦茨(KZ Lorenz,1903—1989)提出。他发现鸡、鸭等一些动物在出生后很短的一段时间里会出现一种无需强化、固定的活动模式(印记),形成该活动模式的时间就是关键期,而关键期之前或之后的环境刺激对动物行为则几乎没有影响。

此后,关键期的概念被引入心理发展的研究中,在语言获得和视觉发展等方面得到证实,并为早期儿童教育奠定了一定的理论基础。发展心理学的关键期是指个体学习某种知识、技能比较容易或其心理某个方面发展最为迅速的时期。在该期对个体进行及时的教育,个体学起来容易,学得快,能够收到事半功倍的效果。当然,这并不意味着一旦错过这个时期,个体心理发展就会存在不可弥补的障碍。因此,有心理学家建议用最佳期或敏感期替代关键期。最佳期的存在是以许多因素为条件的,主要与个体心理发展的加速期、某种心理品质的萌芽期及当前的心理特点等密切相关。研究表明,2~4岁是语音学习的最佳期,坚持性行为的发展在4~5岁最迅速,数概念学习的最佳期在5~5.5岁。最佳期的提出促使人们重视早期教育,重视在恰当的时期进行合适的教育,以达到最好的教育效果。

## 四、心理发展的影响因素

影响个体心理发展的因素是一个长期争论的问题,现在一般认为,遗传为心理发展提供了可能性,而环境和教育规定着心理发展的现实性。

### (一) 遗传因素

遗传因素是指那些与生俱来的解剖生理特征,如机体的构造、形态、感官和神经系统的特征等。遗传素质是心理发展的生物前提和自然条件,为心理发展提供了可能性,是心理发展的物质基础。

（二）环境因素

环境可分为自然环境与社会环境两大类。其中社会环境对心理发展的影响明显，对人的心理过程和个性的形成起主要作用。社会环境按其社会职能的不同，可分为家庭环境、学校环境与社会实践环境。社会环境对个人不同时期心理发展所起的作用是不相同的，对中年期的人，社会实践环境对其心理发展影响大；对儿童期的小孩，家庭环境对其心理发展的影响最大。例如，有学者从管束、期待、沟通和关爱四个纬度对父母的教养方式进行分类，可分为宽容型、威信型、专制型和忽视型四种类型，并对不同类型教养方式下儿童的人格特征进行研究，其结果表明：宽容型表现为关爱有余、沟通宽松，管束和期待不足，儿童易形成任性、幼稚、自私、无礼、独立性差等的人格特征；威信型表现为管束、期待、沟通、关爱均好，这种教养方式下成长的儿童直爽、快乐、自立、有礼、活泼、善交往、善合作；专制型表现为管束、期待有余，沟通、关爱不足，儿童易形成消极、被动、依赖、服从、懦弱，甚至不诚实的人格特征；忽视型表现为管束、期待、沟通、关爱都不好，因而使儿童具有较强的攻击性和冲动性、不顺从、易发怒、自尊心水平较低，少为他人考虑的人格特征。

（三）自我努力

心理活动的发展在早期主要是被动的，随着年龄的增长逐渐变为主动，如特殊能力的获得。因此，每个人要使心理活动得到高度发展，没有主观的勤奋努力和刻苦钻研的精神是根本办不到的。我们经常可以看到两个人先天素质相似，所处的环境也几乎相同，然而由于主观努力不同，却可以得到完全不同的发展。世界上许多在事业上获得成功的人，虽然他们所从事的领域各有不同，但他们都有一个共同点，就是对事业的热爱、长期地坚持、顽强地拼搏。

# 第二节　心理活动的发展

## 一、认知的发展

认知过程是最基本的心理过程，是接收、加工、理解和储存各种信息的过程，包括感知觉、记忆、思维、想象等。个体认知的发展受到自身遗传和生长环境的双重影响，是成熟和学习的结果。在一定时期，适当的环境刺激才会出现个体的认知发展，若此期缺乏适当的刺激，认知发展会迟滞甚至产生阻碍。例如，2～3 岁是儿童学习口语的关键时期；4～5 岁是学习书面语言的关键时期，如果儿童在出生后的 3、4 年中缺乏适当的环境刺激，认知发展会受到严重影响。

（一）感知觉的发展

胚胎第 25～28 周，胎儿的大脑在形态上开始具有沟回和皮质的第六层结构，已能够指挥视、嗅、发音等器官的活动，到了胚胎第 29～32 周，胎儿开始对外界声音敏感，外界的音乐、泼水等声音能引起他们在胎内的活动，母亲的心跳及走路的节奏能使他们变安静，这说明感知觉在胎儿期就已出现。刚出生的新生儿已能进行某些视觉活动，大多数新生儿在听到摇铃声时，能将头转向铃响的方向，出生3天的新生儿能区分不同的声音，并表现出对母亲声音的偏爱，而味觉、嗅觉、触觉和动觉的发展在刚出生的新生儿也表现出明显的差异，"视觉悬崖"实验表明2～3个月的婴儿已具备立体视觉。

与新生儿的感觉相比，婴儿的感觉能力进一步成熟，辨别能力更加精细。2个月左右的婴儿能追视水平方向运动的物体，3个月能追视做圆周运动的物体，4～5个月时，婴儿的追视准确度已达75%；6个月左右，婴儿的视敏度即和成年人相似。3～4个月的婴儿的色觉已和成年人相似。4个月左右，婴儿出现双眼视觉，使得控制手的动作的能力增强，能准确地抓住挂在上方的玩具，并在5个月时能用双眼来区分距离。

婴儿期感知觉得到全面、迅速发展，是个体感知能力发展的最重要时期。从发展的角度来看，感知能力是发展最早，且最早趋于完善的心理能力。

### （二）注意的发展

在婴儿期，个体最早表现出定向反射，不仅对强烈的外界刺激，而且对能直接满足其机体需要或与满足需要有关系的对象都表现出注意。这个时期多为无意注意，而且极不稳定，持续时间短。在1岁末期或2岁初，出现有意注意的萌芽。有意注意是人所特有的一种心理现象，它是由第二信号系统支配的。幼儿期是无意注意向有意注意转化的最为关键的时期，是培养注意力的最佳期，在这一时期，幼儿的有意注意明显不稳定，但注意的稳定性、范围等品质正在逐渐发展。到了小学阶段，儿童的无意注意不断发展，趋于稳定持久；有意注意逐渐占主要地位，表现为注意的稳定性增加，范围扩大，分辨能力提高，转移渐次灵活。进入青少年期后，注意的随意性和稳定性在新的教育及生活条件下继续发展，获得新的特点。到青年初期，个体注意的发展已接近成年人水平。

### （三）记忆的发展

按照记忆的内容，可以把记忆分为运动性记忆、情绪性记忆、形象记忆和语词记忆四种类型，在个体记忆的发展上，这四种记忆都按一定的时间顺序出现。其中，形象记忆和运动性记忆出现最早，语词记忆出现最晚，约在出生后第2年开始出现。例如，人类个体在胎儿末期（妊娠8个月左右）已有听觉记忆，出生后有再认表现；出生两三天的新生儿能形成对声音的条件反射，这都是形象记忆。3个月婴儿对操作条件反射的记忆能保持4周之久，则属于运动性记忆。

根据信息保持的时间长短不同可将记忆分为瞬时记忆、短时记忆和长时记忆。1岁以内的婴儿已有了短时记忆，如果经过训练或某一信息反复出现，也可产生长时记忆；1岁以后随着语言的产生，再认和模仿能力也迅速发展；1岁半以后，产生延缓模仿能力；1～3岁婴儿的再认和再现能力也有长足的发展，表现出喜欢捉迷藏、帮家长找东西等。

随着大脑神经系统和言语的不断发展成熟，幼儿的记忆也逐渐开始全面发展，表现在形象记忆全面发展，但因为神经系统的联系不稳定，幼儿的记忆具有记住快、忘记快、不精确等特点，他们往往能记住直观、形象、具体、熟悉和感兴趣的事物。到了6～7岁，幼儿有意识的记忆开始初步发展，为进入学校学习打下基础。7～8岁，学龄儿童的记忆由简单的机械记忆向意义记忆发展,经过帮助训练可进一步提高幼儿的有意记忆能力,如复述、组织等。10岁后,儿童能主动发展记忆的策略,使得记忆能力有明显的提高,记忆的范围和广度不断扩大,记忆的内容不断丰富。青少年时期是人生记忆整体水平的最佳时期,意义记忆的成分比机械记忆明显增大,能力迅速提高,对抽象材料的记忆能力也明显增强。

进入老年期,记忆的衰退表现在机械记忆的衰退大于理解记忆;短时记忆衰退明显;对远事的保持比对近事的保持好。例如,老人能说出几十年前老同学的名字,却记不住家里的电话号码。

### (四) 思维的发展

3岁前是儿童思维发生或萌芽的阶段。1岁前的婴儿,只有对事物的感知而没有思维,1岁后开始产生概括性和间断的思维,这是人类思维的最初形式。它不仅意味着智慧活动即智力的真正开始,而且意味着人的意识的萌芽。国内学者在研究不同年龄组思维水平的百分数分布后认为:婴儿期的思维属于直观行动思维,即思维与个体的知觉和行动密切相关,并将思维的发展分为四个时期:① 条件反射建立时期,出生后的第1个月,即新生儿期。② 知觉常性产生时期,从1~5、6个月是婴儿感觉迅速发展的时期,随着皮肤觉、嗅觉、视觉、听觉的相继发展,开始认识客体的永久性,从此,知觉常性和客观永久性迅速发展。③ 直观行动性思维,从1~2岁,是婴儿动作和语言开始迅速发展的阶段,由于语言功能的出现,直观行动概括能力逐步发展起来,这是人类思维的初级形式。④ 语词调节型直观行动性思维时期,这是词的概念形成期,即语言思维产生的阶段。在此期,思维仍依赖于直观和动作,但在2.5~3岁,可明显地观察到词语对思维的调节作用,这是儿童从直观行动思维向具体形象思维转化的关键年龄。

学龄前期儿童的思维是从直观行动思维向具体形象思维再向抽象逻辑思维方向发展的,其中占主导地位的是具体思维,即主要是凭借事物的具体形象或表象来进行思维。随着语言的发展,儿童的直观—语言概括逐步替代了直观—行动和直观—表象性的概括,同时也促进了直观行动思维的发展,并逐渐过渡到操作性思维或实践性思维。学龄前期也是逻辑思维的萌芽时期,从最初只能根据熟悉的非本质特征进行简单的推理活动,逐渐发展到在条件的提示下,运用展开的方式发现事物间的本质联系,做出正确的结论,一直到学龄前期末能独立而迅速地运用简约的方式进行正确的推理活动。在这个过程中,充分体现出儿童推理过程的发展趋势:推理内容的正确性、推理独立性、推理过程的概括性及期待方式的简约性各个方面逐步提高,这种思维的萌芽为进一步发展奠定了基础。同时抽象逻辑思维开始萌芽。在这一阶段中,儿童思维的发展具有片面性和自我中心的特点,总是从自己的角度出发来看待世界,没有意识到别人和自己的差异。

进入学龄期,儿童思维的发展出现了重要转折,表现为思维方式从具体形象思维向抽象逻辑思维的过渡;思维品质出现更多的目的性、方向性、确定性、批判性;比较稳定的抽象思维能力开始形成;小学高年级学生能对事物的本质特征进行区分和分类,并学会各种间接和比较复杂的推理方法。

抽象逻辑思维在青少年的思维中逐步处于优势地位,并开始由经验型向理论型过渡,即皮亚杰(Piaget)的"形式运算阶段",能把形式和内容分开,对假设进行推理,从而知道事物的发生有多种可能性。其中,14~15岁是理论型逻辑思维发展的转折期,15~16岁是逻辑辩证思维发展的转折期。在这一阶段,创造性思维开始发展,成为人生创造性思维发展的关键时期。个体思维发展的差异在这一阶段也明显表现出来,表现在男女青少年思维能力的差异,如女性的语言表达能力优于男性;男性的空间能力、数学能力优于女性;女性形象思维能力优于男性;男性的抽象逻辑思维能力优于女性等。

成年人思维表现为更加深刻,解决问题的能力明显优于青少年。而老年期的思维总体呈衰退趋势,主要表现为与生理功能状态有关的思维因素衰退得较快,如思维的速度、灵活性等,而与知识、文化、经验有关的思维状态则衰退得慢,如语言理论思维和社会知识等。

## 二、语言的发展

语言(language)是以词为基本单位、以语法为构造规则而组成的一种符号系统。言语(speech)是运用语言工具进行思考和社会交往的行为过程,即理解对方语言和用语言表达自己思想的过程。

个体听觉系统、发音器官及大脑神经中枢的发育和成熟是言语功能发生和发展的重要生理基础。6～8 个月的胚胎,已具有初步的语音听觉能力,为语言的发生奠定了基础,发音器官在结构和功能上的成熟,加上语言神经中枢的成熟和完善,使得个体语音发生成为可能。

### (一) 外部言语的发展

外部言语是以交际为目的,见诸外显的语音和文字符号。言语有口头言语和书面言语两种形式。在人生全程发展中,口头言语是首先发展的。3 岁前的儿童多为对话式的口头言语,只有在与他人交往中才能进行。3 岁后,能以断断续续的独白言语表达自己的思想,陈述自己的所见所闻,这时的言语表现为许多不连贯、没头没尾的短句和丰富的肢体言语。同时,由于词汇的贫乏,难免出现口吃的现象,这是言语发展中的一种正常现象,不必惊慌和过分关注。到 6 岁左右,就能出现清晰、流利的口头言语了。书面言语是在口头言语发展的基础上入学后开始的,是学校教育的结果。

### (二) 内部言语的发展

内部言语是一种伴随个体思维活动的不出声音的言语,是在外部言语的基础上内化而成的,两者在言语活动中可以相互转化,即内化和外化。在儿童语言发展的过程中,这种转化过程是缓慢的,有时我们可以看到“词不达意”或“说非所想”的现象。因此,言语的外化需要有一个学习和训练的过程。

研究表明:2～4 岁是语音学习的关键期; 1～12 岁是言语获得的关键期,其中 1～4 岁最为关键。

## 三、情绪的发展

情绪的发生与发展和其他心理现象一样,是先天与后天的统一,是由简单到复杂,由低级到高级,由单一到多样,由原始、简单的基本情绪到复杂的高级情感的逐渐分化过程。其发展遵循着一定的规律:首先,情绪表现的形式逐渐由以外显为主向以内隐为主发展;其次,情绪控制逐渐由以冲动为主向以自制为主发展;再次,引起情绪的动因逐渐由以直接、具体为主向以间接、抽象为主发展；最后，情绪体验的内容逐渐由以生理需要为主向以社会性需要为主发展。随着个体年龄的增长，情绪、情感的发展可分为以下几个阶段。

### （一）情绪泛化阶段

在这个时期，个体情绪主要与生理需要是否得到满足和身体健康的情况直接相关。例如，初生婴儿只有未分化的一般性激动，在此时表现出的情绪是一种先天的、无需学习的遗传本能。

### （二）情绪分化阶段

随着婴儿的成长，认识能力的增强和情感过程的社会性需要日益复杂，其情绪也在不断地分化、发展，不仅能表现出积极、愉快和消极、不愉快的情绪，而且能识别他人的情绪，提高了婴儿在社会环境中的适应性。在出生后第 1 年里，婴儿基本具备了哭、笑、愤怒、恐惧和依恋等几种基本情绪。

### （三）情绪系统化阶段

5 岁以后，个体情绪生活出现高度社会化的特征。经过婴幼儿阶段的发展，已基本具有人类所具有的各种情绪表现形式。在不同的年龄阶段，生活环境的差异，使得情绪、情感的表现内容和程度有所差异。例如，学龄期儿童大量的情感与学习和学校生活有关，道德感、理智感和美感也能在学校和家庭的教育下进一步发展起来，对于情绪的识别能力在小学六年级后也基本达到成年人水平。到了青少年期，情绪和情感比较强烈，有明显的两极性，情绪易波动，也存在偏执、内隐性和表现性共存等特点。成年期后，随着自我意识的发展和自我同一性的确立，人生观、价值观的形成，心理处于安定，情绪也趋于老练和稳健。人到老年，由于生理功能的衰退、家庭结构的变化及社会生活的减少，都会出现不同程度的孤独、忧郁和不安的心理感受，而多病的老年人更易产生对死亡的焦虑和恐惧的情绪，并更多地表现出对他人的感情依赖。

## 四、意志的发展

意志的发展主要是通过意志品质的发展来表现的。意志品质包括自觉性、坚韧性、果断性和自制力。意志品质的发展存在着很大的个体差异性，主要与个体的生活条件、教育条件和神经系统的发展密切相关。

### （一）自觉性的发展

幼儿和小学低年级儿童自觉性的发展非常有限，自觉性在小学高年级才逐渐发展起来，儿童能自觉地调节自己的行为以达到目的，但易受暗示，独立性差。中学生能自觉地提出行为目的，独立确定行动任务和行动计划，并做出实际努力。

### （二）坚韧性的发展

幼儿的坚韧行为在游戏中体现得更明显，能为达到较近的目的做出坚持行为。研究表明，

4～5岁是坚持性行为发展的关键时期。到了小学，儿童能够依靠父母和教师的帮助，克服一定的困难坚持完成任务。中学生能充分认识行动的目的意义，主动克服各种内外困难，坚持完成任务，实现既定目标。

### （三）果断性的发展

由于抽象思维的发展，明辨是非能力的不断提高，小学的中、高年级儿童果断性品质逐渐形成。中学生果断性品质不断提高，能按照一定的观点、原则适时果断地做出决定，并迅速执行决定。

### （四）自制力的发展

幼儿时期，自制力较差，行动受到他人言语的支配和调节。学龄期儿童在教育下，控制和支配自己行动的能力进一步发展。青少年的调控能力明显增强。

## 五、人格的发展

婴幼儿时期是个性初步形成的时期，表现为不稳定的原始个性倾向性和初步的个性心理特征形成。例如，气质类型的差异；学龄期儿童随着环境的变化和受教育程度的加深，个性有了进一步发展，形成了比较稳定的个性倾向性和较为成熟的个性心理特征；随着生理的不断成熟，青少年的个性品质在发展中体现着不平衡性和极端性的特点；青少年时期是世界观形成的关键时期，而世界观形成是心理成熟的主要标志，与此同时，随着年龄的增长，青少年价值观逐渐由固袭依顺水平向自我认定水平发展；随着社会压力和个人价值观、态度倾向的发展，成年期的个性发展与发展任务相联系；在老年期，个性结构和所属的个性类型基本上是稳定不变的。

## 六、自我意识的发展

个体自我意识是在实践活动、社会交往中发展起来的，从发生到相对成熟，要经历25年左右的时间。儿童出生时并无自我意识，在教育的影响下，幼儿的自我意识开始有了发展，开始主要集中在自我认识方面，即区分自己和别人，区分自己与物体。2岁左右儿童开始使用“我”这个词，把自己作为主体与客体分开，标志着自我意识的发生。随着生活范围的扩大，语言的交往，幼儿的认知、社会性开始发展，自我评价、自我体验、自我控制开始发生，并在一定程度上调节、控制自己的行为。学龄初期是儿童获得社会自我和角色学习的重要时期，小学阶段，儿童可从道德原则、主观动机上评价自己行为的好坏，并学会了有意识调节自己的行为，养成学习的习惯。少年期，由于生理、社会、心理的变化，自我意识发生了质变，自我评价由具体向抽象、由外部行为向内心品质转化，独立性迅速发展，不仅能认识到自己的外部特征，而且能反观自己的内心世界，意识到自己的人格。开始关注自己是个什么样的人，但自我评价仍然具有片面性、主观性和被动性，往往过高或过低地评价自己，人格发展还没有成熟。青年期，自我意识急剧发展，趋向成熟，随着成人感的产生，独立意向的发展，出现了自我意识的分化，在心理上将自我分成了“理想自我”和“现实自我”，“主体自我”和“社会自我”，并在自我意识的矛盾运动中，按自己的愿望塑造自我，完善自我，使现实自我和理想自我，主体自我和社会自我在新的水平上达到积极的统一。

## 第三节 各年龄段心理发展的特点

### 一、胎儿期的心理发展特点

胎儿期(fetus period)是指从受精卵形成到胎儿娩出的这一段时期,是个体发生的时期,为儿童心理的发生准备了自然的物质基础。

当外界的声音、触摸作用于胎儿时,胎儿能通过母亲心跳的变化、身体的动作做出反应,说明胎儿已具备皮肤感觉、听觉和运动功能,不仅如此,胎儿还能通过母亲的活动辨别昼夜的周期,感知母亲的情绪并做出反应。胎儿的这些反应也受到母亲在孕期营养、疾病、情绪、服用药物、酗酒、吸烟、吸毒等影响。例如,酗酒的母亲产下的婴儿,会出现动作迟缓和心智薄弱等综合症状,称为胎儿酒精综合征。因此,应重视孕妇的心理卫生,保证胎儿的健康发展,达到"优生"的要求。

### 二、新生儿期的心理发展特点

新生儿期(neonate period)是个体发展的起点,也是个体各种心理活动开始发生的时期。在其成为独立的个体、适应新环境的同时,新生儿延续了胎儿时期对母体的情绪和活动的反应性,不仅被动地接受外界刺激,而且积极地对外在环境做出反应。这个过程促使了感觉能力的迅速发展和知觉能力的初步发展。

在新生儿时期,各种感觉能力的迅速发展使新生儿在与外界交往时出现了情绪的分化,在闻到强烈的臭味时,新生儿就会紧闭眼皮,扭歪面孔,身体骚动不安,出现不愉快的情绪反应;而对香蕉、巧克力、蜂蜜等香味,新生儿会出现愉快满足的表情。在新生儿末期开始出现社会性微笑和对社会性刺激的偏爱。例如,出生 6 天的新生儿,能模仿母亲做出伸出舌头的动作和其他面部动作,并能对人类的语言做出积极的反应。从这些新生儿与外界环境的交往过程中可以看出,其认知结构是以感觉和运动为主要组织成分的,因此,也称感觉运动性认知结构。

### 三、婴儿期的心理发展特点

婴儿期(infancy period)是中枢神经系统发展最快的时期,大脑结构和功能的快速发展为婴儿心理发展奠定了生理基础。在这一时期,运动、语言、感知能力的发展构成了心理发展的主要内容,并出现了思维的萌芽。

婴儿动作的发展,分为在出生后 1 年内抬头、翻身、坐、爬、站立、走等大动作的完成和手的捏弄、涂、绘、写等精细动作的初步发育,它一方面反映了躯体的生长发育,另一方面与心理发展相互作用,促进了个体空间知觉、直觉运动思维的发展,孕育了具体形象思维,迈出了人类思维发生的第一步。

语言是儿童重要的交际工具,个体语言过程主要包括语言感知、语言理解和语言表达三个方面,是以听觉系统、发音器官和大脑神经中枢的发展和成熟为基础的。婴儿语言的发展体现在理解语言能力发展的基础上不断成熟和完善的口头言语表达能力，在这个过程中，婴儿可表现为此期特有的口头言语现象，如声母容易出错而韵母一般不会出错，“口吃”“以词代句”等现象。随着年龄的增长，婴儿的积极语言表达能力也很快发展起来，语言结构更加复杂化，出现了多词句，并能使用各种基本类型的句子，包括简单句和复合句，这为婴儿思维的发展提供了重要条件。

与新生儿的感觉相比，婴儿的感觉能力进一步成熟，辨别能力更加精细。机械记忆能力比较发达并具有相当大的潜能。1岁后开始产生概括性和间断的思维，这是人类思维的最初形式，特别在2.5～3岁，是儿童从直观行动思维向具体形象思维转化的关键年龄。3岁前儿童思维的产生和发展的意义是巨大的，它不仅意味着智慧活动即智力的真正开始，而且意味着人的意识的萌芽。这些认知活动的发展使得婴儿有可能初步地意识到外部世界与自己本身的存在，从而开始出现最初的意识和自我意识，成为婴儿认知的主要特点。

婴儿的情绪与社会性的发展为其适应社会环境，成为社会成员打下了良好的基础。在与主要照顾者的相互交往过程中，婴儿不仅表现出以自己的情绪作为交往信号，而且学会了辨别他人的情绪和表情，开始建立了与主要照顾者之间依恋的情感。一方面，在与外界的交往过程中，不同年龄的婴儿能对不同的交往信号做出反应，识别不同的交往对象并采取相应的行为，父母亲与婴儿交往在内容、方式和游戏性质上存在差异，这种差异是婴儿积极情感满足、社会性、人格发展和性别角色正常发展及社交能力提高的重要因素。另一方面，在探索环境、认识他人的过程中，婴儿逐渐开始了解自我，其社会性行为开始发展，道德行为与观点开始萌芽。在其情绪和周围环境的影响下，出现极其不稳定的行为，也不总是服从于一定的道德标准。因此，对婴儿的行为、品质不要轻下断论，要经常提醒、鼓励并提出适宜年龄的要求。

## 四、学龄前期的心理发展特点

学龄前期(perschool period)生理功能的不断发展，特别是大脑皮质的结构和功能的成熟和完善，为其心理发展提供了物质基础。学龄前儿童最明显的特征是渴望参与社会生活，向往着成年人的学习和工作等社会活动。

首先，游戏是学龄前儿童参与社会活动的主要形式，通过游戏，儿童能体验成年人的社会活动、社会生活和道德面貌，领会人们之间的相互关系，促进自我形象的建立。因此，游戏是促进儿童身心健康发展的最好形式。在游戏中，儿童的认知、情感、意志、人格、道德等获得了较快的发展，同时，儿童担任游戏中的某些角色任务，需要努力完成，这就使得动作更富有目的性和积极性，从而有效地促进身体运动器官的发育。学龄前儿童在选择游戏的内容、形式、创造成分、时间和参加的成员时，随着儿童年龄的增加而不断发生变化。

其次，学龄前儿童是语言学习的最佳时期，主要表现在词汇的数量不断增加，并在语言实践中逐步掌握语法结构，语言表达能力有进一步发展，从外部语言过渡到内部语言，并有可能初步掌握书面语言。口头言语表达能力在顺序性、完整性和逻辑性上随年龄的增长日趋完善。但因为学龄前儿童处于从情境性言语到连贯性言语过渡之中，其表达能力并不理想，带有很大的情境性。

再次，学龄前儿童通过游戏、与外界的交往等多种活动，各种感知觉功能更加完善和发展起来，主要表现在空间知觉和时间知觉的发展上。观察力的发展表现在观察有意性日益增强，观察时间逐渐持久，观察的系统性、逻辑性和概括性增长。对自己喜欢的带有强烈情绪色彩的东西感兴趣并记住，但不能记住完整的材料，且记得快忘得也快。与此同时，学龄前儿童的思维从直观行动思维向具体形象思维再向抽象逻辑思维方向发展，表现为凭借事物的具体形象或表象来进行思维，使得学龄前儿童在认知事物的过程中，具有相对具体性、不可逆性、自我中心性和刻板性的特点，即站在自己的经验中心，只有参照自己才能理解别人。

最后，在社会性发展的过程中，学龄前儿童初步学会基本的生活技能，掌握最初的社会规范，认同一定的社会角色，产生情境性的道德品质。在自我意识、道德、性别认同和社会交往的发展中体现出相应的年龄特征。在这一时期，儿童学习有关性别角色的规定，掌握相应的性别角色行为，是其社会化的重要内容之一。3岁以后的儿童即能表现出较为明显和稳固的性别差异。例如，男孩喜欢用刀枪、棍棒、飞机模型等玩具，玩摔跤、打仗等比较剧烈的游戏，而女孩偏好用洋娃娃、小锅、小铲，玩过家家等比较安静的游戏；在选择玩伴时，男孩和女孩都倾向与同性别玩伴一起游戏。

## 五、学龄期的心理发展特点

学龄期(school childhood period)是指6、7岁至11、12岁的小学阶段。小学生进入学校后，学习便成为其主导活动，促进了学龄儿童心理过程和社会的全面发展，呈现出几个特点：智力和思维能力的发展非常迅速；是人一生中道德发展最为协调的时期；纯真、直率是最主要的特点，并表现出开放的心理活动；心理发展具有较大的可塑性。

感知觉是认知活动的基础，在感知觉的发展中也渗透着思维的成分，受思维水平的左右。学龄儿童的感知觉在发展水平和观察力上体现着具体运算的特点，并为观察力的发展奠定了基础，表现出精确性、目的性、顺序性和判断力等良好品质，而且出现了从认识事物的个别到整体的发展趋势。但由于学龄儿童还不善于对三维空间和二维空间的关系进行转换，因而，更多地表现出自我主义倾向的特点。在小学阶段，有效的记忆策略是记忆发展的重要标志，增强儿童的记忆力在于科学和认真的训练。在日益复杂的实践活动中，学龄儿童面对着多种新问题，构成了认知和智力活动的基础，使其认知和智力得到迅速发展。

儿童进入学校学习，其社会交往的范围变得更为广阔，知识与经验的丰富也促进他们更为有意识地与周围的人进行交往，社会性的发展体现出协调性、开放性和可塑性的特点。有学者设计了道德两难的问题来了解小学生道德判断能力的发展水平，结果发现学龄儿童的道德认识表现为从具体形象性向逻辑抽象性发展的趋势。在整个小学阶段，儿童认识与行为、言与行基本表现出协调一致的特点，而小学高年级逐步出现言行不一致的现象，与多种因素有关。

小学三年级是个体自我意识发展的快速上升时期，学校的学习活动进一步加强了儿童对自己的认识，而学习活动对儿童的自我监督、自我调节和自我控制等能力有了进一步的要求。到了小学五、六年级，抽象思维的发展促使儿童的自我意识更加深刻，从对自己的表面行为的认识、评价转向对自己内部品质更深入的评价。小学生自我评价的发展有这样一些特点：自我评价从顺从别人的评价发展到有一定独立见解的评价；从比较笼统的评价发展到对自己个别方面或多方面行为的优缺点进行评价，并表现出对内心品质进行评价的初步倾向；自我评价的稳定性逐渐加强；具有一定的道德评价能力。这表明，学龄儿童进行评价的对象、内容和范围都进一步扩大。

## 六、青少年期的心理发展特点

青少年期(adolescence)是指从11、12岁至17、18岁的阶段,即少年期和青年早期。这个时期是人的一生中最宝贵而又有特色的时期,其身心发展极为迅速,呈现出过渡性、闭锁性、社会性和动荡性的特点。

青少年时期生理上的变化是巨大的,也是多种多样的。主要表现在身体外形的改变、内脏的功能健全和性的成熟三大方面。这种生理的变化为心理的发展奠定了基础。

青少年时期思维能力得到迅速发展,抽象逻辑思维处于优势地位。特别是高中阶段学生的思维属于理论型逻辑思维,并具有更高的抽象概括性,开始形成辩证思维。青少年时期是思维的独立性和批判性显著发展的时期,但由于知识、经验不足及辩证思维尚未发展,看问题容易片面化和表面化,有时表现为毫无根据的争论,有时表现为孤立、偏执地看问题。而不同性别中学生在思维能力和智力发展上也存在一定的差异,表现在思维能力发展特色上的不平衡性,总的说来,女性在语言表达、短时记忆方面优于男性;而男性在空间知觉、分析综合能力及实验的观察、推理和历史知识的掌握等方面优于女性。根据林崇德、沈德力的研究报告(1990),在归纳推理的发展水平上男女没有显著差异,但在演绎推理的发展上男性明显优于女性;在逻辑法则运用能力上,女性明显优于男性;在形式逻辑思维的推理能力上,男性思维呈现出两极性,女性思维发展较为均衡;在逻辑辩证思维方面,男女性发展水平没有显著差异,表现出同步发展的状态。

青少年时期情绪情感最突出的特点是其两极性的表现。这种两极性表现在情感的肯定及否定,积极和消极,紧张和轻松,激动和平静,强和弱的表现程度上,反映了情感的内容、强度、稳定性、概括性和深刻性。性的发育成熟使大脑皮质与皮下中枢暂时失去平衡,成为导致两极性情绪情感的生理原因;而不断增长的个体需要时而得到社会的认可或得到满足,时而受到社会的否定或难以实现,成为他们产生两极性情绪情感的心理原因。反抗情绪是中学生情绪的另一表现形式,这种反抗情绪是中学生要求独立,希望被重视和获得更多自主权利的一种抗议表现。如果成年人能够采取民主教育的方式,中学生是能够与成年人建立起融洽关系的,反抗情绪也是可以避免的。

青少年时期的生理、认知和情感发展变化的特点也决定着这一时期的社会性发展和成熟。这个成熟的核心,表现在自我意识的稳定、价值观的形成和道德趋向初步成熟三个方面。首先,青少年自我意识的发展在评价方面逐渐摆脱了成年人评价的影响,产生了独立评价的倾向,在道德判断中从着眼于行为效果转向注重内部动机,并通过他人、自己活动的结果和自己内部世界的分析和内省认识三种途径达到自我控制的目的。其次,青少年开始对周围世界有了新的认识,开始意识到以往价值的逻辑矛盾和父母价值观念的局限性,并进而重新建立自己的价值观。最后,整个青少年阶段,是道德迅速发展、伦理道德形成的时期。其中,初中二年级是道德发展的关键期。在个体道德形成的过程中,初中生表现出两极分化和动荡性的特点,而高中生带有很大程度的成熟性,可以比较自觉地运用一定的道德观念、原则、信念来调节自己的行为,满足自己的道德需要。

## 七、青年中晚期的心理发展特点

青年中晚期是指从17、18~35岁的阶段。这个时期是个体从迅速成长、变化巨大的青少年期转化为相对成熟、稳定发展的时期。进入青年中晚期的个体已成为一个承担社会责任、真正意义上的社会人，在生理和心理上开始走向人生的巅峰，所承担的社会角色发生了很大变化，他们面临着新的发展任务，包括创造事业、建立和谐家庭。这种任务比前一时期更为繁重、艰苦和复杂，这就需要个体具备适应这些新任务的心理品质。

青年中晚期个体的思维优势主要表现在理解能力、分析问题能力、推理能力及创造思维能力等方面，具备了较稳定的知识结构和思维结构，掌握了解决某些实际问题的技能，思维品质趋于稳定。个体从青少年时期开始掌握辩证思维并获得较快发展，青年中晚期已达到成熟程度。

现代心理学认为，出生后，智力都是在不断地成长和发展之中，到青年中晚期智力活动的深度和广度都达到最高的程度，因此，此期也是最容易成才的时期（表1-3-1）。不仅如此，青年中晚期智力的类型差异也表现出来，每种智力都能从事一定的事业，而此期事业的成功往往凭借不同智力的组合类型，形成了青年中晚期个体所具备的职业能力。在创造事业、建立和谐家庭的过程中，青年中晚期的个体必须面对错综复杂的人际关系，并学会适应和协调彼此之间的需要，解决各种矛盾，做好组织和协调工作，发展其处理人际关系和管理的能力，成为一个能适应各种环境变化的个体。

**表1-3-1　不同学科成才的平均年龄**

| 学科 | 成才平均年龄/岁 | 学科 | 成才平均年龄/岁 | 学科 | 成才平均年龄/岁 |
|---|---|---|---|---|---|
| 化学 | 26~36 | 植物学 | 30~39 | 小说 | 30~34 |
| 数学 | 30~34 | 心理学 | 35~39 | 哲学 | 35~39 |
| 物理 | 30~34 | 声乐 | 30~34 | 绘画 | 32~36 |
| 发明 | 30~39 | 歌剧 | 35~39 | 雕刻 | 35~39 |
| 医学 | 30~34 | 诗歌 | 25~29 | | |

（摘自叶奕乾等人，1982）

在青年中晚期，社会角色的不断变化使个体认知能力、社会生活技能等方面逐渐成熟，对自己和社会生活中一些基本问题的观点形成了比较稳定的态度体系，包括价值观、道德观。同时更能深刻体验人际关系的内涵，领会和掌握人际交往的艺术，稳定的友谊和爱情成为这个时期个体的主要社会性情感内容。

青年中晚期，也进入人生爱情的鼎盛时期。所谓爱情是指男女间一方对另一方所产生的爱慕眷恋的感情。卢家楣（1989）研究指出：爱情有三种层次和三个主要特征。三种层次为：以性爱为主，以情爱为主，性爱与情爱的和谐统一。层次越高的爱情越牢固，越具有生命力。三个特征为：排他与守一的统一，冲动与韧性的统一，自私与无私的统一。青年中晚期的爱情从无到有、从弱到强、从不成熟到成熟，尽管存在着个体差异和年龄差异，但发展速度是较快的，虽然爱情不等于婚姻，但毕竟天下有情人多数都成了夫妻。婚姻不仅是爱情的产物，而且使爱情进一步升华和发展。婚姻会给青年中晚期的个体带来许多需要适应的新问题，如对配偶生活方式的适应，家务劳动量的显著增加，生育、经济、与对方家人相处等，对这些问题的适应过程也是爱情形成、发展和完善的过程。两性在爱情的侧重、对象的选择上存在着一定的差异，男性多重视女性的外貌和人品较多浪漫色彩；女性则更注重男性事业心、能被男性所爱和组织家庭，较多现实性。

## 八、中年期的心理发展特点

中年期(middle age)是指 35～60 岁的阶段，是人生历程中的一个阶段，这个阶段连接青年期和老年期，在心理发展上表现出许多不同于其他年龄段的特点：生理功能开始逐步衰退，智力有明显的上升和下降，表现出很强的事业心和很高的创造性，在社会中承担着繁重负担，因而经常处于紧张、焦虑和动荡不安的状态中。

人到中年，其认知发展更加错综复杂。早期研究倾向于认为成年期的认知发展随年龄增长逐渐下降。近年来的研究表明，成年期认知发展相对稳定，甚至在某些方面有所提高。表现在视觉、听觉、味觉、嗅觉等感觉器官的敏感程度随着年龄的增长呈下降趋势。智力变化比较复杂，体现在直接与神经系统状态相联系，较少依赖于后天经验的智力因素有所下降，如机械记忆能力、快速反应和注意分配或高度集中能力等，而较多依赖于教育和实践经验的智力因素，如词汇、推理能力、解决问题的策略等，中年人的成绩要优于年轻人。从整体发展趋势看，在职业、家庭中负有重任的中年人，其智力并没有明显改变，但对于某一个体来说，智力可能有明显的上升或下降，个体间有很大差异。

儿童和青少年期，认知发展重在获取知识和学会如何解决问题的技能，而中年期则重在如何运用学术、知识和技能来加强社会认知和伦理认知。中年人认知加工的方式不再以抽象逻辑思维为主，而是由抽象上升到具体，这种认知不仅与学术有关，而且与生活、社会适应能力有关。中年人的社会认知能力迅速发展，能根据自己人生经验中的道德准则、价值观和目标，构建稳定的认知伦理关系，并付诸道德行动中。不同环境条件下道德行为的一致性，在相当程度上取决于中年期的伦理认知，因此可信赖的、稳定的道德行为在成年中期表现得最为明显。

家庭是中年人积极开展职业活动的根据地和后勤基地，经历了婚姻的热烈期、矛盾期，多数中年人的婚姻关系进入了移情期和深沉期，夫妻间强烈的依赖感表现更为深沉和含蓄，情感体验更为深刻。而职业活动中，中年人不仅比以往生产出更多的物质产品和精神产品，而且表现在中年人乐于充当“导师”角色，将自己拥有的知识经验传授给其他人，尤其是年轻人。

中年期，人格保持相对稳定，自我的发展将社会、外在的规则内化为个体自己的规则，形成自我评价标准，不仅对矛盾与冲突表现出高度的容忍性，而且会积极去调和、解决冲突，放弃不可能实现的目标。人到中年，对社会、对他人、对自己的评价都是十分现实的，尤其是对个人成就的评价，懂得如何对个体生活的梦想、目标与现实之间的差异进行评价。因此，中年期人格完全趋于稳定状态，自我意识具有更高的监控作用，性别角色已经整合，人际关系不断得到协调。

同时，长时期快节奏、超负荷的生活状态，增加了中年人健康隐患，这是中年人开始走下坡路的信号，社会现实已向他们亮出“黄牌警告”，此时，心理适应和调节应成为中年人保健的重要内容。

## 九、老年期的心理发展特点

老年期(aging period)是指60岁以后的阶段。在这个时期,一方面,不论是生理组织的功能,还是认知能力都走向衰退;另一方面,成年晚期经验丰富,技能熟练。但多数老年期的人都要面临退休和死亡两大难题,构成了特殊的心理适应和濒临死亡的心理反应。

老年期,各种感知能力明显减退,尤其是视力和听力障碍会成为老年人生活满意度下降的主要原因。这使老年人准确获取外界信息的数量日益减少,进一步增加了老年人与社会隔离的程度,导致很多认知、情感等方面的障碍。在记忆方面,老年期理解记忆尚可,机械记忆进一步衰退,短时记忆衰退,记忆保持能力下降,对远事的保持比对近事的保持好。思维呈衰退趋势,特别是依赖于机体状态的思维因素衰退较快,如思维的速度、灵活性等;而与知识、文化、经验相连的思维因素衰退较慢,如社会认知等;部分老年人仍有创造思维。总之,老年人的思维衰退主要表现为以下三点:① 思维的自我中心化,主要表现为固执、主观,不能从他人和客观的观点全面分析问题;② 在解决问题时深思熟虑,但又缺乏信心;③ 思维的灵活性变差,想象力减弱。这些变化构成了老年期的思维特征。

面对身心衰退的过程,退休后的角色和职能的变化及徘徊在死亡边缘的事实,老年人的心理适应是欢度晚年、从容走完自己生命最后历程的重要保障。

多数老年人都会面临退休的现实,此时,失去权力,减少收入使自我价值感丧失;失去精神寄托感到精神空虚;失去与他人交往的机会感到孤独。因此,他们很容易产生失落感和自卑感,特别是一些知识人员和行政人员。这种自卑感、不服老的自尊心使他们的消极情绪逐步增多,常会无端地恐惧、忧虑、失望,对一点小事大发雷霆、争吵不休,容易出现抑郁、痴呆等疾病。使老年人生存上有基本经济保障,精神上有所寄托,生活上有人照料,情绪上体验到欣慰和喜悦,是给予老年人安全感、充实感,提高其生活满意度的重要措施。

保持老年人的自我意识,维持一定的人际关系,继续从事力所能及的劳动锻炼是老年期心理卫生的原则。

## 本章小结

1. 个体的心理发展包括心理过程和人格的发展,在不同时期各种心理活动的发生、发展是不同的,表现出各自的发展特点。

2. 认知过程的发展包括感知觉、注意、记忆、思维的发展。

3. 语言通过言语活动体现出语言作为交际和传递信息的职能,在生理功能成熟的基础上从口头言语逐渐获得书面言语的能力。

4. 随着年龄的增加,情绪的发展可分为泛化、分化及系统化三个阶段,且遵循从低级到高级,从简单到复杂的一般规律。

5. 个体意志的发展主要是指意志的自觉性、坚韧性、果断性和自制性四个方面的发展。

6. 人格的发展在不同的年龄阶段发展水平和速度存在差异,并表现出不同的特点。

7. 自我意识是在实践活动、社会交往中发展起来的,其成熟标志着个性的基本形成。

8. 在不同年龄阶段,心理发展的特点不同,发展的任务不同,因此,心理卫生的重点也各不相同。

## 思 考 题

1. 通过对儿童认识过程发展的学习,你感触最深的是什么?

2. 如何对待小儿在学说话过程中出现的“口吃”现象?

3. 一般来说,3岁左右的儿童对周围的事都想当然地要“我自己做”,对成年人的帮助、指令常常说“不”“偏不”,以示反对,如何解释这种现象?

4. 根据儿童心理发展的特点,请对某年龄段儿童设计一份具体的培养计划。

# 第四章 社会心理

**本章学习要点：**

1. 掌握社会心理学中的有关概念。
2. 掌握社会认知的特征、内容。
3. 熟悉社会化类型；角色功能及行为。
4. 熟悉印象、态度、归因和社会认知的过程。
5. 熟悉利他行为、从众行为和侵犯行为。
6. 了解社会心理学的研究对象、层次和社会化的途径。
7. 了解角色分类和社会认知的内容。
8. 了解助人行为、服从行为和顺从行为。

社会心理学与人们的日常生活有着紧密的联系。通过社会心理学的学习，我们可以知道为什么不同的人会对相同事件持不同的态度，人为什么会侵犯别人，同样是小孩摔跤，同样的疼痛，在不同的场合为什么会有不同的反应等。社会心理学已在社会生活的各个领域得到广泛应用，如爱情与婚姻心理、广告与消费心理、企业与管理心理及环境与都市心理等，其应用价值越来越受到人们的重视。

## 第一节 社会心理学概述

### 一、社会心理学的概念

对于社会心理学(social psychology)的定义，不同的心理学家有不同的观点。沈德灿教授在对众多的概念做了分析整合之后认为，社会心理学是研究个体和群体的社会心理及社会行为发生、发展规律的科学。研究对象既包括个体也包括群体，而社会心理和社会行为则是指个体或群体在特定的社会影响下所做出的内隐和外显的反应。

### 二、社会心理学的研究对象

社会心理学是研究社会心理现象而不是社会行为本身。社会心理现象是指在一定社会生活状况下形成的、互有影响的多数人共有的心理现象。

首先，它是互有影响的心理现象，表明它的社会性。这种带有社会性的心理现象可以是个体的，也可以是群体的，还可以是超出群体界限达到全社会范围内的大型群体即大众或民族群体。

其次，它的形成条件是社会生活状况，其中包括社会、文化和习俗，甚至包括天文地理等诸方面因素。社会心理的产生和变化是有条件的，其中社会生活状况是最基本、起决定作用的。社会心理所包含的内容和意义，取决于社会生活内容及其文明水平，社会心理像一面社会镜子，直接反映出社会生活的面目。

再次，社会心理产生了人与人之间的社会互动。社会互动表现为人际互动即自己与他人的互动。任何一种社会条件，不与人发生社会联系，没有某种关系，是不可能对人们心理产生影响作用的。人与社会生活条件的联系，某种关系的建立，只有在实践参与中才能实现，参与的机会越多，人们所持有的社会联系和关系网络就会越广泛，其社会资源就会越丰富。然而，这种社会关系和关系网络的形成，又是在“社会互动”中实现的，任何人如果没有社会互动，就不可能有与社会、与他人之间的联系和关系。

### 三、社会心理学的研究层次

根据从微观到宏观的顺序，我们把社会心理学分为以下四个研究层次。

#### （一）个体社会心理和社会行为

探讨社会文化因素对生活在这一环境下的个体的作用及其个体的行为规律。属于这个层次的内容有个体社会化、自我意识、社会认知、社会动机、生活态度等。

#### （二）人际关系

探讨社会环境中人与人之间的相互作用及其关系。包括社会角色、人际交往、人际沟通、社会期望、利他行为、侵犯行为等。

#### （三）群体行为

社会不是由单个的个体直接组成的，而是个体通过群体或组织组成的。因此探讨群体行为是社会心理学的重要内容，包括群体规范、群体内聚力、社会促进、社会互动、集体行为及民族心理、性别差异等。

#### （四）社会环境

研究社会环境的特点、发展变化规律及对个体及其群体行为的影响。这方面的主要内容有大众传媒、社会舆论、社会运动、社会文化变迁等内容。

社会心理学的各个层次并不是绝对的，对任何一个层次的研究都不能孤立进行，各个层次交织在一起，相互影响、相互制约，构成了社会心理学研究的整体。

## 第二节　个体社会化

个体社会化是个体由自然人成长、发展为社会人的过程。人在社会化进程中同时发展了自身的心理能力、人格及行为方式。

## 一、社会化的概念

社会化(socialization)涉及社会及个体两方面。从社会视角看,社会化即社会对个体进行教化的过程;从个体视角看,社会化即个体与其他社会成员互动,成为合格的社会成员的过程。社会化过程,传统观点认为到成人期即告结束,而现代观点则主张,社会化伴随人的一生,即终生社会化。按社会化的发展阶段划分为早期社会化(儿童及青少年时期)和继续社会化(成人期)。

由于社会急剧变化,对个体重新进行社会化的过程称为再社会化。其中包括对早期社会化及继续社会化过程中没有取得合格社会成员资格的个体的再教化。

## 二、社会化的类型

### (一)政治社会化

政治社会化就是使个体学会接受和采用现时的社会政治制度的规范,有相应的态度和行为。政治社会化的目的是将个体培养成一个合格公民,使之效力于自己的社会制度,坚信自己国家的政治观点。爱国意识的发展是政治社会化的核心内容。

### (二)道德社会化

个体将社会道德规范逐渐内化,成为自己行为准则的过程。它包括以下三个方面的内容。

1. 道德观念与道德判断　这是道德中的认知成分。皮亚杰认为道德判断是从他律到自律,从效果到动机。

2. 道德感　是人们运用一定的道德标准评价自身或他人言行时所产生的情感体验。道德感的形式可能是直觉的体验,可能是形象的体验,也可能是深层体验。道德感的内容有爱国情感、劳动情感、集体荣誉感、正义感等。

3. 道德行为　个人对他人和社会有道德意义的行动。高水平的道德行为来自道德习惯的养成。

### (三)性别社会化

个体在社会生活中,学会按自己性别角色的规范支配自己行为的过程。由于性别不同,社会对其期待也不同,因而出现了思维方式与行为方式的差异。这种差异与生理特征没有必然的联系,不是天生的,而是性别角色社会化的结果。家庭对性别角色社会化的影响是通过性别期待与认同及模仿的机制实现的。婴儿从出生起,双亲已按其不同的性别加以培养教育。例如,对衣着、玩具、说话方式、行为表现等方面,双亲对男婴与女婴的要求是不同的,同时婴儿的性别认同也是不一样的,女婴模仿母亲,男婴模仿父亲。儿童进入学龄期以后,学校和社会从多方面强化了两性的角色差异。

### (四)语言社会化

个体多数的社会化是借助语言进行的。语言是人们相互理解的工具,个体掌握一种语言后，才能更好地接受社会习俗和态度，并以此塑造自己的人格。语言是个体联系他人与社会的纽带；语言集中反映了文化，掌握某种语言的过程就是社会化的过程，因为语言中蕴含的知识、规范与观念必然对掌握这种语言的个体产生深刻的影响。语言社会化在个体社会化中占据特别重要的地位。

#### （五）生存社会化

社会成员的生活，从新生儿起其衣食住行、各种本领都不是靠本能得来的，而是由家庭、学校、社会“教育”而获取的。就基本生活的各种动作技巧而言，如拿筷子吃饭，需要婴儿之外的社会力量的教诲，婴儿通过锻炼才能习得。当今是知识经济时代，科技、教育的水平和社会成员的素质已成为社会现代化的基础。因此，学习和掌握现代科技知识和现代生产技能是社会化的重要内容。

#### （六）角色社会化

社会是一个无限广阔的现实舞台，在这个舞台上表演的都是形形色色的社会角色。社会角色作为与人们的某种地位和身份相一致的权利和义务的规范和行为模式，不仅与个体的地位、权利、义务、行为密切相关，而且与社会的结构和状态相关。社会化的目的是培养合格的社会成员，使每个社会成员都获得适合自己身份、地位的社会角色，按其权利、义务及行为规范行事。

### 三、社会化的途径

#### （一）家庭

家庭是一个极为重要的社会化途径，是个体社会化的第一课堂。家庭对于社会化的重要性在于：童年期是人一生中社会化的关键时期，童年期儿童对家庭的生理、心理依赖是一生中最强烈的，家庭在整个社会中占据着重要而独特的地位。家庭中的亲子关系，家长的言传身教，对儿童的语言、情感、角色、经验、知识、技能与规范方面的习得均起着潜移默化的作用。父母的教育方式和教养态度受其价值观的制约，对子女产生着重要影响。

#### （二）学校

学校是有组织、有计划、有目的地向个体系统传授社会规范、价值观念、生活技能、科学知识的机构，其特点是地位的正式性和管理的严格性。个体进入学龄期后，学校的影响取代家庭上升到首要地位，成为其社会化最重要的场所。学校的重要性表现在：首先它在较长时间内对学生进行系统教育，对儿童社会行为的塑造是其他途径不可替代的，它不仅传授知识和技能，激发其成就动机，并为学生提供更多的社会互动机会，也传授价值观念、道德规范、礼仪、传统、亚文化等；其次，学校教师对学生的影响也至关重要，“皮格马列翁效应”表明教师的期望直接影响学生的发展。因此，在早期社会化中，学校是不可替代的社会化载体。

### （三）大众传播媒介

大众传播媒介是指人们用来进行沟通信息的各种手段，包括影视、音像、广播、报纸、杂志等，特别是国际互联网的社会化作用与日俱增，它迅速向人们提供大量的各种信息，使人广开视野，学到新的知识与规范。

### （四）参照群体

参照群体是能为个体的态度、行为与自我评价提供比较或参照标准的群体。特点是个体可以不具备这个群体的成员资格，但这个群体却能为个体提供行为空间。参照群体的作用是规范和比较，前者向个体提供指导行为的参照框架，后者则向个体提供自我判断的标准。

# 第三节 社会角色

## 一、社会角色的概念

社会角色（social role）是个体与其社会地位、身份相一致的行为方式及相应的心理状态。它是对特定地位的个体行为的期待，是社会群体得以形成的基础。该定义包括以下几方面的含义。

### （一）社会角色是社会地位的外在表现

社会地位是人们在社会关系体系中所处的位置。人的社会关系是多方面的，如血缘关系、地缘关系、业缘关系等，因而人的社会地位也是多种多样的。

### （二）社会角色是一整套行为规范和行为期待

社会角色是一整套权利、义务的行为规范。权利是社会规定个人所享受的利益和允许行使的权力，即这种角色有权力要求别人进行某种活动。义务是社会规定个人从事一定行动的责任，即别人有权要求这种角色进行某些活动，表现出某种行为。所有角色都具有特定的权利和义务，都是权利和义务统一的动态表现形式。个人的权利、义务规范被称为“行为规范”或“行为模式”。社会角色也是一套行为期待，社会之所以要对特定社会地位的人做出行为模式的规定，就是希望其按照这套行为模式办事。这种希望被称为“行为期待”或“角色期望”。

### （三）社会角色是人的多种社会属性和社会关系的反映

在社会生活中，任何一个人都承担着多种社会角色。任何一种社会角色都不是孤立存在的，总是与其他角色联系在一起，这样一组相互联系、相互依存、相互补充的角色就是“角色集”。人的多种社会角色是其多种社会关系的反映。

### （四）社会角色是构成社会群体和社会组织的基础

社会群体或社会组织是人们通过一定的社会联系而结成的社会共同体，而社会角色是构成社会共同体的基础。如由夫、妻、父、母、子、女等角色组成的群体，我们称之为家庭；由校长、教师、教学管理人员、后勤管理人员等角色相互联系所构成的社会组织，我们称之为学校；同样，由厂长、车间主任、工人等角色构成的社会组织，我们称之为工厂。总之，社会角色是社会群体与社会组织的基本单位，如果失去了这些角色，社会群体与组织也就不复存在。

## 二、角色分类

### （一）按角色获得方式分类

1. 先赋角色　是建立在先天因素基础上的角色，如父母角色。
2. 成就角色　是依靠个体努力获得的角色，如教师角色。

### （二）按角色行为的规范化程度分类

1. 规定型角色　该角色对行为的规范化程度较高，个体自由度较小，如学生、护理人员。
2. 开放型角色　该角色规范化程度相对较低，自由度较大，如朋友等。

### （三）按角色的功能分类

1. 功利型角色　该角色以追求实际利益为目标，如银行家、企业家、商人等，主要发挥实现效率的功能。

2. 表现型角色　该角色以表现社会秩序、制度、价值观念、道德风尚为目的，如学者、教授等，主要发挥社会公平功能。

## 三、角色功能

角色是社会地位或社会期望与个体能力相统一的产物，作为与某一地位有关的期待行为，角色无论对社会或对个人都有着十分重要的功能。我们可以将角色的诸多功能概括为互动、规范和自我表现三大方面。

### （一）角色的互动功能

角色与互动是两个关系十分密切的概念。一方面，角色通过互动表现自己，而互动又是角色之间的互动；另一方面，角色的扮演和形成也无一不是在互动中进行的。把角色这个概念引入社会心理学，其目的是为了更好地解释人们之间的互动。正如特纳所说："人类创造和使用符号，他们用符号交流，他们通过角色扮演进行互动，这种角色扮演涉及识别他人使用的符号。由互动产生的心灵和自我使人类成为独特的物种。反过来，人类这种能力的产生又使互动成为社会的基础。"

角色的互动功能是由角色的本质派生出来的。角色的本质是由社会地位所决定的社会期望与个体角色扮演之间的统一。在现实的社会生活中，我们正是根据角色的社会期望才能得以准确地把握自己的行为并预知他人的反应，才能正确无误地使用符号并理解他人所用符号的意义，从而与他人顺利地进行互动。

### （二）角色的规范功能

这说明了角色具有制约、控制和规范个体行为的作用。其实，角色的规范功能同样源于角色的本质，因为它是通过一定角色的社会期望对某个个体的角色行为的指导实现的。如果我们将角色理解为“与某一特定地位相连的种种权利与责任”，那么，社会期望就是社会对一定角色的权利和义务所做的限定和规范，因此它是角色行为赖以产生的依据和基础，是“演员”进行角色扮演的“脚本”和标准。

### （三）角色的自我表现功能

这不但是角色的主要功能之一，也是不同的人在共同的社会期望之下，扮演同一角色但却能够表现出各自特点的原因所在。在社会这个大舞台上，每个人都有一个从“后台”进入“前台”，最后又默默地消失于“后台”的过程。个体进入“前台”也就是个体在社会中占据了一定的社会地位，成为这个社会的一名成员。而个体进入“前台”的目的在于表演角色，通过“亮相”来表现自己。“前台”和“后台”的区别在于前者讲究的是按照社会规范或社会期望表现自我，而后者则强调放松自我。

角色的互动、规范和自我表现功能尽管体现的是角色的不同功能和不同侧面，但它却是相互联系的一个整体。角色不能不通过互动来表现自己，而在与他人进行互动时，为了使他人能够理解自己的表演和自己行为的真实含义，一个人就必须遵循角色的基本规范，并按照此规范的要求来表现自己。角色功能的这种整体性是角色运作的前提，也是一种社会角色顺利进入社会的保证。

## 四、角色行为

角色行为在心理学上是指扮演某一角色时所应有的行为，或是所期望的行为。角色行为与社会文化有密切关系，不同的文化传统对同一角色有不同的行为规定。

### （一）角色扮演

当一个人具备了充当某种角色的条件，并按这一角色所要求的行为规范去活动时，这就是社会角色的扮演。社会角色的扮演表现为一个动态的过程，通常经历角色期待、角色领悟、角色实践三个阶段。

1. 角色期待　也叫角色期望，它是指社会对某一角色的行为模式的期望与要求。人们在承担了某一社会角色后，首先遇到的就是社会对这一角色的期待，无论是承担父母、子女等家庭角色，还是承担公务员、护理等职业角色，哪怕只是承担一些微不足道的角色，都会感到社会对这些角色的期待。角色期待作为一种社会观念，能影响一个人的角色行为。一般而言，为了更好地扮演角色，人们应尽力了解社会或他人对某一角色的要求或期望。如果个体偏离角色期待则可能招致他人的异议或反对。

2. 角色领悟　也叫角色认知，它是指角色的扮演者对角色规范和角色要求的认识和理解，往往是按他人的期待不断调节自己的行为并塑造自己来进行。如果说角色期待是一种社会观念，是一种外在的力量，那么角色领悟则是一种个人内心的观念，是一种内在的力量。人们扮演某种角色虽然受到社会期望的影响，但在很大程度上取决于他们对角色的认识和理解，即角色领悟的情况。由于每个人的思想基础、道德水平、价值观念以及所处环境的不同，因而对同一角色的理解常常有差别，甚至很不相同。

3. 角色实践　也叫角色行为，它是角色扮演的实际过程或活动，是角色领悟的发展。如果说角色领悟是一种个人心中的观念，那么，角色实践则是一种个人的社会行为。在很多情况下，人们的角色领悟与角色实践是一致的。但是，在某些特殊情况下，领悟与实践并不完全一致，这是因为角色实践除了受角色领悟的指导外，还受到来自主客观多方面条件的制约，从而使一个人不可能完全按照自己领悟的去做。

### （二）角色失调

由于每个个体都处在复杂的社会联系中，所以在扮演角色的过程中不可能都是一帆风顺的，不仅会出现角色差距，而且常会产生矛盾，甚至遭到失败，这就是角色扮演的失调现象。常见的角色失调有四种：角色冲突、角色不清、角色中断及角色失败。

1. 角色冲突　在社会角色的扮演中，在角色之间或角色内部发生了矛盾、对立和抵触，妨碍了角色扮演的顺利进行，这就产生了角色冲突。角色冲突有两种基本类型：一种是角色间的冲突，即不同角色承担者之间的冲突。它常常是由于角色期望的不同、角色领悟的差别以及人们没有按角色规范行事等原因引起的；另一种是角色内的冲突，即一个人承担了多种角色后，在其自身内部发生了冲突。这种冲突一方面是因为角色紧张引起的，另一方面是因为不同的角色规范相互矛盾引起的。

2. 角色不清　个体对其扮演的角色认识不清楚，或者公众对社会变迁期间出现的新角色认识不清，还未能形成对这一新角色的社会期待，也会造成角色不清。个体在角色不清时往往会产生应激与不满足感。

3. 角色中断　由于各种原因使个体的角色扮演发生中途间断的现象。

4. 角色失败　这是最严重的角色失调，角色承担者不得不退出舞台，放弃原有角色。

# 第四节　社 会 认 知

社会心理学要研究人与人之间的相互关系，使之和谐发展，促进社会与个人的发展。社会认知是搞好人际关系的基础与前提。

## 一、社会认知的概念

社会认知（social cognition）是个人对他人的心理状态、行为动机、意向等做出推测与判断的过程。

社会认知的过程既是根据认知者过去经验及对有关线索的分析而进行的，又必须通过认知者的思维活动（包括某种程度上的信息加工、推理、分类和归纳）来进行。例如，个体对于他人在许多场合下的行为做出了相同的判断以后，就会把一些相对稳定的印象归结到该人的身上，推测该人以后在相类似的情境中，将会产生过去那样的行为方式。如果该人在许多场合下都很兴奋、激动，那么就可推测该人在一定的情景中也会产生兴奋、激动的行为。人们就是通过社会认知来推断他人的行为的。

## 二、社会认知的内容

社会认知的内容很广,主要包括对他人表情的认知、对他人人格的认知、对人际关系的认知等。

### (一)对他人表情的认知

人是一种富有表情的社会人,人的表情是反映其身心状态的一种客观指标。例如,喜气洋洋、气势汹汹、愁眉苦脸、眉开眼笑等,是标志人们喜怒哀乐的心理状态。在社会生活中,人们往往根据他人的表情来判断其心理,判断的正确程度取决于认知者对他人表情的认知与解释。可以说,人们的表情是一种相当重要、相当丰富的社会刺激,尤其是人的面部表情更重要、更丰富。此外,身体的动作与姿态、说话的语调等,也是判断一个人情感的客观依据,它们也属于人们表情范围之内的种种形式。

### (二)对他人人格的认知

对他人人格的真正认识,必须通过长期的观察才有可能。但对他人人格的某些方面,在较短时期内也是可以认识到的。如说话的快慢、语气的强弱,可以反映某人脾气的急缓,也可以从另一个侧面推断其胆量的大小;有人做事情往往开始认真,后面马虎,可能与此人意志的坚持性不够有关。了解一个人的过去生活道路,甚至是了解一个人在家里兄弟姐妹中的排行,都会有助于了解其人格特征。但对同一个人,不同个性的评价者会做出不相同的评价。因此对人格认知的研究,因缺乏科学的、客观的标准而相当困难,存在很大的个体差别。

### (三)对人际关系的认知

对人际关系的认知包括两层意思:一是对自己与他人关系的认知;二是对他人与他人之间关系的认知。

在社会生活中,人们之间互相交往与相互作用,个体往往根据他人经常表达的意见、表露的态度和情绪,来推测彼此之间的关系。例如,甲总夸奖乙,而乙也总是说甲好,于是人们认为甲乙两人关系很好;相反,若甲总是有意无意地贬低丙,而丙看到甲时所产生的表情不如看到其他人那样亲切,于是人们认为甲丙两人关系不太好。对人际关系的认知有一个明显的特点,就是认知者的情感成分常参与其中。

对人际关系的认知是否正确十分重要,它直接影响到能否协调彼此之间的关系。人与人之间关系亲密,就会产生一种融洽和谐的心理气氛,人们彼此之间互相帮助、支持与鼓励;否则就会出现紧张冷漠的心理氛围,产生相互排斥、相互对立。这说明人际关系的融洽与否,对人们的学习、工作、心理健康等都有很大的影响。

## 三、社会认知的过程

社会认知是以人为对象的认知活动,即认知主体和认知客体均为人。其活动过程分为三个活动阶段:知觉印象阶段,判断评价阶段和行为归因阶段。

### （一）知觉印象阶段

知觉印象阶段是对人认知的第一步。当我们通过感觉器官将他人的有关信息传入中枢，经过整合形成对他人的知觉印象，知觉印象的形成就标志着对他人有了一个初步的或感性的认识。

### （二）判断评价阶段

判断评价阶段是对人认知的第二步。在对他人有了感性认识之后，人们就会根据这些认知来对他人做出判断和评价。例如，当我们认识了某人，观察到他的言谈举止、穿着打扮、兴趣爱好及行为习惯之后，我们就会对他做出判断：这个人是个什么人、可能会怎么样及这个人的好坏善恶等。

### （三）行为归因阶段

行为归因阶段是对人认知的最后一步。人们在对他人进行社会认知时，除了进行判断、评价外，还会对他人的行为表现和存在状态进行归因。例如，我们认识的这个人为公益事业捐赠钱款，有的人会认为他品德高尚、乐于助人，而有的人认为他在出风头、捞政治资本，这就是对同一行为人不同的归因。行为归因的完成也意味社会认知活动过程的结束。

社会认知的三个阶段是相互联系的。知觉印象阶段是其他两个阶段的基础，而判断评价和行为归因之间又相互渗透、相互依赖，难以截然分开或分出先后。总之，这三个部分组合在一起构成了完整的对人的社会认知活动。

## 四、印象

### （一）印象的概念

印象（impression）是指存留在个体（认知主体）头脑中的认知客体的形象。印象综合了人们关于对象各个方面认识的结果，反映了对象的总体特征。

### （二）印象形成及形成模式

当个体首次接触新的社会情境时总是按照个体已往经验，将情境中的人或事进行归类，明确它对个体的意义以使个体的行为获得明确定向，这一过程称为印象形成。在印象形成中，所选择的信息总是针对认知对象的各个具体特征，但最终印象并不停留在各种具体特征上面。个体在把各种具体信息综合后，形成一个总体印象。其信息综合模式主要有以下三种。

1. 加法模式　人们总体印象的形成首先遵循加法模式。人们在认知过程中用知觉到的各种品质的价值总和来形成有关他人的印象。某个体肯定评价特征愈多，强度愈大，给人的印象则愈好；相反，一个人消极评价特征越多，强度越大，留给人的印象就越差，也就越难为他人所接纳。

2. 平均模式　有些人在总体印象的形成上并不是简单地把他人的诸多特征的评价分值累加，而是将各个特征的分值加以平均，然后根据平均值形成对他人的总体印象。

3. 加权平均模式 许多人形成对他人总体印象时,不仅考虑积极特征与消极特征的数量与强度,而且从逻辑上判断各种特征的重要性。对他人的总体印象不是根据简单的平均结果,而是根据在总体评价中的重要性确定出各种特征的权数,然后将权数与每种特征的强度相乘,最后加以平均。

### (三) 印象形成的认知偏差

在形成有关他人印象的过程中,由于受主体、客体和环境的影响,印象往往会发生各种各样的偏差,了解这些偏差产生的原因,对全面正确的理解他人有重要的意义。

1. 首因效应与近因效应 在印象形成过程中,信息出现的顺序对印象形成有重要作用。最初出现的信息对印象形成影响最大,称为首因效应;最新获得的信息影响也较大,因为它在时间上离认知者最近故称近因效应。首因效应是第一印象的机制,第一印象并非总是正确,但却总是最鲜明、最牢固的,一经建立对其后信息的理解、组织就有较强的定向作用,并且决定着以后双方交往的过程,个体对后续信息的解释往往是根据第一印象完成的。

2. 光环效应 个体对认知对象的品质一旦形成某种倾向性印象,就会用它评价认知对象的其他品质。最初的倾向性印象好似一个光环套在其上,使其他品质也因光环影响反射出类似色彩,这类现象叫光环效应,也称晕轮效应。如个体对他人的外表有良好印象,也会对他的人格品质倾向肯定评价。

3. 刻板印象与定型 人们通过自己的经验形成对某类人或某类事较为固定的看法叫刻板印象,这是社会知觉中表示凝固性与偏向性的概念。如果刻板印象是针对某一群体成员,那么对某一群体成员特征的认知,带有价值倾向的概括化印象就是定型。刻板印象与定型的积极作用是使社会知觉过程简化;其消极作用是容易形成偏见。在有限经验基础上形成的定型往往具有负面性质,会对某些群体的成员产生偏见,甚至歧视。

### (四) 印象整饰

1. 印象整饰的概念 印象整饰,亦称印象管理。它是指个体以一定方式去影响他人对自己的印象,即个体进行自我形象的控制,通过一定的方法去影响他人对自己的印象,使他人印象符合个体期待。

印象整饰与印象形成的区别是:印象形成对认知者来说是信息输入,是形成对他人的印象;而印象整饰是信息输出,是对他人印象形成施加影响。

2. 印象整饰的作用 它是个体适应社会生活的一种方式。在现实生活中,在不同的情境中,每一个体都承担着许多不同的社会角色。而在每一种情境中,个体要为他人、公众与社会所接受,其行为必须符合社会期待。为了更好地适应,个体就要实施有效的印象整饰。成功的印象整饰,其基础是正确理解情境,正确理解他人,正确理解自己承担角色的社会期待,但理解并不一定表示个体就会按社会要求行事。因此,不同的人有不同的印象整饰。

3. 印象整饰的策略 在人际交往中,互动的双方都知道对方在不断评价、判断自己,从而产生各种印象,它会影响对方的反应。所以个体往往选择恰当的言辞、表情以期给对方留下一个好的印象。印象整饰是一种社交技巧。其策略大致如下。

(1) 按社会常模整饰自己:人的外表最容易为他人所知觉,因而个体往往留意修饰外表,尤其在异性面前。

（2）隐藏自我：个体的真实自我也许不受他人和公众欢迎，为使他人对自己产生良好印象，形成良好人际关系，个体常常把真实自我隐藏起来，好比戴上一副“面具”。

（3）按社会期待整饰自己：使自己的行为符合角色的社会规范。例如，教师在学生面前做出符合教师这一社会角色的行动。

（4）投人所好：个体为了得到他人的好评，形成良好印象，往往采取自我暴露、附和、谄媚、施惠等手段，投其所好，或者以对方的好恶整饰自己。

## 五、态度

态度是联系个体内外世界的桥梁。由态度出发，向内可研究其心理状态，向外则可对行为进行某种预测。因此，在社会心理学的全部领域和历史中，也许没有一个其他的概念比态度更接近中心位置。有的学者曾把社会心理学视为研究态度的科学。

### （一）态度的概念

态度（attitude）是个体对他人或事物稳定的心理倾向。其概念可从两个方面去理解。

首先，态度是主体对客体（他人和事物）的一种反应倾向，对主体将要采取的行为具有指导性和动力性的影响。

其次，态度是一个复杂的心理活动体系，由认知、情感和行为倾向三个成分构成，缺一不可。

### （二）态度的组成

态度包含三个成分（态度的 ABC 模式）。

1. 情感成分（affective component） 是指人们对态度对象肯定或否定评价所引发的体验。情感成分是态度的关键，情感既影响认知成分，也影响行为倾向成分。

2. 行为倾向成分（behavioral component） 是指由认知和情感成分所决定的对态度对象所预备采取的行为。它是一种对行为的心理倾向，不是外显行为，具有准备性质。

3. 认知成分（cognitive component） 是指个体对态度对象的认知、评价，包括了解的事实、掌握的知识及持有的信念等，认知成分是态度其他成分的基础。

### （三）态度的特征

1. 态度具有社会性 人的态度产生于社会，也作用于社会。态度的产生总是和一定的社会情境联系在一起，没有一种不带社会性的态度，即使是对自然现象的态度也不例外。

2. 态度具有协调性 态度由三个成分构成，即认知、情感、行为倾向。当态度形成时，这三个成分通常是协调一致的。对于某一个态度对象，态度主体在认知的基础上产生相应的情感，然后又在情感的激励下产生相应的行为倾向，它们在彼此相对稳定的情况下不发生矛盾。

但认知和情感有时不完全协调，在这种情况下，情感决定态度的方向，即认知和情感不一致，行为倾向受情感的支配。例如，甲知道乙很有才华和能力，也是一个热心的人，但是甲就是不喜欢乙，原因是乙的存在可能阻碍甲在工作单位中的发展，所以甲对乙的态度的方向就和认知出现了不一致。这就是我们常说的“知道是一回事,做又是另一回事”。

3. 态度具有间接性　态度是一个人的内在心理结构,自己可以体验到,而他人却不能直接观察到,态度的行为倾向并非行为本身,所以态度不能用仪器测量,只能通过人的言行、表情间接地分析与推测。人有时为了适应社会的需要,可以掩饰自己的态度,抑制内在的情感,使外在行为与其不一致,表现出了间接性。

4. 态度具有两极性　这是指态度主体对事物往往具有两种相互对立的极端态度。就其表现形式来看,有肯定与否定态度、赞成与反对态度、亲近与疏远态度;从态度所表现的意义来看,有积极的态度和消极的态度之分。

### (四) 态度的形成

美国学者凯尔曼(Kelman)提出态度形成包括服从、认同和内化三个阶段。

1. 服从阶段　态度形成的开始,个体总是按社会规范和社会期待或他人意志在外显行为方面表现与他人一致,以获得奖励,避免惩罚。此时行为受外因控制,服从是表面的、暂时的。

2. 认同阶段　个体自愿接受他人观点、信息或群体规范,使自己与他人一致。在认同阶段,个体虽受到态度对象的吸引,但已超脱外部控制的奖惩,而主动趋同于对象。在这一阶段情感因素起明显作用,认同依赖于对象对个体的吸引力。

3. 内化阶段　是态度形成中最重要的阶段,是把自己情感上的认同与自己已有的信念、价值观结合起来,进行理智的判断而形成的态度。内化是个体原有态度与所认同态度协调的过程,其中情感成分是中介因素。认同过程是基于情感上的喜欢,而内化过程是以理智,即认知成分为基础的。

个体态度的形成,从服从到认同,再到内化成为稳定性的心理倾向,不易改变。

### (五) 态度的转变

1. 态度转变的理论　态度转变是个体形成一定态度后,由于接受某种信息或意见而引起改变的过程。态度转变过程就是说服的过程。

(1) 平衡理论:这个理论重视人与人之间的相互影响在态度转变中的作用。海德(Heider)认为,在人们的态度系统中存在某些情感因素之间或评价因素之间趋于一致的压力,即如果出现不平衡,则向平衡转化。海德指出,人们在改变态度时,往往遵循“费力最小原则”,即个体尽可能少地改变情感因素而维持态度平衡。

(2) 认知失衡论:费斯廷格(Festinger)认为,态度改变是为了维持态度三因素的一致。如果两种认知不一致,就会造成认知失调;如果失调认知的成分多于协调认知的成分,则会引起更大的失调。认知失调给个人造成心理压力,使之处于不愉快的紧张状态,此时,个体就会产生清除失调、缓解紧张的动机,通过改变态度的某些认知成分,达到认知协调的平衡状态。

(3) 社会交换论:这种理论从个体对得失权衡与比较后产生的趋向与回避动机的角度解释态度的形成与转变,认为决定个体采取何种态度以及转变态度的关键是诱因的强度。态度持有者不是被动接受环境的影响,而是主动对诱因进行周密计算的选择者。态度是肯定因素(得)与否定因素(失)的代数和,个体选择何种态度取决于这种态度能使其获得什么、失去什么、总收益如何。但是个体并非永远是理智计算的决策者,而且个体对这种精确的计算过程也未必意识到。

2. 态度转变模型　美国学者霍夫兰德(Hovland)等人提出一个态度转变模型。

(1) 传递者:传递者方面的转变因素。① 信息的传递者的威信、与接受者的相似性都会影响其提出信息的说服效果。威信越高,与接受者的相似性越大,说服的效果越好。② 说服的意图,如接受者认为传递者刻意影响,他们则不易改变态度;但如果他们认为传递者没有操纵自己的意图,心理上没有阻抗,那么对信息的接受就较好,易于转变态度。③ 接受者对高吸引力的传递者有较高的认同,因而容易接受他的说服。

(2) 沟通信息:沟通信息方面的转变因素。① 信息差异。任何态度转变都是在沟通信息与接受者原有态度存在差异的情况下发生的。如果传递者的威信较高,这种差异越大,引发的态度转变就越大;如传递者威信低,这种差异适中,引发的态度改变也较大。② 畏惧信息。它与态度转变的关系不是线性关系。在大多数情况下,畏惧的唤起能增强说服效果,但是,如果畏惧太强烈,引起接受者心理防御以至否定畏惧本身,结果却只能是态度转变较少。研究发现,中等强度的畏惧信息能达到较好的说服效果。③ 信息倾向性。对一般公众,单一倾向信息说服效果较好;对文化水平高的信息接受者,提供正反两方面的信息,说服效果较好。

(3) 接受者:接受者方面的转变因素。① 原有的态度与信念。已经内化了的态度作为接受者信念的一部分,难于改变;已成为既定事实的态度,即说服者根据直接经验形成的态度不易改变。② 接受者的人格因素。依赖性较强的接受者信服权威,比较容易接受说服;自尊较高、自我评价较高的接受者不易改变态度。社会赞许动机的强弱也是影响态度转变的因素,高社会赞许动机的接受者易受他人及公众影响,易于接受说服。③ 个体在面临改变态度的压力时,其逆反心理、心理惯性等心理倾向会使其拒绝他人的影响,从而影响态度转变。

(4) 情境:转变是在一定背景下进行的,以下情境因素会影响态度的转变。① 预先警告。它有双重作用,如接受者原有态度不够坚定,预先警告可促使其态度改变;但预告也可能有抵制说服的作用。例如,预告与接受者的利益有关时往往使其抵制态度转变。② 分心。它的影响也是复杂的,如果分心使接受者分散了对沟通信息的注意,将会减弱他对说服者的防御和阻抗,从而促进态度转变;如果分心干扰了说服过程本身,使接受者得不到沟通信息则会削弱说服效果。③ 重复。沟通信息重复频率与说服效果呈倒"U"形曲线关系,即中等频率的重复,效果较好;重复频率过低或过高,说服的效果均不好。

3. 态度转变的方法

(1) 说服宣传:这是一种借助语言、报纸、杂志、广播、电视、电影、广告等各种传媒来传播信息,影响人们,使之发挥态度转变的方法。它总的特点是使人们接受新的信息,通过新信息的输入改变人们的态度,大众宣传对改变人们的态度可以达到事半功倍的效果。

(2) 活动参与法:通过引导人们参加与态度改变有关的活动来改变态度,也就是我们通常所说的"耳闻不如眼见,眼见不如亲身体验"。在通常情况下,只有所参与的活动与所要改变的态度之间有着密切的联系,或者所参与的活动本身就是需要改变的态度时,这种方法才比较有效。

(3) 群体影响法:通过群体的规范对个体所具有的影响也可以有效地改变人们的态度。群体的影响来自于群体的规范与准则,这种规范与准则对群体成员具有一种无形的约束力,促使群体中的每一个人的一言一行与群体的规范准则保持一致。无论是正式群体还是非正式群体,它所具有的规范准则都具有这种约束力。正因为如此,通过将人们组织成一定的群体,并制定相应的规范准则来影响和约束他们的一言一行,就能够有效地改变他们的态度。

## 六、归因

### (一)归因的概念

归因(attribution)就是人们利用信息对自己及他人行为的原因加以推断的过程。归因这种心理现象在生活中十分普遍,我们每天要遇到许多的事,我们也常要寻找这些事件发生的原因。如一个人的助人行为,会被认知者加以分析:他为什么要帮助人?是别人命令他干的吗?他是为了想得到别人的表扬吗?……这些都是不同的归因。

由于人们不愿轻易付出自己的认知资源,所以不会对所有事情进行归因。通常人们只有在以下情况才会归因:一是出乎意料、不寻常的事发生,如飞机失事,此时人们就会感到惊奇,就会去寻找原因,以加强自己对世界的预测力,也增强自己的自信心和安全感;二是负性的事件发生,如糟糕的、痛苦的、不愉快的事件,它容易引导人们去探求原因,以便能找到解决问题的办法,使自己生活得更好;三是对个体很重要但又不太了解、不能肯定的事,如同学被学校开除了,其他人就会试图去了解为什么,除了听老师解释外,他们还可能去寻求背后真正的原因。

归因不仅是一种心理过程,也是人类的一种普遍需要,因而每一个人都可以被看成是业余的心理学家,每个人都有一套从其本身经验归纳出来的行为原因与其行为之间的联系的看法和观念。

### (二)归因理论

有关人们如何推断行为原因的观点有很多,下面简单介绍几种有影响的归因理论。

1. 海德的常识归因　海德是最早研究归因理论的学者,他认为人有两种强烈的动机:一是形成对周围环境一贯性理解的需要;二是控制环境的需要。要满足这两个需要,人们必须有能力预测他人将如何行动。他还认为事件的原因无外乎有两种:内因(如情绪、态度、人格、能力等)和外因(如外界压力、天气、情境等)。他指出,在归因的时候,人们经常使用两个原则:一是不变性原则,就是寻找某一特定结果与特定原因间的不变联系,如果某特定原因在许多条件下总是与某种结果相连,如果特定原因不存在,相应的结果也不出现,这就可把特定结果归结于那个特定原因上;二是排除原则,如果内外因某一方面的原因足以解释事件,我们就可以排除另一方面的归因。

2. 维纳的归因理论　维纳(Weiner)认为,内因和外因的区分只是归因的维度之一,在归因时人们还应从另外一个维度,即稳定与不稳定的角度看待问题,这两个维度互相独立。1974年维纳在研究了人们对成功与失败的归因的基础上提出了维纳归因模型(表1-4-1)。

**表1-4-1　维纳的归因模型**

| 维度 | 内在的原因 | 外在的原因 |
|---|---|---|
| 稳定的原因 | 能力,人格 | 工作的难度,环境的优劣 |
| 不稳定的原因 | 情绪,努力程度 | 机遇,运气 |

维纳的归因理论对增强人的坚持性和成就行为具有重要意义。一个人如果把成功归因于能力、努力等内在因素，他就会获得满足感和自豪感；若把成功归因于任务容易、运气好等外在因素，则会使人产生意外和感激的心情。若把失败归因于内在因素，人会感到内疚和无助；若把失败归因于外在因素，则会使人产生敌意和气愤。一个人如果把成功归因于稳定的因素如任务容易或能力强，就会提高以后工作的积极性和坚持性；若把成功归因于不稳定因素如运气好或努力，则以后工作的积极性可能提高也可能降低。把失败归因于稳定的因素如任务难或能力差，就会降低其成功的期望，影响以后工作的积极性；若归因于不稳定因素，则可能提高以后工作的积极性。有些人在工作上、学习上屡遭失败但毫不气馁，仍继续努力，而有的人遇到挫折就丧失信心，一个重要的原因就在于他们做了不同的归因。

3. 凯利的归因理论　凯利（Kelley）的归因理论涉及三个独立的方面，故称之为“三度理论”。

（1）理论简介：凯利的归因理论主要有三个要点：① 凯利认为要说明人的行为原因，必须在类似的情境中做多次观察，根据多种线索做出归因。② 人们要横跨三个不同的范围来检验因果关系，即行为原因归于行为人；行为原因归于行动对象；行为原因归于行为产生的情境。③ 凯利将用于行为原因分析的外界信息分成三种，构成三个维度，即特殊性维度、一致性维度和一贯性维度。

特殊性维度，即行为人的行为是否特殊。例如语文教师看到她教的一位学生语文成绩很差，那么在分析其原因时，首先看该学生其他学科成绩如何，若其数学、外语、物理等学科成绩很好，则其语文成绩差是特殊的。即特殊性高，反之则低。

一致性维度，即行为人的行为表现是否与其他人一致。如上例，若其他人语文成绩也很差，证明语文成绩差具有一致性，即一致性高，主要责任应归因于教师方面或试题太难。若其他学生成绩很好，唯独该生不及格，即一致性低，主要责任归因于该生自身。

一贯性维度，即行为人的行为发生是一贯的还是偶然的。例如，某学生语文成绩差是历来如此还是最近骤然下降，若是前者则一贯性高，肯定其成绩确实是差。

有了上述三种维度的信息，就可进行归因判断（表1－4－2）。如果缺任意一种维度的信息，则不能进行归因，容易出错。

**表1－4－2　利用三种维度信息进行归因判断的方式**

| 特殊性 | 一致性 | 一贯性 | 归因于 |
|---|---|---|---|
| 高 | 高 | 高 | 行为对象 |
| 低 | 低 | 高 | 行为人 |
| 高 | 低 | 低 | 情境 |

（2）归因操作：凯利归因理论的具体操作如下。

第一步，确定行为人，即产生该行为的人。

第二步，确定行为对象，即承受该行为的客体。行为人一定是人，而行为对象可以是人也可以是物或事件。

第三步,确定行为人同类,即对行为对象发生过相同行为的人。

第四步,确定行为对象同类,即承受过行为人相同行为的其他客体。

第五步,依据外界信息判断一贯性维度、特殊性维度和一致性维度的高低。

第六步,依据三个维度的高、低信息,进行逻辑分析,推出该行为产生的原因。

例如,李护士给张婴儿进行静脉点滴操作失败,分析失败原因。李护士是行为人,张婴儿是行为对象,行为人同类是指给张婴儿打过静脉点滴的其他护士,行为对象同类是指李护士打过静脉点滴的其他婴儿。如果李护士给张婴儿打静脉点滴总是失败,给其他婴儿打静脉点滴不失败,其他护士给张婴儿打静脉点滴也失败,则特殊性高、一致性高、一贯性高,其归因为张婴儿的原因,或静脉不易穿刺或极度不配合。

#### (三)归因偏差

从以上介绍的归因理论可以看出,它们的共同点就是认为:人是理性的、讲究逻辑的,就像科学家一样,当人们在对行为归因时,会客观的评价与利用各种信息。但在现实生活中,人们并非如此,人们的归因常是错误的、有偏差的。了解这些偏差对避免错误的归因是有益的。

1. 基本归因错误　是指人们在解释他人行为时,夸大行为人的个人因素,低估环境因素的现象。基本归因错误的产生原因在于我们有一种信念,相信人们对自己的活动结果负责,所以常从内因去评价结果,而忽略外因对结果的影响;情境中的行为人往往比情境中的其他因素更突出,我们注重行为人,而忽视背景因素和社会背景。

2. 行为人与观察者之间的差别　行为人倾向于做情境归因,强调情境的作用;观察者倾向于做内部归因,强调行为人特点的作用。

3. 自我服务倾向　自我服务倾向就是在归因时,人们愿意把积极的结果和功劳归因于自己,把消极的结果和失败归因于情境,这种做法有利于个体的心理平衡,可以避免对自信心与自尊心的打击。

## 第五节　社会行为

### 一、利他行为

#### (一)利他行为的概念

利他行为(altruism)指不期待任何回报、自愿帮助他人的亲社会行为。它具有四个方面的特征:第一,利他行为的目的是有利于他人,而不是为了自己的私利;第二,利他行为是一种自觉自愿的行为,不是迫于外界的压力而做出的;第三,利他行为不求任何回报,是一种真正的无私奉献;第四,利他行为具有自我牺牲性,需要个人付出一定的代价,但是个人并不会计较。利他者往往不仅是勇于奉献,而且是乐于奉献,帮助他人可以使他们获得心理上的满足感。

#### (二)利他行为的影响因素

人们为什么会帮助处于困境的他人?影响利他行为的因素很多。

1. 个人因素　包括认知、通情、情绪及其他个人因素。

(1) 认知因素:包括认知归因和公平动机等方面。维纳(Wiener)认为,面对失去能力而需要帮助的人,人们是否会给予帮助主要通过认知归因而做出决定。例如,人们更乐意帮助一位患者而不是醉汉,因为生病是自己无法控制的。个人的互惠认知也是影响利他行为的因素,因为人们有这样一种心态,认为一切都是互惠的,现在别人能得到他所给予的东西,不久自己也会获得自己所需要的东西,彼此的机会都是公平的,所以现在帮助别人,日后别人也会帮助自己。

(2) 通情:能设身处地地从别人的立场去体会当事人的心境就能产生帮助他人的行为。

(3) 情绪:研究表明,人的情绪最能影响自己的利他行为。一个人心情愉快的话,往往会产生利他行为;而内疚往往会导致赎罪,感到内疚的人更有可能产生帮助人的行为。

(4) 其他个人因素:年龄越小,利他动机越弱,做出的利他行为就越少;但随着年龄的增长和社会化的逐渐完成,利他动机慢慢被培养出来,学习到的社会规范越多,利他行为发生的频率就越高。心理研究表明,男性在短期的需要冒险救助他人的场合表现比较突出,而女性在一些危险性比较小,但是承诺比较大的长期扶助行为中出力更多。

2. 环境教育因素　家庭、学校、社会和大众传播媒介是影响利他行为的不可忽视的因素,特别是电视能助长利他行为。实验表明,榜样的存在会引发其他人的利他行为。如果一个人在遇到利他情境之前刚刚看到某人帮助他人的情境,那么他在遇到受难者时,就更有可能提供帮助;如果一个人紧急情境需要很多人一起救助才能脱离危机,那么只要有一个人最先挺身而出,就会促使其他人共同投入救助行动。此外,宗教信仰也能助长利他行为,具有高度信仰的宗教徒到需要帮助的地方去工作的可能性更大。

3. 社会文化因素　人们的利他行为受社会文化的价值观和行为规范所影响。斯蒂文森(Stevenson)的研究指出,东方文化强调团体和谐,因而赞扬利他行为,人们不遗余力地向后代传递利他行为的信念,这与西方的个人主义形成鲜明对比。

## 二、助人行为

助人行为(helping behavior)指一切有利于他人的行为,包括期待回报的行为,也是亲社会行为中的一种。在助人行为中由于助人者的动机不同,其表现形式也不尽相同:有的是为了回报曾经得到过他人的好处而助人,称为回报性行为;有的则是为了补偿自己曾使他人蒙受损失而助人,称为补偿性行为。

## 三、从众行为

### (一) 从众行为的概念

从众行为是指个体在社会群体压力下,放弃自己的意见,转变原有态度,采取与大多数人一致的行为。所谓"随波逐流""人云亦云"就是从众的最好例证,它是生活中非常普遍的现象。心理学家认为,从众行为是由于在群体一致性的压力下,个体寻求的一种试图解除自身与群体之间冲突、增强安全感的手段。实际存在的或头脑中想象到的压力会促使个体产生符合社会或群体要求的行为和态度,个体不仅在行动上表现出来,而且在信念上也改变了原来的观点，放弃了原有的意见，从而产生了从众行为。个体在解决某个问题时，一方面可能按自己的意图、愿望来采取行动，另一方面也可能根据群体规范、领导意见或群体中大多数人的意向制定行动策略，而随大流，人云亦云总是安全的、不担风险的，所以在现实生活中不少人喜欢采取从众行为，以求得心理上的平衡，减少内心的冲突。

### （二）影响从众行为的因素

个体在群体中的从众行为受多方面因素影响，主要包括以下几个方面。

1. 群体规模　从众行为与群体规模密切相关。群体规模越大，赞成某一观点或采取某一行为的人数越多，则群体对个体的压力就越大，个人很容易采取从众行为。反之，群体规模越小，个人感受到的心理压力较小，则容易产生抵制行为。

2. 群体凝聚力　群体凝聚力是群体成员相互之间吸引的程度，它取决于群体中的人际关系。群体凝聚力与群体成员认同群体规模、标准及期望的程度成正相关。实验证实，群体的凝聚力越强，群体成员之间的依恋性、意见的一致性以及对群体规范的从众倾向就越强烈。相反，如果群体是一个松散群体，群体成员意见分歧，则群体中个人的从众行为就会大大下降。

3. 个人在群体中的地位　个人地位的高低可在群体结构中得到反映。居于较低地位的群体成员常感到来自高地位者施加给他们的从众压力，人们往往愿意听从高地位者的意见，而忽视一般成员的观点。高地位者之所以能影响低地位者，使之屈服于群体规范，是因为他被认为有权利和能力酬赏从众者，此外高地位者比低地位者显得较自信能干、经验丰富，能得到较多信息，这样就赢得了低地位者的信赖。所谓“人微言轻，人贵言重”正说明了这个问题。

4. 群体中其他成员的行为对个人从众的影响

（1）“反从众者”的作用：当群体中出现一个“反从众者”时，其他人的从众行为大大减少。这位反从众者无需与其他受试作同样反应，只要他做出不同于其他多数人的反应，就可以大大缓解受试们面临的从众压力，使其成为非从众者。这位反从众者对其他人起了支持与鼓励的作用。

（2）群体成员态度改变对个人从众的影响：群体中其他多数成员一开始赞同受试的反应，而后改变态度反对受试的意见时，比一开始就做出不同于受试的反应更能引起个人的从众倾向。

（3）群体行为与个人认知的差距：从众的情形包括有个人认知与群体行为的冲突，个人认知与群体行为的差距大小与从众反应关系很大。当差距太小时，受试不大会感受到群体压力的威胁；差距很大，则易使人怀疑群体反应的正确性；中等程度的差距给个人造成的从众压力最大。

（4）为了得到社会支持、避免非难而从众：与此有关的主要是害怕偏离。害怕被他人视为偏离者是所有社会中均存在的一种基本的从众因素。我们不希望自己被视为异端，而希望与大多数人相同；我们希望群体喜欢我们，善待并接受我们。

5. 个性特征与性别差异　个人的智力、自信心、自尊心及社会赞誉需要等个性特征与从众行为密切相关。女性比男性更易从众。

## 四、服从行为

服从(obedience)是指个人按照社会要求、群体规范或别人的意愿而做出的行为。这种行为是在外界压力的影响下而被迫发生的。这里的外界压力影响下的服从有两种情况,一种是在一定的有组织的群体规范影响下的服从,如遵纪守法、维护社会秩序等;另一种是对权威人物命令的服从,如一切行动听指挥、下级服从上级等。

个人服从集体,少数服从多数,下级服从上级,是社会群体所强调的组织原则,服从组织纪律,是维护和增强群体生命力、战斗力的一个极其重要方面。所以个人对群体的各种政策、法律以及各种规章制度,不管自己愿意还是不愿意,都是必须服从的。

人们在群体活动中有时还会对个别学识渊博、德高望重的权威人物表现出服从,这种服从往往是无条件的。对权威人物的服从可能是出自对权威人物的敬仰,发自内心的信服,也可能是对权威人物的惧怕,违心地服从。一般来说,人们的服从行为可能与其本人内心愿望有一定的距离,而又不至于引起激烈的矛盾和冲突。但当权威人物的要求与个人的道德和伦理价值发生很大的矛盾时,个人违背了自己的良心而服从权威的命令,精神上就会感到惶惑不安。

## 五、顺从行为

顺从(compliance)是指在他人的直接请求下按照他人要求做的倾向。在做出顺从行为的时候,人们可能私下同意他人的请求,也可能私下不同意他人的请求,或者没有自己的主意。在现实生活中,我们经常向他人提出这样那样的要求,希望他人能顺从我们的观点与行为。要想使他人顺从我们的请求,创建良好的顺从环境非常重要,其中有三个因素有助于建立一个使人们感到愉快的顺从气氛。

一是积极的情绪:情绪好的时候人们顺从的可能性更大,尤其是要求他人做出亲社会行为时。心情之所以有这样的作用,原因之一是心情好的人更愿意也更可能参与各种各样的行为;另一原因则认为好的心情会激发愉快的想法和记忆,而这些想法和记忆使得人们喜欢提要求的人。由于好的心情有助于增加顺从,所以人们经常会在向他人提要求之前先给他人一点好处,即讨好。

二是强调顺从行为的互惠性:在社会规范中,互惠规范对顺从的影响也不小,互惠规范强调一个人必须对他人给予回报,如果他人给了我们一些好处,我们必须相应的给他人一些好处。这种规范使得双方在社会交换中的公平性得以保持,但同时也变成了影响他人的一种手段。

三是合理原因的效果:我们对他人的顺从也需要合理的原因,当他人能给自己的请求一个合理解释的时候,我们顺从的可能性也越大。

## 六、侵犯行为

### (一)侵犯行为的概念

侵犯行为(aggression)又称攻击行为,是一种有意伤害他人,引起他人生理上或心理上痛苦的行为。侵犯行为具有以下三个特征。

1. 侵犯行为是有意图的行为　它是以伤害他人为目的，是一种事先有预谋的行为，这是断定一个人的行为是否属于侵犯行为的关键。

2. 侵犯行为是外显的行为　侵犯不是感情、动机、态度、价值观等内在的心理状态，而是个体外部表现出来的行为。发怒是一种内在的心理动机，是侵犯行为发生的前奏，对侵犯行为的发生具有动机作用，但尚未构成侵犯的事实，即侵犯行为未外显，不能算作侵犯行为。一个人在自己的房间里自言自语地咒骂他人，但未被任何人听见，并不对他人的身心构成伤害，这种行为也不能称为侵犯行为。

3. 侵犯行为是伤害他人身心健康的行为　侵犯行为总是有故意性的，它不仅指伤害他人的身体健康、直接施以暴力，也指损伤他人的心理健康、造成心理上的痛苦，如造谣、诽谤、辱骂他人都属于侵犯行为。有一些行为虽然是对方受到某些痛苦，只要其行为的根本目的是为了帮助对方，就不应被认为是侵犯行为。如医生为患者动手术，去除机体内部异物，虽然手术会使患者流血，带来痛苦，但手术之后能使患者身体得到康复，因此不属于侵犯行为。

### （二）影响侵犯行为的因素

1. 温度　早在19世纪初，一些社会哲学家就发现天气变化与犯罪行为之间存在着一定的关系。而近20年来，对这个问题的研究更多。其中Anderson指出在特定的温度范围内，暴力事件的发生与温度呈现线性关系，也就是说，在38～41℃，随着气温的升高，人们的暴力倾向增强，但是超过这个温度之后，由于人们外出的机会下降，所以暴力行为产生的机会也较少。

2. 兴奋转移　由于敌意性的侵犯行为总是伴随着情绪的激起，所以心理学家发现，大的噪声、暴力与淫秽电影等引起的情绪激动都会增加人们的侵犯性。

3. 侵犯性线索　Berkowitz发现，情境中与侵犯相关的一些线索，如刀、枪、棍等器械往往会成为侵犯行为产生的起因，他把这种现象称为武器效应。除了刀、枪等明显的侵犯性线索外，与死亡、邪恶等相联系的黑色也是引发侵犯的线索。

4. 去个体化　研究认为，群体中的个体有时候会失去对自己行为的责任感，使自身自我控制系统的作用减弱甚至丧失，从而做出平时不敢做的反社会行为，并称之为去个体化。这种行为与两方面因素有关：一是个体从群众中所获得的不败感，即认为群体是战无不胜的；二是个体在群体中具有匿名性，即没有人可以认出自己，因而不必为这些破坏性的行为负责任。

5. 饮酒　长期以来，人们一直认为酒精能使人变得易于被激怒和好斗，生活中由于酗酒而寻衅闹事的事例很多。为什么饮酒能使人们变得好斗呢？一些研究者认为酒精给侵犯者提供了直接的生化刺激，使得饮酒的人的情绪激起增加，我们俗话说的“酒能壮胆”就是这个意思。

### （三）侵犯行为的控制

侵犯行为的减少是必要的，也是可能的，只要社会各方面联合起来，齐心协力，通过各种措施就可以共同对侵犯行为加以控制。社会控制侵犯行为有以下几种措施。

1. 建立公平的分配制度减少挫折感　常言道“不平则鸣”，由于利益分配的不同使得个体产生挫折经验，进而导致侵犯行为的现象在现实生活中屡见不鲜。巴克尔（Buckle）的实验表明，当全体儿童都没有玩具可玩时，没有一个儿童会有挫折感，不会表现侵犯行为；而当一部分儿童得到有趣的玩具可以尽情玩耍，另一部分儿童却无端遭到禁止时，这些儿童就产生了挫折感，情绪十分不满，即使后来让这部分儿童也去玩有趣的玩具，却还是怒气冲冲，并表现出摔打玩具等侵犯行为。因此，建立公平的利益分配机制，帮助人们树立科学的公平观，可以有效地减少由于挫折而引起的侵犯行为。当然，引起挫折的原因是十分复杂的，除了公平的原因外，还有其他的原因。加强自身的修养，正确地分析与对待挫折是控制侵犯行为的重要方面。

2. 利用惩罚控制侵犯行为　对侵犯行为的惩罚是必要的。为维持社会秩序，任何国家都要制定法律，设置监狱，组织执法队伍，对人们的侵犯行为根据情节轻重采取法律手段予以惩罚。研究表明，惩罚的有效性必须注意以下几点：惩罚要相对重些，使侵犯者感到痛苦与压力，以便吸取教训，同时达到杀一儆百的目的；惩罚要及时，即发现侵犯行为之后应尽早予以惩罚，使惩罚为其侵犯行为留下深刻印象；惩罚必须具有针对性，惩罚量的大小与其严重程度要相对称。

惩罚虽然是抑制侵犯行为的一种重要手段，但对于控制儿童的侵犯行为来说，惩罚又有一定的弊端，因为惩罚从某种意义上来说本身就是一种侵犯行为，特别是父母的暴力行为，既是抑制侵犯的一种手段，又为儿童的侵犯性提供了榜样。生活中可以发现，由于侵犯而时常受到惩罚的儿童要比正常儿童具有更大的侵犯性，这也许是他们效仿父母，也许是因为频繁的惩罚本身引起了儿童的愤怒。

3. 说服教育　说服教育是抑制侵犯行为的一种常用手段，通过说服教育，能提高人们对侵犯行为严重危害性的认识，说服教育是转变人的态度的重要手段。要使说服教育有效，必须注意以下几点。

（1）说服教育必须及早进行：要让儿童从小就知道侵犯行为不利于他人和自己，让他们从小明辨是非，例如“不应该打架骂人”“侵犯他人是不道德的行为”“侵犯他人必定受到惩罚”，让这些观念深深扎根于儿童幼小的心灵。说服教育如果能长期进行，必定会使观念转化为行动，收到实效。社会上很多人品德端正，都是从小受到良好教养的结果，如果等到已经发生侵犯纠纷时再来就事论事地讲道理，进行教育，则只能暂时起一点作用。

（2）提供痛苦的线索：说服教育时要提供受害者痛苦的线索。实验表明，受害者的痛苦迹象能引起人们的同情心，把自己置身于受害者的地位设身处地体会受害者的痛苦，能抑制侵犯行为。如果说服教育的对象是已经做出侵犯行为的人，则必须激发起内疚感。内疚感是侵犯他人以后内心所体验到的一种紧张、不安、忧虑、自我谴责的情感。丰富的生活实践表明，屡做侵犯行为的人，正是缺乏内疚感的人，严重的也就是人们所说的“丧尽天良”的人，而激发起内疚感则是让其“良心发现”，因此，侵犯行为的内疚感是一种内在的抑制侵犯行为的力量。

（3）学会自我克制：说服教育时，要强调用抑制来克服自己的侵犯性冲动。侵犯行为来自侵犯性冲动，侵犯冲动强烈的人，其自我克制的能力很差，这种人往往不能三思而后行，只要一时性起就不顾任何后果，不择手段，以致酿成悲剧。自我克制能力的培养是社会化的过程，是长期教育的结果。对挫折的归因正确，能抑制自我冲动，因此要引导人们对挫折正确归因。有人遇到挫折就怒火万丈，而且把自己的不幸归咎于他人，如果每次都是做这种归因，其报复心理必然极为强烈，根本无法遏制自己的侵犯冲动，而实事求是地分析所遇到挫折的主客观原因，有利于理智地克制自己的侵犯性冲动。

4. 恰当的宣泄　本能论认为，侵犯行为是一种先天的破坏性本能，不可能消除，但可加以疏导。弗洛伊德认为，社会的作用是去控制人的侵犯性冲动，使它们转化为社会接受的行为，即宣泄。宣泄的途径并不仅仅局限于竞争性游戏,实际上对人倾诉、大哭一场、拼命地工作等都是宣泄的途径。在国外有的企业为了降低员工的不满情绪,防止侵犯行为的发生,专门设立了"出气室"。

5. 控制暴力电视　电视等大众传播媒介给现代儿童提供了观察学习侵犯行为的重要来源。为了下一代的教育,应净化社会环境,尽快扫除暴力电视,给儿童创造一个文明的成长环境。事实上,现代传播媒介的发展,使得人们对传播内容的控制越来越困难,所以根本的方法是要提高儿童对暴力节目的正确认识能力和自觉抵制能力。

## 本章小结

1. 社会心理学是研究个体和群体的社会心理、社会行为及其发展规律的科学。

2. 社会化涉及社会及个体两方面。社会化伴随人的一生,即终生社会化。

3. 社会角色是个体与其社会地位、身份相一致的行为方式及相应的心理状态。角色功能可概括为互动、规范和自我表现三大方面。

4. 社会认知是个人对他人的心理状态、行为动机、意向等做出推测与判断的过程。社会认知的范围包括对他人表情的认知、对他人人格的认知和对人与人之间关系的认知。

5. 印象是指存留在个体(认知主体)头脑中的认知客体的形象。

6. 态度是个体对他人或事物稳定的心理倾向。它由认知、情感和行为倾向三个成分组成。态度形成包括服从、认同、内化三个阶段。

7. 归因就是人们利用信息对自己及他人行为的原因加以推断的过程。归因偏差常见原因为基本归因错误、行为者与观察者之间的差别、自我服务倾向。

8. 利他行为指不期待任何回报、志愿帮助他人的亲社会行为。利他行为的目的是有利于人的,是一种自觉自愿的行为,不求任何回报,具有自我牺牲性。

9. 助人行为指一切有利于他人的行为,包括期待回报的行为,也是亲社会行为中的一种。

10. 从众行为是个体在社会团体压力下,放弃自己的意见,转变原有的态度,采取与大多数人一致的行为。

11. 服从行为是个人按照社会要求、团体规范或别人的意愿而做出的行为。这种行为是在外界压力的影响下而被迫发生的。

12. 顺从行为是在他人的直接请求下按照他人要求所作的行为。

13. 侵犯行为又称攻击行为,是一种有意伤害他人,引起他人生理上或心理上痛苦的行为。通过建立公平的分配制度减少挫折感、利用惩罚、说服教育、恰当的宣泄、控制暴力电视可以控制侵犯行为。

## 思考题

1. 为什么一个人根据亲身体验对其他群体所产生的印象仍会有偏差?

2. 如何理解态度的三要素?态度的功能又是怎样的?

3. 请利用归因理论对现实中某一行为进行归因。

4. 试述温度、兴奋转移、侵犯性线索、去个体化和饮酒对侵犯行为的影响。

# 第五章 健康心理

**本章学习要点：**

1. 掌握心理健康、心理应激中的有关概念。
2. 掌握心理健康的标准和影响因素。
3. 掌握心理应激的中介、反应和应对。
4. 熟悉各年龄段的心理健康。
5. 熟悉心理应激的输入和结果。
6. 了解心理健康判断的原则和方法。

随着社会不断进步，科技与经济不断发展以及价值取向的多元化、个体自我发展的强烈需求、高速的生活节奏、激烈的竞争与挑战，给人们的心理健康提出了更严峻的考验，心理社会因素对人们心身健康的影响也日益突出。因此，护理工作者有必要充分理解今天的“生物－心理－社会”医学模式对健康和疾病的认识，了解影响人类心理健康的各种心理社会因素的性质。其中包括心理应激这一十分重要的环节。

## 第一节 心理健康

### 一、概述

#### （一）心理健康的概念

1989年世界卫生组织（WHO）提出了关于“健康”的新定义，即健康应包括躯体健康、心理健康、社会适应良好和道德健康。一个人只有全面健康，才能维持身心的平衡，才能更好地适应社会生活，才能更有效地为社会和人类做出贡献。心理健康则是健康诸多方面中的一个重要方面。

心理健康（mental health）是指个人能以积极有效的心理活动、平稳正常的心理状态，对当前和发展着的社会环境保持良好的适应功能。心理健康并非一种固定状态，它是一个发展的概念。从儿童到老年，从没有心理疾患到心理素质的高度发展，心理健康都会表现出不同质的水平。

#### （二）心理健康的特征

一个心理健康的人，其各种心理活动都保持着一种良好状态。这种良好状态具有以下特征。

1. 主观与客观的一致性　心理是对客观现实的反映，因此任何正常的、健康的心理和行为，无论是形式还是内容都应该与客观环境保持一致，体现出主观与客观的一致性特征。如果失去这种一致性，言行离奇出格，便为常人所不能理解。例如，一个人在无任何诱因的情况下突然在课堂上哈哈大笑。

2. 心理与行为的同一性　任何刺激引起人有意识的行为反应都是由心理中介的，即刺激所引起的行为反应，首先通过心理活动对信息进行认知、评价，然后，再进一步影响人的行为。因此，心理健康的人其心理与行为之间是同一的，表现出心理与行为的同一性特征。如果这种同一性受到破坏，说明其心理或行为偏离了正常的轨道。例如，某人对应当感到高兴的事情却做出悲伤的行为反应。

3. 心理活动间的统一性　人的心理活动种类非常多，如感觉、思维、注意、情绪、意志、气质、理想、性格、动机等。这些各种各样的心理活动之间既是独立的又是相互联系、相互影响、相互制约的，当某种心理活动进行时，需要其他心理活动为基础或辅助或协调，体现出心理活动的整体和统一。心理健康的人，其各种心理活动之间是协调的、统一的，表现出心理活动之间的统一性特征。如果各种心理活动之间不能很好地配合，将引起心理和行为偏离常态，出现心理异常。

4. 人格的相对稳定性　一个心理健康的人，其人格是健全的，而健全的人格都表现出相对稳定的特征，在没有重大变故的情况下是不易改变的。但如果一个开朗、外向的人突然变得消沉、悲观和内向，那就要考虑是否出现了心理异常。

### （三）心理健康的基本标准

人的心理怎样才算是健康的，心理健康的标准是什么，这是一个复杂的问题。因为心理健康和不健康之间没有一个绝对的界限，在不同时代，不同的心理学派对心理健康提出了各自不同的标准。目前，多从心理活动、行为表现及社会适应等方面进行综合，提出以下心理健康的标准。

1. 智力正常　这是人正常生活的最基本的心理条件。也是衡量人的心理健康最重要的标志之一。智力低下者由于观察力、注意力、想象力、思维能力和实践活动能力都较弱，所以容易在社会适应、社会生活以及工作学习方面遇到阻碍，导致挫折，从而经常产生负面情绪，影响心理的健康。

2. 情绪健康　即情绪稳定，心情愉快。心理健康者经常保持愉快、开朗的心境，对自己充满信心，并且善于从生活中体验幸福，对生活充满希望。特别是具有调节控制自己的情绪以保持与周围环境相协调的能力。

3. 意志坚强　具有良好的自觉性、坚定性、果断性和自制力，这是意志健康的表现。

4. 人格健全　心理健康的最终目标是培养健全的人格，而健全人格的体现是人格的完整与稳定。

5. 心行一致　能做到心理活动与行为表现协调一致，心理发展与行为动作协调一致，语言与行为协调一致。

6. 人际和谐　和谐的人际关系既是心理健康不可缺少的条件，也是获得心理健康的重要途径。能正确对待与处理人与人之间的各种关系，是心理健康的标志之一。

7. 社会适应　一个心理健康的人，其心理行为应该是能与时俱进，有积极的处世态度，与社会广泛接触，并对社会现状有较清晰、正确的认识。

心理健康的标准会随着社会的发展而变化，也因文化的不同而有差异，其标准只反映社会对个体良好地适应环境所应有心理状态的要求，是一种理念，而不是一种最高境界。

### （四）正常与异常心理的判断方法

正常与异常心理之间的差别是相对的，加上客观与主观等许多因素对心理活动的影响，故判断一个人心理或行为是否正常，不仅要考虑其表现，还要考虑性别、年龄、职业、身份、民族、社会文化、生活习惯、事件背景及前因后果等，从多方面分析研究才能得出较为可靠的结论。临床通常用以下四种方法进行判断。

1. 经验方法　这是一种凭借自身的经历、体验和知识评价他人心理活动的特点和规律，从而判断其心理活动是否正常的方法。个体自己也可通过与以往的心理状态相比和与周围大多数人的言行相比来做出判断。这种方法会受到判别者的经验、知识水平、观察角度和情感倾向等因素的影响，具有较大的主观性和局限性。

2. 统计学方法　这是一种以人的心理和行为偏离正态分布的程度来决定其心理是否异常的方法。这种方法提供了心理和行为的数据化资料，比较客观，便于操作和对比。但也存在一定的缺陷，有些心理现象是不能用统计学方法说明的。例如，智力超常的人在人群中是极少数的，较大地偏离了正态分布均值，我们不能因此就认为这些人是心理异常者。

3. 医学方法　这是一种将心理障碍当作躯体疾病看待，以是否存在病理性变化来判断心理是否有异常的方法。这种方法比较客观，且十分重视生理、生化的检查和心理生理的测定，被临床医生广泛使用。但该方法对那些由心理社会因素起主导作用而产生的心理障碍如神经症、人格障碍等的判别就显得力不从心了。所以还有很大一部分心理障碍无法用医学方法做出正确判断。

4. 社会适应方法　这是一种以人的行为是否符合社会常规，是否能根据社会需求和道德规范行事来判断其心理是否正常的方法。这是社会群体通常采用的判断方法。由于该方法易受时间、地域、习俗、文化等因素的影响，从而很难进行跨地区文化的比较。

### （五）影响心理健康的因素

影响心理健康的因素很多，归纳起来大致有以下几方面。

1. 遗传因素　遗传在一定程度上影响着人的智力、气质和社会行为等。某些智力低下和缺陷与遗传有直接关系。如苯丙酮尿症（PKU）是由于身体中缺乏苯丙氨酸代谢成酪氨酸的酶，这种缺陷是通过单个隐性基因传递，如出生后得不到治疗，智力往往落后。遗传机制对某些异常行为也有一定的影响，如精神分裂症患者的亲属中患病率比一般人群高，与患者的血缘愈近，则患病率愈高。

2. 心理因素　心理因素是指影响人类健康和疾病过程的认知、情绪、人格特征、价值观念和行为方式等。一般认为，心理因素使个体具有某些疾病的易感倾向，从而在社会文化等环境因素作用下易于表现出某些相应的心理障碍和心身疾病。

（1）认知：个体认知能力不足或认知障碍均可使个体不能对外界刺激做出现实的评价，不能做出合理的决定，从而导致挫折机会增加，影响心理健康。

（2）情绪：情绪的变化通过神经系统引起一系列生理的变化。积极的情绪能使大脑及整个神经系统处于良好的活动状态，有利于人的潜能发挥和身心和谐；而消极的情绪则不利于心理健康。

（3）人格特征：每个人都有其独特的人格特征，并以外在行为表现出来。据有关研究，A型行为类型的人易患冠心病；C型行为类型的人易患癌症；神经活动类型为弱型的人比其他类型的人更易发生神经症等心理疾病；而不灵活型的人更易发生刻板和固执等心理障碍。

（4）价值观念：一个具有正确人生观和价值观的人，更能正确地看待社会、人生、金钱和地位等问题，能够明确自己的人生追求和生活目标，当生活中遭遇挫折和打击时，便能够在正确的人生观指导下，化解烦恼，保持积极、乐观和健康的心理状态。

3. 社会因素　社会环境中的许多因素对心理健康都有较大的影响，主要来自于以下几方面。

（1）社会环境的变迁：包括地理环境和社会文化的变迁。每个人都生活在特定的社会环境之中，特定的社会环境及其变化会对个体产生特定的影响。

（2）生活方式的演变：个人生活中的一些重大生活事件也是个体心理障碍产生的诱发因素。家庭的变化、事业的成败、人际关系的好坏、工作的得失、生离死别、人情冷暖等，无一不使人消耗大量的精力去适应由此产生的生活变化和情感冲击，从而影响个体的心理健康。

（3）文化背景的差异：不同的民族和不同的文化背景导致生活态度不同。这些文化背景主要有：社会道德规范和行为准则，不同的人生观和价值观，不同的语言环境，社会风俗习惯和生活习惯，不同的宗教信仰等。这些因素的变化，需要每个社会成员做出应对和选择，不能适应者就会产生心理障碍。

（4）社会支持：是指个体处于危机情况时，所得到来自不同群体的帮助、关心与支持。它具有抵消负性生活事件的作用，从而促进对社会环境的适应，保持乐观、积极向上的健康心态。

## 二、各年龄段的心理健康

### （一）胎儿期的心理健康

心理健康是从受精卵开始的。妊娠期是生命发生和发展的重要时期，胎儿能否正常发育和诞生，很大程度上取决于母体的身心健康。所以要注重胎儿的心理健康首先要注重孕期母亲的心理健康。孕妇应积极地做好以下几点。

1. 保持稳定的情绪　孕妇的情绪对胎儿影响很大。现代研究发现，孕期剧烈的情绪变化和强烈的应激反应可直接激起自主神经活动的变化，释放肾上腺素等生物活性物质，这些物质可通过胎盘影响胎儿正常发育。

2. 保证合理的营养　孕期营养不良，常可引起儿童体格生长和神经发育迟滞。而丰富合理的营养可增强孕妇的体质，减少疾病，防止婴儿先天性发育不良。

3. 避免不良行为　孕妇应养成良好的行为习惯，避免吸烟、嗜酒以及滥用药物，防止对胎儿的健康造成影响和“三致”作用（即致畸、致癌、致突变）的发生。

4. 积极实施胎教　所谓胎教（foetus education），就是有目的、有计划地为胎儿的生长发育实施最佳措施。如利用胎儿的感觉对其进行多方面的刺激，促进胎儿大脑的正常发育。目前，胎教的方法很多，现介绍使用较多的两种方法。

（1）抚摸训练：这种训练能激起胎儿活动的积极性。具体操作是孕妇平卧，腹壁放松，双手轻抚腹部，胎儿因此而出现蠕动，有人认为经过这种训练后的婴儿，站立、行走较早。但此种训练对早期有宫缩者禁用。

（2）音乐训练：这种训练可促进胎儿感官功能的发育。有人发现胎儿不愿接受尖、细、高调的音响，而演奏欢畅、轻柔的音乐时，胎儿可在宫内做出安详、舒展的蠕动。

### （二）儿童期的心理健康

儿童期是身心迅速发展的时期，也是个性形成的关键时期，其心理健康与否，对今后身心发展具有持久和深远的影响。它包括婴儿期（0～3岁，包括乳儿期）、幼儿期（3～6、7岁）和童年期（6、7岁至11、12岁）。

1. 乳儿期的心理健康　乳儿期是婴儿期中的一个特殊时期，为大脑发育的关键期，其心理健康重点应放在以下几方面。

（1）满足生理需要：确保母乳喂养，这不仅仅是能满足营养的需求，还可通过视、味、听、触等多种感官刺激，使婴儿获得一种安全、舒适、愉快的感受，满足婴儿心理发展的需要。另外还要保证睡眠时间，养成良好的睡眠习惯，避免睡眠倒错。

（2）加强母婴联结：所谓母婴联结（mother-infant connection）就是婴儿早期与母亲之间的心理与情感关系。这种关系是孩子建立人际关系的第一步。父母应创造条件给乳儿以丰富的环境刺激，增加社会性接触。乳儿心理需要的满足主要来源于“皮肤饥饿”的满足，即通过亲昵、拥抱、抚摸等皮肤的接触来得到满足。父母，尤其是母亲与乳儿的肌肤接触对其情绪的稳定和心理的健康发展至关重要。

（3）重视“三关训练”：即感官训练、动作训练和语言训练。感官训练：有意识地为孩子提供适量的视、听、触觉刺激，以增强其反应性，促进神经系统的发育和智力的开发。动作训练：从2个月开始起，让乳儿练习抬头、俯卧、翻身、爬行和用手抓物品，继而训练站立、迈步等，动作训练可促使大脑与小脑的发育。语言训练：从出生后就开始和孩子“说话”，促使孩子发音，以锻炼其发音器官，为今后开口说话做好准备。

2. 婴儿期的心理健康　婴儿期是学习口头语言的关键期，3岁时词汇量已达到1 000个左右，基本具备了本民族的口头语言表达能力。与此同时动作的发展也非常迅速，他们学会了随意独立行走，扩大了生活范围。因此他们的行动有了随意性，手的动作也有了相当的发展。情绪进一步分化，社会情感增多，有了羞耻感、同情心、嫉妒心，对周围的事物和活动兴趣增强，开始出现自我意识，常表现出自作主张的行为。此期促进心理健康可从以下方面着手。

（1）讲究科学断奶：断奶对婴儿来说是件大事，常因处理不当而对其幼小的心灵造成重大的精神刺激。因此，断奶前要有计划地逐渐减少哺乳次数，同时增加辅助食品，使断奶过程得以顺利进行。

（2）加强口语训练：婴儿学习语言的过程便是心理发展的过程。要充分利用周围的环境激发婴儿说话的兴趣，提高他们理解和应用语言的能力。开始先教一些简单的词汇，并不断地增进他们的词汇量，继而学儿歌、讲故事等。通过循序渐进地语言训练，促进其智力的发展。

（3）提供多项活动：脑发育的关键是感觉整合训练，即同时进行五种以上的感觉刺激，包括皮肤、前庭、肌肉、关节感受器以及视、听、嗅、味和内脏感受器等。而提供上述刺激的最好途径就是各种丰富多彩的活动,如爬行、坐滑板、荡秋千、玩球类、走平衡木、垫上运动等。这些感觉技能的训练不仅提高孩子动作的协调性,也使孩子学会综合地认识事物,有助于将来对人对事全面准确地认识和理解,还可以避免出现"感觉统合失调"。

(4) 培养良好习惯:良好的习惯培养和科学的行为训练,对于孩子独立性的形成和个性的发展有很大的影响。包括饮食习惯、睡眠习惯、卫生习惯和大小便习惯等。大小便的控制训练不要过早,应在22个月时开始为宜。培养过程中应本着多赞扬、鼓励,少批评、斥责的原则,对其出现的不良行为应及时纠正,以利于身心的健康发展。

3. 幼儿期的心理健康　幼儿期又称学龄前期。这是智力、情感、意志、性格发展的重要时期。此期幼儿的大脑发育已接近成年人,言语表达由情境性言语发展为连贯性言语,并能较好地用言语控制自己的行为;情绪体验丰富,但缺乏控制;思维活动以形象思维为主,并出现简单的逻辑思维和判断能力,想象力丰富;5岁时已有稳定的性别角色,并开始形成个性,自我意识进一步发展,出现了与成年人的对抗和不合作行为,称为心理发展的"第一反抗期"。俗话说:"三岁看大,七岁看老",幼儿的心身健康将影响其一生。所以要从以下几方面着手促进幼儿的心理健康。

(1) 开展丰富多彩的游戏活动:游戏是幼儿的主导活动,可以使幼儿的思维、想象和创造能力得到开发;使身体的平衡功能和反应速度得到提高;同时还可以培养他们团结合作、克服困难的精神以及遵守社会规范和人际交往的能力。

(2) 营造温馨和谐的家庭环境:家庭是儿童的主要生活环境,温暖和睦的家庭气氛能给予孩子愉快的心境,对培养良好的情感和性格、形成终生道德情操具有十分重要的意义。父母离异容易使幼儿产生自卑心理和不良行为,如退缩、孤僻、好斗、攻击等。

(3) 实施平等民主的家庭教育:幼儿是性格形成的关键期,他们在家庭中的地位和扮演的角色,都将对其成人后的性格产生巨大影响。所以对孩子的爱护应该是尊重、平等、民主的,但不应溺爱。要多表扬、少批评,因为赞美是幼儿心理发展的最好催化剂。用成人的眼光去要求和评价幼儿的行为或孩子犯有"错误"后给以严厉的责罚,都将影响孩子的自尊和自信,不利于孩子健康心理的形成。但也不能以孩子为中心,使其养成任性、无礼、自私、缺乏独立性等不良性格,这将严重影响其成人后的社会适应。

(4) 养成良好的行为习惯:自己动手做力所能及的事,如吃饭、穿脱衣服和个人生活的自我服务等;并养成乐于助人的好习惯,以体现自我的价值;还要学会独立处理一些简单的人际关系,在人前应顺其自然地让孩子自己回答问题,如果孩子出现一些失误,也应以适当的方式加以指正。

4. 童年期的心理健康　童年期也称学龄期。此期儿童开始接受正规教育,因此他们的生活内容、生活环境和交往范围都发生了巨大的变化,心理的发展产生了质的飞跃。培养孩子正确的学习动机、学习态度和学习习惯成为这一时期心理健康的重要内容。

(1) 激发儿童的学习兴趣:培养和激发儿童的学习动机与兴趣,是使其日后能够自主学习的最好途径。对儿童最有效的激励方法是表扬,这一时期的学生得到老师和家长的肯定或认可是非常重要的。老师应对学生一视同仁,这是维护儿童自尊、激励学生向上的动力,使孩子学会学习、乐于学习,避免厌学、敌意、逆反和攻击等消极心理的产生。

(2) 提高儿童的适应能力:要做好从幼儿园进入小学的衔接工作,有意识地创造条件和机会，让孩子尽早学会融入集体之中，引导他们尽快地适应学校的环境并热爱学校生活，使其能够轻松愉快的进行学习。

(3) 注重非智力品质的培养：非智力品质包括动机、兴趣、情绪、意志、性格、气质等各种心理活动领域。非智力品质能支持一个人的智力活动，提高学习质量，并促进智力的发展。应该注意了解和理解孩子的内心世界，设法同他们建立平等、信任的朋友关系，以便能更好地帮助他们养成积极好学、独立果断、关心他人、诚实自信、严于律己、宽以待人的心理品质。还要适当地进行挫折教育，提高他们的意志力、竞争力和承受能力，为日后能较好地适应社会环境打下良好的基础。

### （三）少年期的心理健康

少年期是指11、12岁至14、15岁的年龄阶段，正处于青春发育期，有人把这一时期称为心理发展的“第二反抗期”。这是个体由儿童走向成人的过渡时期，也是生理、心理、行为等各方面从未成熟走向成熟，从未定型走向定型的剧烈变化时期。这一时期最突出的特点是性的发育、成人感的出现和自我意识的飞跃发展。所谓自我意识是指人类个体对自我的总体认识和评价。一个人能否顺利、健康地度过青春期，决定着一个人能否幸福地享有整个人生。因此要从以下方面着手抓好少年期的心理健康。

1. 进行科学的性教育　青春期是对性的迷茫时期，也是个体性观念形成和发展的关键时期。所以要对他们进行科学的性生理、性心理、性道德与性法制的教育，让他们正确认识月经、遗精、性梦等正常生理和心理现象，消除性紧张和性困惑，学会正确地与异性交往，帮助他们发展健康的性心理。

2. 发展成熟的自我意识　成人感和独立性是少年期自我意识发展的标志，此时他们极想摆脱对父母的依赖，也要求父母把自己当作“成人”看待，希望能尊重他们的意志和人格，讨厌过分的关心、监护和说教。因此，家长和老师应该尊重他们的地位和权利，对他们的评价要恰如其分，帮助他们用客观全面的观点看待他人和自己。

3. 学会正确的人际交往　少年期因为成人感和自我闭锁性心理特征的出现，与人的交往上会出现一些问题和困难。如与成人的“代沟”、与同学的结伙或不合群、与老师的对立或故意捣乱等。所以要教会他们处理各种人际关系的技巧，避免不良情绪的产生，以保持心理健康。

4. 建立良好的亲子关系　由于自我意识的迅速发展，而辨别是非的能力又相对滞后，少年期的孩子往往容易出现带有情绪性的逆反心理，对父母和老师的言行持否定态度，久而久之还可能导致矛盾激化，出现行为上的违拗、态度上的抵触、情感上的冷漠现象。因此父母要正确地处理好亲子关系，不要将孩子与其他孩子攀比，在与孩子相处时，要与孩子建立起朋友式的关系，尊重他们的自主权与隐私权，多指导少指责，多帮助少干涉。以身作则，在孩子面前树立良好的榜样，使孩子顺利度过人生的“心理断乳期”。

### （四）青年期的心理健康

青年期是指16～35岁的年龄阶段。分为青年早期(16～18岁)、青年中期(18～25岁)、青年晚期(25～35岁)。这是一个人生理与心理诸方面发展成熟的重要阶段，其主要特征就是性的成熟、自我意识的确立和社会化过程的完善。这一阶段个体心理健康的基本框架是由生物、心理和社会行为发展的协调与统一构成的。重点从以下几方面着手。

1. 塑造健康的自我意识 “人贵有自知之明”,一个人能清楚地了解自己是非常重要的。青年要培养符合实际的自我认识、辩证的自我评价、积极的自我体验和严格的自我调控。学会接纳自己,逐步完善自我,科学地对待自己的过去,恰当地确立自我发展的方向,实实在在地把握现在。只有这样,才能在社会情境中找到自己恰当的位置,才能理解他人、尊重他人,与环境和谐相处,被社会所接纳。

2. 树立正确的恋爱观 青年时期,身体各器官组织已发育成熟,由性生理成熟引发的性意识觉醒,必然会启动恋爱行为的产生。而当恋爱行为受到家庭、社会、道德以及个体自身因素的制约而适应不良时,就会产生恋爱心理问题。如早恋、单恋、失恋和恋爱嫉妒等,从而造成对自己、对他人和对社会的消极影响。要预防或克服这些问题,就要能够正确地对待恋爱,能够加强爱的能力学习,并提高对恋爱挫折的处理能力。要正确地把握恋爱与事业、恋爱与道德、爱情与友谊这三个方面的关系,保持健康的恋爱心理。

3. 培养良好的择业心态 人为了生存和发展,在社会中总要寻求一个适合于自己的职业,这就是择业。青年处于择业的关键时期,在择业过程中常出现一些共同的心态。例如,美好理想与残酷现实的脱离、激烈竞争带来的焦虑紧张、强烈的无用感带来的对进入社会的恐惧和失望等。所以正确的择业观念和必要的择业技巧对青年显得十分重要。首先要让他们端正职业意识,因为不少人在选择时对一些职业有偏见,较多地考虑地位和收入,而较少考虑其社会价值,这很容易使青年产生心理困扰。因此要纠正职业意识偏差,学会处理远大理想与现实需要的关系。另外,要积极培养对职业的浓厚兴趣,有了兴趣才能在工作中获得良好的情感体验,才能充分发挥自身的潜能并创造性地开展工作。

### (五)中年期的心理健康

中年期是指35~60岁这段时期。其中,中年后期的一段过渡时期又称更年期。中年期不仅是发挥个体智力与创造力的最佳年龄时期,也是人格成熟和稳定的时期。此时他们有着丰富的社会经验,形成了相对稳定的人生观和世界观。这为其担负“社会中坚”和“家庭栋梁”的角色创造了条件。但是也正是由于这些社会责任、家庭负担和子女教育等压力的增多,加之这一时期生理功能开始衰退,使他们在许多时候都力不从心,继而出现一系列的心理和躯体问题。可以说,中年期是既值得骄傲,又令人担忧的时期。成熟与收获、困扰与压力构成了中年人的基本心理框架。所以关注中年人的心理健康对于社会的进步与发展、家庭的和睦与稳定、子女的教育与成才都有着十分重要的意义。中年心理健康的重点如下。

1. 改善人际关系,保持情绪健康 人际关系紧张是中年期心理紧张的重要原因之一。中年人扮演着诸多的社会角色,人际关系复杂,很容易引起各种心理冲突而有害身心健康。因此,中年人要确立正确的角色意识,形成相应的角色行为,防止角色模糊和角色紊乱。如一个领导者在单位行使领导的权利,在家则须尽到人夫和人父之责。要妥善处理好上下级之间、同事之间、朋友之间、家庭之间的关系,以积极、豁达的心态对待社会地位、工作环境和生活状态等元素的变迁,保持健康的情绪。

2. 加强体育锻炼,注意劳逸结合 要对自己的体力和能力有正确的认识和评估,凡事要量力而行，不要超负荷工作。还要注意劳逸结合，坚持体育锻炼和必要的娱乐活动，保持智力和体力的平衡发展。

3. 注重保健措施，防止心身疾病　中年人承受着一生中最重的心理负荷，繁忙的工作和高度的责任心往往使他们无暇顾及自己的身体，因此，疾病的早期征兆往往被遗漏而延误了诊治。所以中年人要特别重视按时做身体检查和心理保健，发现问题及时就医。

4. 注意更年期心理卫生　更年期是中年进入老年、成熟走向衰老的过渡时期，女性一般在45～55岁，男性一般在50～60岁。这是人的一生中从生理到心理变化比较剧烈的又一时期，有人把这一时期称为"多事之秋"。人到了更年期，由于机体内分泌和自主神经功能改变以及大脑皮层兴奋和抑制过程的不均衡，会出现程度不同的情绪改变，如容易烦躁、激动、失眠、多梦、恐惧、敏感多疑、喜怒无常或情绪低落等。对此要注意三方面的心理保健。

（1）了解更年期的有关知识：有些人由于缺乏更年期的心理准备和必要知识，一旦出现不适，就感到紧张、焦虑、抑郁等，甚至到处求医问药，把自己当作"病人"。对此，应使处于更年期的人了解有关更年期的保健常识，努力帮助他们消除恐慌和疑虑心理，并形成积极乐观的生活态度，使他们从知识和心理上有准备地去适应自己身心的变化。

（2）提高自我调节与控制的能力：更年期的身心变化易使个体产生情绪不稳、烦躁不安。必须学会和提高自我调节和自我控制的能力，保持情绪乐观。要避免过分疲劳，合理安排饮食起居，保持良好的生活习惯。

（3）争取家庭和社会的支持：家庭成员应该给予充分的关心和理解，工作单位也应当在工作上给予照顾，自己也应该主动争取人际关系中的积极因素，必要时求助心理医生的帮助，使个体能够平稳顺利地度过更年期。

### （六）老年期的心理健康

一般将60岁以上的个体称为老年人。人到老年，心身逐渐衰老，再加上角色转变、经济困扰、家庭冲突以及意外刺激等因素的影响，使老年人的心身健康受到极大的威胁。由此而产生孤独感、固执、自卑、多疑等心理问题。因此，有针对性地做好老年人的心理保健工作，对于提高老年人的生活质量，使之能安度晚年显得至关重要。

1. 增强社会适应　这是保持心理健康的前提。老年人应走出家门，加强人际交往，主动更新观念和适应新的角色。自觉调整心态，减少心理上的失落感，多交朋友，积极地融入老年群体中去，真正体会和享受老有所乐、老有所为的高质量晚年生活。

2. 加强脑体活动　这是延缓心理衰老的关键。适当的脑力劳动和体育活动，可延缓脑功能和躯体功能的衰退。应多与社会接触，积极参加力所能及的活动，如看报、慢跑、打太极拳等，有规律地生活，力求身心健康。

3. 改善家庭关系　这是维持心情愉快的保证。家庭人际关系是一种特殊的社会关系，是多维度与多层次的。既有平行的夫妻关系，也有纵向的血缘关系，还有非平行、非血缘的婆媳关系和翁婿关系等。因此，和谐的家庭人际关系有利于老年人的情绪稳定，消除孤独感，提高晚年的生活质量。

4. 保持乐观情绪　这是促进身心健康的良药。老年人要尽量保持乐观的心情和年轻的心态,不畏老、不服老,永葆心理年轻。还要善于主动排解不良情绪和孤独感,凡事少计较,做到"得之淡然,失之泰然""难得糊涂""知足常乐",以乐观的态度安度晚年。

5. 纠正不良行为　这是防治心身疾病的根本。许多老年疾病,包括心脑血管病、糖尿病、恶性肿瘤等常见病都与社会因素,特别是不良生活方式和行为有关,如吸烟、酗酒、高糖和高盐饮食、暴饮暴食、不爱运动、滥用药物、生活无规律等。所以老年人应注意纠正不良的行为方式,培养良好的生活习惯。

## 第二节　心理应激

### 一、概述

#### (一)心理应激的概念

应激(stress)最早是由加拿大生理学家塞里(H Selye)引入医学的。他认为应激是机体对伤害性刺激的一系列非特异性的适应性反应。简单地说,就是当受到应激作用时,人就会产生一种相应的反应,并在新的情况下逐渐地适应。如果人不能适应这种刺激,就可能在生理上或心理上产生异常,甚至可能发生疾病,塞里称之为一般适应综合征(general adaptation syndrome, GAS)。一般适应综合征是个体在持续存在的刺激下所出现的生理反应,其过程分为警觉期、抵抗期和衰竭期三个阶段。

(1) 警觉期:此期是机体动员体内的整体防御能力以对抗有害刺激,故又称动员阶段。表现为血糖、血压升高,心率、呼吸加快,心、脑血流量增加等。

(2) 抵抗期:如果有害刺激持续存在,机体将通过提高体内的结构和功能水平以增强防御能力,从而抵抗有害性刺激。此期机体对体内各种资源的进一步动员并大量被消耗,使生理反应超过正常状态,机体处于易感状态,这是心身疾病发病的先兆。

(3) 衰竭期:由于伤害性刺激持续作用,各种资源耗竭,防御手段已不起作用,机体转入衰竭阶段。此时机体的内环境明显失衡,开始出现一些病理性改变和疾病症状。

准确地说,塞里的这种应激学说只局限于生理应激的领域。

心理应激(psychological stress)的概念是相对于塞里的生理应激而引申出来的。它是指个体在察觉需求与满足需求的能力不平衡时,倾向于通过整体心理和生理反应进行适应的过程。其中需求是个体产生应激的源泉,来自生理、心理、社会、文化等方面;能力是个体应对应激时可利用的各种资源,包括个性心理、应对能力、身体素质、社会支持等;察觉即个体的认知与评价。

#### (二)心理应激的过程

为了便于理解,研究者们把一个应激过程归纳为四个部分,即应激输入、应激中介、应激反应和应激结果(图 1-5-1)。

要指出的是,应激过程中的各部分之间并没有清晰的界线,它们在应激过程中究竟是原因、结果还是影响因素并不是固定不变的。例如,个人评价和应对方式是影响应激的中间变

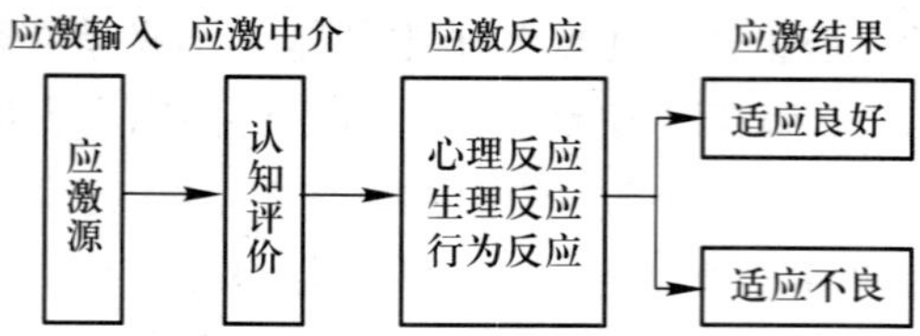


图 1－5－1 心理应激过程模式

量，但有时也可以是应激反应的组成部分。而且各变量之间存在交互作用关系，不同人格特征的人会做出不同的认知评价，不同的评价结果会导致不同的应对方式，从而也就有不同的反应结果，而结果又反过来强化或削弱应对方式的采用。

## 二、应激输入

### （一）概念

输入即进入或传入的意思。应激输入（stress import）是个体感知应激源的过程，即引起机体产生应激反应的那些“紧张刺激”或“环境需求”等信息作用于机体的过程。它是整个应激过程的起始部分。

### （二）应激源

应激源（stressor）是指环境对个体提出的各种需求，经个体认知评价后可以引起心理和生理反应的刺激。亦称为生活事件（life events）。生活中的刺激十分广泛，但只有在被个体评价为对自身有威胁或挑战并引起反应时，才称为应激源。应激源依据来源不同可分为四类：躯体性应激源、心理性应激源、社会性应激源和文化性应激源。

1. 躯体性应激源　是指直接作用于机体而产生应激反应的刺激。包括各种物理性、化学性和生物性刺激物。例如，高温、低温、强烈的噪声、损伤、微生物和疾病等。

2. 心理性应激源　是指来自人们头脑中的紧张性信息。包括各种心理冲突、过高期望值、不祥预感等。

3. 社会性应激源　是指引起应激反应的社会事件、情景的改变所造成的刺激。包括大到诸如社会与经济变革、战争等，小到诸如考试、就业、失恋、升职、结婚、离婚、车祸、亲人患病等日常生活琐事。

4. 文化性应激源　是指因语言、风俗、习惯、生活方式、宗教信仰等改变造成的刺激或情境。这种影响是持久和深刻的。

为了以定量和定性的方法来衡量社会生活事件对人体的影响，1967 年美国华盛顿大学医学院教授霍尔姆斯（Holmes）及雷赫（Rahe）经过调查研究，编制了一份生活事件目录表，称为“社会再适应评定量表”。该评定量表列出了 43 种生活变化事件，并以生活变化单位（life change units，LCU）为指标加以评分，用以检测生活事件对个体的心理刺激强度（表 1－5－1）。

表 1-5-1 社会再适应评定量表(SRRS)

| 生活事件 | LCU 分 | 生活事件 | LCU 分 |
|---|---|---|---|
| 1. 配偶死亡 | 100 | 23. 子女离家 | 29 |
| 2. 离婚 | 73 | 24. 姻亲纠纷 | 29 |
| 3. 夫妇分居 | 65 | 25. 个人取得显著成就 | 28 |
| 4. 坐牢 | 63 | 26. 配偶参加或停止工作 | 26 |
| 5. 亲密家庭成员丧亡 | 63 | 27. 入学或毕业 | 26 |
| 6. 个人受伤或患病 | 53 | 28. 生活条件变化 | 25 |
| 7. 结婚 | 50 | 29. 个人习惯的改变(如衣着、习俗交际等) | 24 |
| 8. 被解雇 | 47 | 30. 与上级矛盾 | 23 |
| 9. 复婚 | 45 | 31. 工作时间或条件的变化 | 20 |
| 10. 退休 | 45 | 32. 迁居 | 20 |
| 11. 家庭成员健康变化 | 44 | 33. 转学 | 20 |
| 12. 妊娠 | 40 | 34. 消遣娱乐的变化 | 19 |
| 13. 性功能障碍 | 39 | 35. 宗教活动的变化(远多于或少于正常) | 19 |
| 14. 增加新的家庭成员(如出生、过继等) | 39 | 36. 社会活动的变化 | 18 |
| 15. 业务上的再调整 | 39 | 37. 少量负债 | 17 |
| 16. 经济状态的变化 | 38 | 38. 睡眠习惯变异 | 16 |
| 17. 好友丧亡 | 37 | 39. 生活在一起的家庭人数变化 | 15 |
| 18. 改行 | 36 | 40. 饮食习惯变异 | 15 |
| 19. 夫妻多次吵架 | 35 | 41. 休假 | 13 |
| 20. 中等负债 | 31 | 42. 圣诞节 | 12 |
| 21. 取消赎回抵押品 | 30 | 43. 微小的违法行为(如违章穿马路) | 11 |
| 22. 所担负工作责任方面的变化 | 29 | | |

(资料来源:转引自 Griffiths P, psychology and Medicine, 1981)

霍尔姆斯发现,一年内生活变化单位小于 150 分者,来年基本健康;若在 150 ~ 300 分者,次年患病的可能性为 50%;若大于 300 分者,次年患病的可能性达 86%。

## 三、应激中介

### (一) 概念

应激中介(stress medium)是个体对感知到的应激源进行认知评价的过程。即机体将传入信息(应激源或环境需求)转变为输出信息(应激反应)的内在加工过程。它是应激的中间环节,也是应激反应发生与否的关键环节。

当个体遇到刺激时，个体将会从自身角度对刺激的性质、程度和可能的危害等情况做出估计，一般说来，刺激的发生我们都能感知，但不是对所有刺激都产生应激反应。原因在于认知评价在应激输入和应激反应之间起着关键性作用。也就是说，一件事情不管它是否真正对我们有威胁，只要个体“认为”它有威胁，就会引起心理应激反应。

### （二）认知评价的过程

认知评价的过程分为两步，初级评价（primary appraisal）和次级评价（secondary appraisal）（图 1－5－2）。

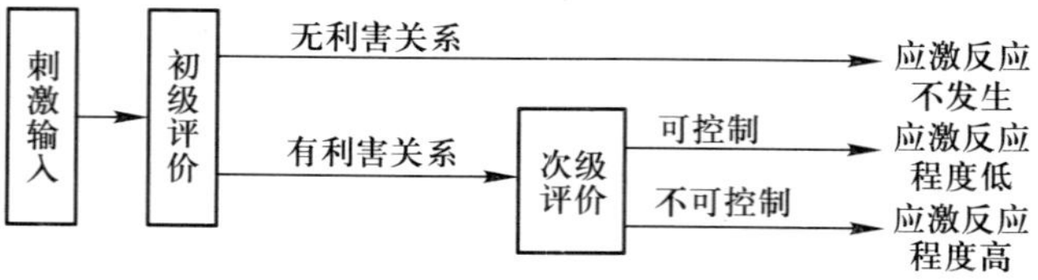


图 1－5－2　认知评价过程

1. 初级评价　当个体感知到内外环境的刺激时，立即通过认知活动判断其是否与自己有利害关系，称初级评价。如果个体对感知到的刺激评价为与自己没有利害关系，即没有威胁，也不是个挑战，则不发生应激反应。如果评价为有利害关系则刺激成为应激源，并对应激源进行再一次评价。

2. 次级评价　当初级评价与自己有关系，个体就会立即对自己的能力是否可以控制应激源做出再一次评价，称为次级评价。次级评价主要是评估个体对应激源的应对方式和应对资源能否有效应对。如果评价为个体有能力应对，则应激反应程度低；如果评价为个体无法有效应对，即个体没有能力控制，则应激反应强烈。

次级评价为可控制或不可控制时，其引起的应对方式也不相同。当应激源被个体评价为可控制时，个体倾向于采用问题集中性应对，一般会产生较好的应对效果，反之，个体则倾向于情绪集中性应对。

### （三）影响认知评价的因素

认知评价在应激过程中具有关键性作用。对同一应激源，不同个体认知评价的结果不一定相同；不同的应激源，同一个体对其认知评价也可能相同。其原因是影响个体认知评价的因素很多，主要来自三个方面：应激源、个体和社会。

1. 应激源方面　应激源影响个体认知评价主要表现在强度、持续时间、涉及范围、可控制性和发生方式等方面。

应激源的强度如参加体育比赛时，遇上知名运动员和不知名的新手，认知评价就会不一样；应激源持续的时间越长，负性的评价越强，应激反应也越持久，对心身的影响也就越大，如长时间的紧张学习或工作、人际关系长时间紧张等；应激源涉及个体的范围越广，负性的评价越强，应激反应就越强烈；社会对应激源的控制方法越多，则负性评价越少，如临床对细菌性感染与癌症的有效治疗方法和效果不同，患者对其评价也不同；刺激的发生方式也影响人的认知评价，如一个人听到自己的亲人因交通事故而不幸身亡和听到一个久病不起的亲人亡故后所引起的内心震动是不一样的，这是因为一个是突然发生，而另一个已有心理准备。

2. 个体方面　个体的主观因素主要包括个体的人格特征、情绪和动机、个体的需要和期望值、个体过去的生活经历等几方面。

人格特征因素主要是影响个体对各种内外刺激的认知倾向，从而影响对个人现状的评估。例如，事业心太强或性格太脆弱的人容易感到事情成败的压力，而出现应激。人格有缺陷的人往往存在非理性的认知偏差，使个体对各种内外刺激发生评价上的偏差，可以导致较多的心身症状。

情绪和动机状况也会不同程度地影响个体的认知评价。例如，参加同一场考试的学生，有的因重视、担心考试的成绩而感到紧张、焦虑，甚至失眠、头疼，有的则觉得考试无所谓而放松，无明显的身心反应。

个体的需要和期望值过高，往往是心理压力和心理应激的来源，应根据实际情况，正确估计自己的能力，建立适宜的期望值，以便减轻应激强度。

个体过去的生活经历，尤其是心理应激经历可提高在日后生活中的应对和适应能力，从而能更好地耐受紧张性刺激物和致病因子的侵袭。

3. 社会方面　在社会方面对个体认知评价的影响因素主要是个体可利用的社会资源。它包括亲属、朋友、同事等社会人以及家庭、单位、社团等组织所提供的精神和物质。这些社会资源在应激过程中构成了对个体的社会支持，个体在认知评价阶段可利用这些外部资源进行评价，从而减轻应激的作用。

## 四、应激反应

应激反应(stress reaction)是指机体因应激所做出整体的变化过程。即个体经认知评价而察觉到应激源的威胁后所引起的生理、心理、行为等方面的变化，通常称为应激的心身反应(psychosomatic response)。应激反应的本质是个体对内外刺激(内外环境的需求)所作出的适应性反应，以保护个体在自然和社会环境中的生存。如果应激反应过强、过久则过度耗费个体的能量储备，导致机体结构或功能损害，引起疾病。

### (一) 心理反应

个体对应激的心理反应主要表现在认知、情绪和意志三个方面。

1. 认知反应　个体评价为可控的或轻度的应激状态有助于增强感知，活跃思维，提高认识能力，有利于问题的解决。但若应激过强或评价为不可控的，则对认识活动产生不良影响，出现感知过敏或歪曲、思维迟钝或紊乱、判断力和定向力失误、洞察力减退、自我评价能力降低等现象。其原因一是强烈的焦虑情绪和冲动行为破坏了人们心理上的内稳定状态，二是与不能恰当使用自我防御机制有关，妨碍和歪曲了对应激源的认识。

2. 情绪反应　个体在应激时产生什么样的情绪反应以及其强度如何，受很多因素的影响，差异很大。常见的情绪反应有以下几种。

(1) 焦虑(anxiety):是应激反应中最常出现的情绪反应,是人预期将要发生危险或不良后果时所表现的紧张、恐惧和担心等情绪状态。在心理应激条件下,适度的焦虑可提高人的警觉水平,伴随焦虑产生的交感神经系统的激活可提高人对环境的适应和应对能力,是一种保护性反应。但如果焦虑过度或不适当,则会妨碍人准确地认识、分析和考察自己所面临的挑战和环境条件,从而难以做出符合理性的判断和决定。

(2) 恐惧(fear):是一种企图摆脱已经明确的有特定危险(会受到伤害或生命受威胁)的情景时的情绪状态。适当的恐惧可帮助个体对自己的行为有所控制,有助于促进积极的应对行为。如驶入危险地段的司机会更加注意行车安全。但重度的恐惧使人的感知范围狭窄,思维刻板,甚至可能导致认知能力暂时性的完全丧失。

(3) 愤怒(anger):是与挫折和威胁有关的情绪状态。由于目标受到阻碍,自尊心受到打击,为排除阻碍或恢复自尊,常可激起愤怒。愤怒时交感神经兴奋,肾上腺分泌增加,因而心率加快,心输出量增加,血液重新分配,支气管扩张,肝糖原分解,并多伴有攻击性行为。适度愤怒产生的攻击性有助于克服障碍,也有利于个体做主动性应对以保护自身安全。但过度的愤怒则会丧失理智,失去自控而降低应对能力,导致不良后果。患者的愤怒情绪往往成为医患关系紧张的一种原因。

(4)抑郁(depression):表现为悲哀、寂寞、孤独、丧失感和厌世感等复合的消极情绪状态,多伴失眠、食欲减退、性欲降低等。抑郁常由亲人丧亡、失恋、失学、失业,遭受重大挫折和长期病痛等原因引起。中年以后尤其是中年以后事业无成者更易发生抑郁。抑郁有时还能导致自杀,故对有这种情绪反应的人应该深入了解有无消极厌世情绪,并采取适当措施加以防范。

3. 意志反应　适当的刺激和压力能有效地调动机体的积极因素,从而激发人的斗志,帮助人们驱走惰性,促使人奋进。英国哲学家培根说过:“超越自然的奇迹多是在对逆境的征服中出现的。”人们最出色的工作往往是在逆境中做出的。所以心理学家把轻度的应激比作“精神补品”,因为每战胜一次挫折,都强化了自身的力量,为下一次应付挫折提供了“精神力量”。但如果应激程度过强或应激时间过长,便容易摧毁一个人的意志力,使人变得冷漠、孤独和自卑。

由上可知,应激的心理反应可以是积极的,也可以是消极的。积极的心理反应是指适度的皮层唤醒和情绪唤起、注意力集中、积极的思维和动机的调整。这种反应有利于机体对反馈信息的再评价、应对策略的抉择和应对能力的发挥。消极的心理反应是指过度的皮层唤醒、过分的情绪唤起(激动)或低落(抑郁)、认知能力降低、自我概念不清等。这类反应妨碍个体正确地评价现实情境、选择应对策略和正常应对能力的发挥。

### (二) 生理反应

应激状态下,个体为了应对紧张和压力,会发生生理适应性反应。生理反应涉及神经系统、内分泌系统、免疫系统等,影响遍及全身。

1. 神经机制　该机制主要通过交感神经 – 肾上腺髓质轴进行调节。应激刺激被中枢神经接收、加工和整合后,将冲动传递到下丘脑,使交感神经 – 肾上腺髓质轴被激活,释放大量的肾上腺素等生物活性物质,引起心率加快、血压升高等一系列躯体功能和脏器活动的变化,为机体应对应激提供保证。如果应激源过强或持久存在,则可导致疾病。

2. 神经 – 内分泌机制　该机制主要通过下丘脑 – 腺垂体 – 靶腺轴进行调节。当应激源作用强烈或持久时,冲动传递到下丘脑引起促肾上腺皮质激素释放因子分泌,通过脑垂体门脉系统作用于腺垂体,促使腺垂体释放促肾上腺皮质激素,进而促进肾上腺皮质激素特别是糖皮质激素的合成与分泌,从而引起一系列生理变化,包括血糖升高,促进蛋白质分解,减少抗体等。研究发现,当人在飞行跳伞、阵地作战、预期手术、参加考试等应激情况下,都有肾上腺皮质和肾上腺髓质被激活。在应激反应中,胰腺和甲状腺也起一定作用。实验证明,应激状态下分解代谢类激素如皮质激素、甲状腺激素分泌增加,而合成代谢类激素如胰岛素、睾丸素、生长激素等分泌减少;在恢复阶段这些变化正好相反。这些生理变化为机体适应环境奠定了一定的物质基础,例如由于分解代谢类激素水平升高,促进糖原、脂肪和蛋白质分解,为机体在应激情况下提供必要的能量。

3. 神经－内分泌－免疫机制　免疫系统并非一个功能自主的单位,在应激反应中,免疫系统与中枢神经系统和内分泌系统进行着双向性调节。研究表明,应激对免疫系统的功能有显著的影响。一般认为,短暂而不太强烈的应激不影响或略微增强免疫功能,强烈的应激则明显抑制细胞免疫功能,长期较强烈的应激会损害下丘脑,造成皮质激素分泌过多,使内环境严重紊乱,从而导致胸腺和淋巴组织退化或萎缩,抗体反应抑制,巨噬细胞活动能力下降,嗜酸性粒细胞减少和阻滞中性粒细胞向炎症部位移动等一系列变化,从而造成免疫功能抑制,降低机体对抗感染、变态反应和自身免疫的能力。

总之,应激状态下的生理反应既是机体对应激源的适应调整活动,又是导致疾病的机制。它们有助于机体适应应激源所造成的变化,恢复内稳态。但如果它们过于剧烈和持久,则可引起机体神经系统、内分泌系统和免疫系统生理功能的紊乱与失衡,损害人的适应能力,从而引发身心症状和机体对疾病的易感状态,导致疾病。

### （三）行为反应

伴随应激的心理反应,个体在外表行为上也会发生改变,这是个体为缓冲应激源对个体自身的影响,摆脱心身紧张状态而采取的应对行为策略,以顺应环境的需要。主要有以下几种。

1. 逃避与回避　这是为了远离应激源而采取的行为。逃避(escape)是指已经接触到应激源后而采取的远离应激源的行动;回避(avoidance)是指个体知道应激源将要出现,在未接触应激源之前就采取行动远离应激源。两者的目的都是为了摆脱负性情绪。

2. 退化与依赖　退化(regression)是当人受到挫折或遭遇应激时,放弃成年人应对方式而使用幼儿时期的方式应付环境变化或满足自己的欲望。退化行为主要是为了获得别人的同情支持和照顾,以减轻心理上的压力和痛苦。退化行为必然会伴随产生依赖(dependence)心理和行为,即依靠别人关心照顾而不是自己去努力完成本应自己去做的事情。退化与依赖多见于病情危重经抢救脱险后的患者以及慢性患者之中。

3. 敌对与攻击　敌对与攻击的共同心理基础是愤怒。敌对(hostility)是内心有攻击的欲望,表现出来的是不友好、谩骂、憎恨或羞辱别人。攻击(attack)是在应激刺激下个体以攻击方式做出反应,攻击对象可以是人或物,可以针对别人也可以针对自己。例如,临床上某些患者表现不肯服药或拒绝接受治疗,表现自损自伤行为,包括自己拔掉引流管、输液管等。

4. 无助与自怜　无助(helplessness)是一种无能为力、无所适从、听天由命的行为状态。通常是由于反复应对不能成功,而对应激情境产生无法控制感。其心理基础包含了一定的抑郁成分。无助使人不能主动摆脱不利的情境，从而对个体造成伤害性影响。自怜（self-pity）即自怨自艾，对自己怜悯惋惜，其心理基础包含对自身的焦虑和愤怒等成分。自怜多见于独居、对外界环境缺乏兴趣者，当他们遭遇应激时常独自哀叹、缺乏安全感和自尊心。

5. 物质滥用　某些人在心理冲突或应激情况下会以习惯性的饮酒、吸烟或服用某些药物的行为方式来转换自己对应激的行为反应方式。尽管这些物质滥用对身体没有益处，但这些不良行为能达到暂时麻痹自己、摆脱烦恼。

## 五、应激结果

心理应激在每一个人的生活中都是不可避免的，但应激的结果却因人而异。心理应激就像是一柄双刃剑，对人体的健康既有积极作用，也有消极影响，所以应激的结果也有适应良好和适应不良两种。

### （一）适应良好

适应是个体在应激状态下通过改变自身，以维持内外环境最佳平衡的动态反应过程。适度的心理应激对人的心身健康和功能活动起促进作用，使人产生良好的适应结果，而适应良好时身体健康、自信乐观，能有效地应对应激源，以维持个体的平衡。

### （二）适应不良

持续的高强度应激使人适应不良，造成个体对疾病的易感状态，引起心理和生理上的病理性改变，或加重已有的精神疾病和躯体疾病，成为个体身体不适、精神痛苦、就医求助的根源。

## 六、应对

### （一）应对的概念

应对（coping）又称应付或应对策略（coping strategy），是个体对应激源及因应激源而出现的自身不平衡状态所采取的认知和行为措施。在应激过程中，会产生各种各样的应对策略，而应对策略的选择和使用在很大程度上依赖于个体对应激情境可以改变与否的评价，究竟哪些应对方式更适用并没有固定的界限。

### （二）应对的类型

人类对应激的应对方式是多维的，所以分类也是多角度的。

1. 从应对的指向性来分　可分为情绪集中性应对（emtion-focused coping）和问题集中性应对（problem-focused coping）。前者不影响应激源，只控制或改变自己对应激情境的情绪反应。因为有些时候，人们根本没有可利用的资源来应对当时的情境。例如，空难、地震、亲人亡故等，这时只能降低情绪反应。后者是直接指向应激源，管理或改变应激情境，通过解决问题而缓解应激。如身体上有不适，就通过请医生进行检查和治疗来确诊和消除不适。

2. 从应对者的态度来分　可分为消极应对和积极应对。持消极应对态度者对危险情境的典型反应是回避，尽量不去想这个可能引起应激的情境，比如某人因要接受手术而紧张，他就拖延做手术的时间。相反,持积极态度的人应对压力时的典型反应是尽可能多、尽可能快地寻找解决问题的办法,然后采取最有效的行动。研究发现,消极应对通常在一段时间内比较有效。例如,在公共汽车上遭窃感到很气愤时,人们可能会安慰自己破财免灾,不久怒气就烟消云散了。但生活中有许多问题是不会消失的。例如,学习成绩差、夫妻关系不和睦等。

3. 从应对活动的主体角度分　可分为心理活动(如再评价)、行为操作(如回避)和躯体变化(如放松)。

4. 从应对有无意识角度分　可分为无意识应对和有意识应对。前者是指个体未意识到的应对,即心理防御机制;后者是指个体意识到的一些应对。如改变认知、修订目标、寻求社会支持、宣泄和放松等。无意识应对方式通过训练可转变为有意识的习惯化的应对方式,如否认、升华、幽默等。

### (三)应对的方法

1. 合理使用心理防御机制　心理防御机制(defense mechanism)最早由弗洛伊德提出,为精神分析理论的主要内容之一。它是个体在应激情况下难以做出直接应对时,为减轻心理痛苦和不愉快情绪,由潜意识自动采用的防御性策略。心理防御机制有两种作用,积极作用是可以暂时减轻心理痛苦和不安,消极作用就是逃避现实,“自欺欺人”。因此,运用心理防御机制一定要适当,使用不当或过多依赖都是不妥的,甚至埋下心理异常的种子。人们常用的防御机制包括以下几种。

(1) 否认:是把那些已经发生的令人不愉快或痛苦的事实完全否定,只当根本未发生或不存在,以避免心理上的不安和痛苦。成语中掩耳盗铃的故事就是否定作用的表现。不承认挫折和灾难的发生,使人心安理得,是最省事的办法。癌症患者常使用这种机制。

(2) 潜抑:是把不能被意识所接受的观念、欲望和冲动,压抑到潜意识中去。通过潜抑将引起内心矛盾、冲动的念头,不愉快的心情忘掉,以免干扰我们的心境。压抑到潜意识中的观念、欲望和冲动虽然不能被意识,却能不知不觉地影响我们的日常行为。例如,临床上癔症患者可将病因“忘”得一干二净,却常以精神症状的形式反映出来,即癔症发作。

(3) 投射:是凭主观想法去推及外界的事实。把自己不能接受的态度、观念和欲望,转移到他人身上,或把自己的过错归咎于他人的一种作用。所谓“以小人之心,度君子之腹”就是典型的例子。护理工作中,个别护理人员因怕脏不愿接触患者,反而说患者不讲卫生,不配合治疗,也是投射机制的具体表现。

(4) 幻想:是指个体遇到现实困难无法处理时,便脱离现实,想入非非,在幻想的境界中求得内心的满足。如“灰姑娘”式的幻想。

(5) 退行:是遭受外部压力和内心冲突不能处理时,放弃已经习得的成人方式,使用早期幼稚的方式去回避现实,摆脱痛苦,或满足自己的欲望。如七尺男儿在面对疾病疼痛时,常情不自禁地喊叫“我的妈呀!”

(6) 转移:是个体由于某种原因无法向某一对象发泄情感时,便通过潜意识转移到另一替代者身上。如丈夫在公司受到上级责备,回家对妻子发脾气,妻子莫名其妙,就朝孩子发泄,孩子感到委曲,就对小狗乱踢一通。这样通过转移不良情绪,使心境得以平静,即所谓“迁怒于他人”。

(7) 反向:个体为了防止自认为不好的动机外露,采取与动机方向相反的行为,这种内在动机与外在行为不一致的现象,称为反向作用。如某女大学生对某男生有好感,但在和他见面时，反而采取冷淡的态度；凡事总爱在别人面前炫耀自己的人，恰恰反映了其内心有怕别人瞧不起的自卑感。

(8) 合理化：是个体遭受挫折，无法达到目标或行为不符合社会规范时，杜撰一些牵强附会的理由进行解释，以缓解心理痛苦，维持自尊。如通常说的“酸葡萄心理”，“甜柠檬心理”，护理人员在让患者服药时常说“良药苦口利于病”，都是合理化作用的具体表现。

(9) 升华：是把冲动、欲望、情感等，导向符合社会规范方向，使其以建设性、有利于社会和本人的方式出现。如屈原被放逐以后，写出《离骚》；司马迁遭受凌辱，身陷囹圄，却以《史记》传世；歌德于失恋中得到灵感与激情，写出脍炙人口的世界文学名著《少年维特之烦恼》。如果能把对同学取得成绩的嫉妒心理升华为发奋努力，比学赶帮，则是升华在学习中的积极运用。

(10) 幽默：指个体处境困难、遭遇到挫折或尴尬时，用奇特、含蓄、诙谐、讽喻等语言、动作的良性刺激来化解困境，以摆脱内心的失衡状态。如在拥挤的公共汽车上，司机突然刹车，一个小伙子不慎碰到了一个姑娘，姑娘转身骂道：“瞧你这德性”。小伙子笑道：“对不起，小姐，不是德性，是惯性”。经此幽默，便把事情化解。由此可见，幽默作用是一种较高级的心理防御机制，巧妙运用幽默，可以打破窘境，渡过难关，对心身健康亦十分有益。

2. 改变不良认知评价　事件的认知评价直接影响个体的应对策略和心身反应，积极的评价可以产生积极的情绪状态，阻止消极情绪的产生，同时还能增加个体对威胁情境的控制能力。我们要学会通过正确地认知评价来避免不良的应激反应，或者通过改变不良的认知评价来降低应激强度。换角度思维就是一种良好的认知方法。

3. 运用有效的应对行为　个体不适当的应对行为会加重应激程度。例如，为自己设置完成任务的时限、做事追求过分完美、不会拒绝别人的建议、放弃社会支持等。要学会减少这些无效的应对行为，常用积极有效的应对行为。

(1) 放慢节奏：压力有时是自己造成的。例如，使自己的工作和生活节奏长期处于加速状态。要放慢节奏，常提醒自己：“我的目标是距离，而不是速度”。

(2) 调整期望值：许多人有过高的或不切实际的期望，过于追求完美，总是对自己不满意。这种观念不利于心理健康。要为自己设置适当的目标，学会对额外的要求或责任说“不”。

(3) 寻求社会支持：社会支持具有减轻应激的作用，是应激过程中个体“可利用的外部资源”。它所包含的内容相当广泛，如得到物质上的直接援助和社会网络的帮助、主观体验到的或情绪上的支持，即体验到在社会中被尊重、被支持、被理解和满意的程度等。

(4) 学会放松：主要指心理放松，使思维和情绪恢复平静。有不少人较多地关注自我，尤其是过分关注自己的疾病，造成情绪和思维的高度唤起，从而加重病情。采用放松疗法、生物反馈疗法等可使全身肌肉松弛。人处于放松状态，自主神经系统及内分泌系统均处于较低的活动水平，可以有效地控制应激强度。

(5) 适当宣泄：“宣”为疏导，“泄”为放出，“宣泄”即是把情绪疏导出去。这是平衡心理、对抗应激的重要方法。通过散步、游泳、慢跑、跳舞等有氧运动，生理上可降低紧张，心理上可产生轻松。运动时的投入可暂时脱离应激源并能降低焦虑和改善心境。除此之外，欢笑与哭泣也可起到释放的作用。

## 本章小结

1. 心理健康是指个人能以积极有效的心理活动、平稳正常的心理状态，对当前和发展着的社会环境保持良好的适应功能。其特征为：主观与客观是一致的、心理与行为是同一的、心理活动之间是统一的和人格是相对稳定的。

2. 心理健康的基本标准有：智力正常、情绪健康、意志坚强、人格健全、心行一致、人际和谐和社会适应。判断心理是否健康的方法有：经验方法、统计学方法、医学方法和社会适应方法。

3. 影响心理健康的因素包括遗传因素、心理因素、社会因素三方面。

4. 不同年龄段其心理发展的特点是不同的，应根据他们不同的心理特点进行心理健康教育。

5. 心理应激是指个体在察觉需求与满足需求的能力不平衡时，倾向于通过整体心理和生理反应进行适应的过程。其基本过程包括应激输入、应激中介、应激反应、应激结果四个部分。

6. 应激输入是个体感知应激源的过程。应激源是指环境对个体提出的各种需求，经个体认知评价后可以引起心理和生理反应的刺激。包括躯体性、心理性、社会性和文化性应激源。

7. 应激中介是个体对感知到的应激源进行认知评价的过程。分为初级和次级评价。初级评价是对刺激是否与个体有关利害关系；次级评价是在初级评价基础上对个体能否控制应激源的评价。影响认知评价的因素有：应激源方面、个体方面、社会方面三个方面。

8. 应激反应是指机体因应激所做出整体的变化过程。包括心理反应、生理反应和行为反应。

9. 应激结果有适应良好和适应不良之分。前者有利个体成熟、健康，后者将引起心身疾病等。

10. 应对又称应付或应对策略，是个体对生活事件以及因生活事件而出现的自身不平衡状态所采取的认知和行为措施。

11. 应对的分类是多角度的。从应对的指向性角度分为情绪集中性应对和问题集中性应对；从应对者的态度角度分为消极应对和积极应对；从应对活动的主体角度分为再评价、回避和放松；从应对有无意识角度分为无意识应对和有意识应对。

12. 常用的应对方法有：合理使用心理防御机制、改变不良认知评价、运用有效的应对行为三大类。

## 思考题

1. 当前，你的周围存在哪些应激源，你打算如何应对？

2. 请举例说明所碰到过的心理应激及处理方式。

3. 心理应激会导致个体哪些反应？这些反应对我们有什么意义？

# 第二篇

# 护理心理学技能篇

# 第六章 心理评估

**本章学习要点：**

1. 掌握心理评估中的有关概念。
2. 掌握 SCL－90 量表的使用。
3. 熟悉心理评估的过程、方法。
4. 熟悉观察的设计和注意事项；晤谈的类型、内容和技术。
5. 熟悉心理测验的类型、标准化测验。
6. 了解对心理评估人员的要求，心理测验的注意事项和常用的心理测验。

与所有现代应用学科一样，护理心理学也重视客观描述或量化的研究。在对护理对象进行心理护理时，首先需要对其心理行为现象进行客观描述或量化，而心理评估的目的就是对心理行为现象进行客观描述或量化，因此心理评估是护理心理学的重要技能之一。

## 第一节 心理评估概述

### 一、心理评估的概念及作用

#### （一）心理评估的概念

心理评估（psychological assessment）是指应用心理学方法对个体某一心理现象进行全面、系统和深入的客观描述及量化的过程。心理评估在心理学、医学教育、人力资源、军事、司法等方面有多种用途。其中为临床目的所用时，称为临床心理评估（clinical psychological assessment）。在我国，临床心理评估在心理或医学诊断、心理障碍防治措施的制订及疗效的判断等方面应用广泛，也是医学和心理学研究的常用方法。

#### （二）心理评估的作用

对于医务工作者来说，无论是进行心理咨询、心理治疗，还是心理护理，都应当进行心理评估，从而获得较全面的信息，做出正确的判断。在实际工作中，心理评估的主要作用有以下几方面。

1. 在医学方面　心理评估可以用于疾病的诊断、治疗效果的判断、疾病预后的估测等，为临床预防、治疗疾病和患者的康复、护理提供量化依据。

2. 在研究方面　心理评估所使用的技术、方法和工具可以用于相关科学的研究。如心理发展规律的研究，冠心病发病机制的研究等。

3. 在司法方面　心理评估可以作为司法鉴定的一种有效方法，为司法判断提供依据。

4. 在职业咨询方面　心理评估可以为人才选拔、职业选择提供依据。

5. 在其他方面　心理评估还可以广泛地用于教育、管理、消费等领域，为其取得良好效果提供依据。

除此之外，为了维护和促进正常人群的心理健康，也需要心理评估的帮助。例如，根据心理评估的结果进行相应的心理卫生指导等。

## 二、心理评估的过程及方法

### （一）心理评估的过程

心理现象的评估是一项非常复杂的工作，远比测定某些物理的、化学的现象复杂和困难。由于评估对象和评估目的不同，评估的过程也有所不同，一般可分成四个阶段。

1. 评估准备　了解评估对象的问题，选择评估工具，与评估对象商定评估手段和步骤。

2. 信息输入　是通过调查、观察、测验等评估方法收集评估对象有关信息的过程。

3. 信息加工　是对收集到的信息进行整理、分析、解释的过程。

4. 信息输出　在以上各阶段工作的基础上给出结论和建议。在评估过程中发现新问题时，对新问题的解决办法也包括在建议之中。

此外，随访阶段虽然不被列在上述过程中，但是也很重要。这是因为要了解所提出的建议是否符合实际情况，能否取得预期的效果，需要进行随访，并将随访结果记录于个案材料中。根据随访信息，验证和核实判断，纠正评估的偏差和谬误。

### （二）心理评估常用的方法

心理评估要对心理品质和水平做出全面的鉴定，常需要采用一套方法，包括使用非正式的评估方法（如观察）和正式的评估方法（如晤谈、评定量表、调查表、问卷和心理测验）来进行。心理护理常用的心理评估方法有观察法、晤谈法、调查法和心理测验法。

## 三、对心理评估人员的要求

由于心理现象比较复杂，容易受主观因素影响，因此要做好心理评估工作，对评估人员在专业知识、心理素质和职业道德三个方面均有较高的要求。

### （一）专业知识的要求

首先评估人员应具备一般性社会知识，能结合文化背景和社会习俗观察和理解目标行为的意义。其次要有较好的专业知识，对心理学、医学及其与健康和疾病的关系有系统了解。例如，对智力的评估，就要对其组成部分如感知能力、观察能力、记忆能力、抽象能力等有足够的知识。再次是具备与各年龄阶段、各种职业、不同受教育程度和不同心理状态的人交往的经验。最后是对评估理论和技术的掌握，要精通多种评估手段，并具有对结果分析、解释和应用的能力。

### （二）心理素质的要求

对于评估人员的心理素质有较高的要求，具体包括以下几点。

1. 敏锐的观察能力　评估人员要善于观察。除了对面部表情要详细观察外，还要注意对其他非语言信息的观察，如身体姿势、语调、语速等。人类表情的表达方式有许多共同性，但不同民族和不同个体之间也有差异。有人认为东、西方人在某些病理情况下会出现不同的特殊表情，这些在观察中都是应该注意到的。

2. 通情　通情（empathy）指能分享他人的情感，或者说能设身处地理解与共享他人的思想感情。评估人员应当具有较高的情商，具有尊重、接纳评估对象的良好心理素质，很好地与评估对象通情。

3. 智力　评估人员需要迅速形成概念、准确理解“弦外之音”、善于利用线索及利用经验，这些都是作为一个评估人员所不可缺少的心理素质，而这些又属于智力的范畴。

4. 自知之明　只有客观地认识自己才能认识他人，因此评估人员应具有自知之明。只有做到无偏见，处理事物时不盲目自信，也不轻信盲从，才能客观地、恰如其分地进行准确评估。

5. 社交技能　情绪稳定、有独立性、受人欢迎、对人有兴趣方可成为好的评估人员。另外，评估人员最好还要有与不同年龄、性别、受教育程度、职业和经历的人交往的经验。

### （三）职业道德

与许多专业人员一样，从事心理评估工作的专业人员应当具有良好的职业道德，重点应有如下几点。

1. 严肃认真　心理评估工作在某种程度上说与评估对象的切身利益紧密相关，如身心健康的程度，甚至涉及某些法律规定的权利，还可能涉及司法鉴定、计划生育等问题，因此应严肃、慎重。

2. 保守秘密　心理评估的结果和分析涉及评估对象的隐私，要本着尊重、爱护和以人为本的原则，保守其秘密。如果有危害他人的可能，要用适当的方式引起他们的注意，或提醒家人注意，避免增加评估对象本人的痛苦和损失。

3. 管理好评估工具　心理评估人员手中的标准化心理测验工具和量表在某种意义上相当于国家的考试题目，内容不允许公开。一旦泄露，就会产生练习效应，影响测验和评估的有效性，因此应妥善保管，注意保密不得泄露，只有经过培训、具有资格者才可以独立使用和保存。

# 第二节　观　察　法

## 一、观察法的概念及类型

### （一）观察法的概念

观察法是指在完全自然或接近自然的条件下，对个体的可观察行为进行有目的、有计划的观察和记录。它是护理心理学研究的基本方法之一，不仅在心理评估中使用，在心理治疗和心理咨询中也被广泛使用。该方法的优点是可以取得观察对象不愿意或没有报告的行为数据；缺点是该方法的观察质量在很大程度上依赖于观察人员的观察能力，观察人员的主观判断和观察活动本身都可能会影响到观察结果。

### （二）观察法的类型

观察法分自然观察法和控制观察法。

1. 自然观察法　自然观察法也称"非控制性观察"，是指在自然情境中，对观察对象所表现出的行为进行直接观察记录分析，如儿童在操场上游戏、患者住院表现等观察均属此类。自然观察法的优点是比较真实和客观，简便易行，不易使观察对象产生紧张反应。特别是对儿童的心理评估及一些精神障碍者的评估显得尤为重要。然而，自然观察法由于不加控制，不能做精确的重复观察，较难获得比较典型的行为反应，评定结果经常出现分歧性意见，因而运用有一定的局限。

2. 控制观察法　控制观察法亦称"特殊情境下的观察"，即在预先设计的情境中进行观察，目的是要了解观察对象在特定条件刺激下会产生什么反应，其结果带有一定的规律性和必然性。这种方法的优点是快速，所得资料易做横向比较分析，缺点是易对观察对象产生影响，有时不易获得真实情况。

控制观察法以往采用较多的是"单向玻璃技术"，即观察对象和观察人员处于不同的房间，中间隔一道单向玻璃，只有观察人员能看到观察对象。近些年也较多采用了摄、录像技术，便于以后进一步对行为进行分析和评估。有时观察人员还可以直接参与到情境中去，向观察对象提出一些问题或做出一些表示来观察其反应，这样可能会对观察对象的行为有更深刻的了解。

## 二、观察的设计

为使观察结果更加科学、客观、系统和可靠，在观察方案的设计时要考虑下列因素。

### （一）确定观察行为

在确定观察行为时，首先应考虑行为的可观察性。有些行为是易于观察的，如点燃一支香烟；有些行为是难于观察的，如有关个人隐私的行为。如果这两种行为对观察人员有同等的意义，自然应尽可能选择前者作为记录的内容。

其次，要考虑有关行为的关键性反应属性。任何行为都包含发生频率、持续时间和类型等属性，这些属性的相对意义或重要性因心理评估的目的、采用观察方法的不同及在不同的观察阶段可能有所不同。因此，要事先确定所要观察的行为属性。对某些行为，频率是关键性的属性；而对另一些行为，潜伏期和持续时间可能更为关键。

最后，要根据搜集资料目的的不同来进行确定。如搜集资料用于描述的目的，只要观察日常行为即可；若是要设计一个治疗或干预方案，就必须观察记录其所有的反应，进行细致的分析。

观察的一般内容有以下几点。

1. 仪表　穿戴、举止和表情等。

2. 体型　高矮、胖瘦、畸形及其他特殊体型等。

3. 人际交往风格　大方或羞涩,主动或被动,可接触或不可接触等。
4. 言谈　表达能力、流畅性、中肯、简洁、赘述。
5. 举止　动作过少、适度、过度,怪异动作、刻板动作等。
6. 表现的心理活动　注意力、兴趣、爱好、对人对己的态度。
7. 应对情境的方式　主动或被动,冲动或冷静等各种情境下的应对行为。

在实际观察中,对每种准备观察的行为应给予明确的定义,以便准确地观察和记录。

### (二) 确定观察情境

行为观察可以在完全自然的环境下进行,也可以在控制的情境下进行,还可以在特殊环境下进行,如在医院中对患者进行观察等。在确定观察情境时,应坚持观察的可行性,一是观察人员的位置应能保证观察的现象全部清晰地落在视野以内;二是保证不影响观察对象的常态,同时还应了解同一观察对象在不同情境下所表现的行为。

### (三) 确定观察时间

每次观察的时间应在 10 ~ 30 min,这样观察人员不会太疲劳,有时根据需要观察时间可以更长一些。如果观察期跨越若干天,则每一天观察次数的总时间应保持一致。至于各次观察安排的时间,则应根据观察方法、手段、目的的不同来确定。临床观察时间的确定,则视具体的情况而定。对某些特殊的病例,如缄默症患者的观察,需要做长期的追踪观察;而对某些治疗性诊断,只需在一定时间内进行定期观察。

### (四) 确定观察次数

观察次数可以根据实际需要制订。因为一次观察往往带有偶然性,加之有些行为不易观察,因此为提高观察的可信度,对同一对象,可在不同情况下由同一观察人员进行多次观察,也可在类似情境下由不同观察人员反复观察。至于重复观察的次数,一般以观察的精度要求和对象本身的复杂程度而定。

### (五) 确定记录方法

为了能准确系统地获得观察资料,观察人员应尽可能详细地记录观察资料,掌握记录观察资料的各种方法。

1. 叙述记录法　这是一种常用的方法,可采用速记的方法在现场做连续的记录,也可以运用摄像机、录音机等将观察到的情况摄录下来。这种方法不仅记录观察到的行为,有时还要进行推理判断。

2. 频率记录法　指在单位时间内,对其中观察行为出现次数进行记录的方法。这种方法分为两种情形。

(1) 将事先确定的观察行为打印在表格上,记录一次观察期间目标行为出现的频率,最后综合资料、统计频率,以分析行为反应次数与心理特征之间的关系,并对观察对象的心理做出某种诊断。

(2) 根据要观察的某些心理侧面,有规律地每隔一定时间便观察记录一次,在观察结束后，对所有的观察记录进行整理、分析，对行为出现的频率进行统计，这种方式能较准确地反映目标行为随时间变化的特征。

3. 等级记录法　观察人员可根据研究目的，事先设计一些表格，按照评定表的要求进行观察和记录。如观察对象对某个项目的态度可以是不喜欢、不太喜欢、一般、比较喜欢、很喜欢5个等级，观察人员可以在预先制定的表格上按等级画“○”或打“√”。

## 三、观察时的注意事项

为使行为观察结果客观、准确、科学，进行行为观察时应注意以下几个方面的事项。

### （一）观察前应注意的事项

1. 制订观察计划，确定观察目的。

2. 选择合适的观察方法，安排适当的观察过程。

3. 确定观察次数、频率和观察持续的时间。

4. 观察标准应当统一。为便于衡量和评价各种观察现象，使观察更加客观，必须事先考虑可能涉及的各种因素，并对每一因素制定统一的标准。每次观察或同一现象的不同观察者，要坚持采用统一的标准去衡量。

### （二）观察中应注意的事项

1. 观察应客观，不能掺杂个人观点。

2. 观察应全面。只有做到全面的观察，才能如实反映客观事物的全貌，透过事物的现象看到其本质。因此要注意对事物进行多方面观察，把握事物的各个要素和各种关系。

3. 观察应仔细，注意各种行为的细节，如观察对象的站立、行走、坐姿、面部表情、身体动作、语调特点及周围人的态度等。

4. 观察时既要突出重点，又要注意观察的灵活性。在观察过程中，观察人员既不能舍本逐末，为一些非重要因素所纠缠，也不能忽略偶然的、例外的东西。因为必然的东西常能说明问题的本质，偶然、例外的东西对全面、正确地了解观察对象也至关重要。

### （三）观察记录时应注意的事项

1. 某事件发生后应尽快记录下来。

2. 记录事件发生的全过程，尽可能客观、完整、准确。

3. 详细记录观察对象叙说重要内容时的表达方式和说话时周围的情况。

4. 观察记录中使用日常语言，少用术语。

5. 对目标行为采用描述的方式记录而避免使用解释的方式。

### （四）分析观察结果时应注意的事项

1. 观察人员应注意自己对观察对象的印象及评价自己的这种印象可能会对观察结果产生的影响。

2. 在评估过程中，观察人员要经常意识到自己的角色及自己的感觉和反应。

3. 对于和自己年龄与文化背景相差悬殊的人，观察人员在分析结果时应尽可能从观察对象的角度而不是从自己的角度去理解他们的行为。

4. 对观察到的行为产生的原因进行合理的解释。

5. 根据观察资料做出某种判断时必须谨慎。

# 第三节 晤 谈 法

## 一、晤谈法的概念及类型

### （一）晤谈法的概念

晤谈法(interview method)是一种有计划、有目的的会谈。通过与评估对象的交谈，了解其心理信息，同时观察其在晤谈时的行为反应，以补充和验证所获得的资料，进行描述或者等级记录，并对其心理进行评估。晤谈法也是心理评估最常用的一种基本技术。

### （二）晤谈法的类型

根据其组织结构分为两种形式。

1. 非结构式晤谈 也称自由式晤谈，是指没有固定的谈话提纲和形式，晤谈双方以自由的方式进行交流。优点是方法灵活，谈话真实，了解情况的范围较广，能获得真实的资料；缺点是花费时间较多，有时容易偏离主题，得到的资料不易量化和分析交流。

2. 结构式晤谈 是指以较固定的方式和顺序来设计会谈提纲，晤谈时参照提纲向每一个晤谈对象提出同样问题。优点是重点突出，方向明确，省时，资料比较客观且便于统计分析和比较；缺点是交谈缺乏灵活性，容易形成简单问答的局面，气氛比较死板。

## 二、晤谈的内容及技术

### （一）晤谈的内容

晤谈的内容非常广泛，根据晤谈的目的不同，晤谈内容也应有所侧重，如诊断性晤谈或收集病史的晤谈等。晤谈都要围绕主题进行，所以在记录时，要对其内容加以选择。

1. 一般性资料 姓名、性别、职业、受教育程度、婚姻、住址、出生日期、宗教信仰等。

2. 生活状况及自理程度 近期情况、家庭情况（包括对父母、同胞及其他有意义的人员的看法和描述）、健康情况（自己的身体与他人比较觉得如何、饮食和锻炼的习惯）、是否吸烟或饮酒等。

3. 心理社会方面的资料 早年的回忆、自我感知与自我概念（自我描述长处、弱点、想象的能力、创造性、价值观和理想）、应对与应激的耐受情况、社会角色及职能适应（沟通网络及社会兴趣、常与之谈心的人、可给自己各种帮助的人、互相交往的频度及深度、为他人作贡献的愿望、对社会的兴趣）、娱乐活动等。

4. 希望解决的问题 心身问题产生的时间、痛苦程度及对生活、工作和人际关系的影响，诱发的因素。希望通过治疗达到什么样的效果，解决哪些具体问题等。

有些事实需要家属及其他有关人员证实，而不能偏信一方。尤其在收集儿童的个案资料时难度更大，需要更加耐心和补充更多的材料。

### （二）晤谈的技术

晤谈技术包括语言技术和非语言技术，如表情、手势和姿势等。

1. 晤谈环境要求　晤谈的环境应该有利于资料的收集，能够使评估对象感到安全和温暖，能比较轻松、真实地回答评估人员提出的问题，表达自己的想法和要求。因此晤谈环境的布置应当安静、安全和舒适。

2. 晤谈开始技术　评估人员在晤谈开始阶段应当致力于与评估对象建立良好的关系，应当给评估对象以尊重、亲切和被接纳的感觉。先从容易接受的问题开始提问，慢慢深入。对于敏感的问题应自然，避免好奇和打探的口吻。

3. 提问技术　晤谈中只有恰当的提问才能够获得足够的正确信息。在晤谈中提问的常见方式有这样几种。

（1）开放式提问：评估对象可以自由回答，但有一定的范围。如："能谈谈你近来的饮食情况吗？"

（2）封闭式提问：只能用肯定和否定两种形式来回答的提问。如："昨晚睡得好吗？"

（3）促进性提问：鼓励和促进评估对象更清楚的表达。如："能举个例子详细谈谈当时的情况吗？"

（4）对质性提问：进一步澄清不一致的问题。如："对不起，我是否误解了你说的……"

（5）直接提问：有把握的情况下，对评估对象直截了当地提问。如："你当时有什么感觉？"

4. 倾听技术　不管是何种目的晤谈，评估人员一般情况下所说内容总是要少于评估对象的。评估人员虽然操纵着整个晤谈过程，但大部分时间是在听，只在个别时间做一点提示或鼓励，这样有利于达到晤谈的目的。

倾听的重点因目的不同而不同。如听评估对象的主诉、听他们在交谈时的语言反应、听对测验问题的回答等。虽然所运用的技术有所差别，但其共同之处都是侧重于以临床评估为目的。既要让其自由陈述，又要有中心内容，不能漫无目的；既要细心，但又不是消极地听，而要积极地联系、综合，并有分析；既要抓住谈话要点，又不要疏漏有意义的细节；既要分析判断，又不能强加进自己的观点。

5. 非语言信息的掌握　面部表情和身体姿势在交谈中通常能够表示不同的意义，如微笑可用来表示反对或不同意；身体姿势、运动和坐的位置不同，也可表达不同意思。例如，身体前倾，通常表示在注意或接近；身体后倾或侧身表示消极或撤离话题；沉默有时表示思考；眼神游移表示不肯定；语调激昂表示激动、兴奋，语速很慢代表犹豫和顾虑等。另外，两人谈话时的空间距离可看出不同意义，如谈话距离近，表示双方心理距离也比较近。两个男性谈话往往距离远，两个女性谈话距离适中。儿童谈话距离较近，成人较远，少年居中等。

总之，从交谈中得到的信息，不只是凭言语内容，还要靠非语言的表达。有人研究交谈中信息的来源，面部表情占55%，谈话音调占38%，谈话内容只占7%（Mehrabion，1972）。

6. 结束晤谈的技术　晤谈结束前应对晤谈内容做简单的小结，并适当、客观地解释评估结果,但在表达内容上应当谨慎斟酌,以避免伤害评估对象、不加重其心理负担为原则。

# 第四节 心理测验

## 一、心理测验的概念

心理测验(psychological test)是指在标准情境下,取出个人行为样本进行客观分析和描述的一类方法。它是心理评估中最常用的比较客观的一种评估方法。

心理测验采用标准化、数量化的原则,测验结果参照常模进行比较分析,可以对受试的特定心理现象进行系统的评估。

## 二、心理测验的类型

目前各种心理测验量表很多,1989 年出的《心理测验年鉴》第 10 版(MMY - 10)收集常用的各种量表近 1 800 种,几乎每年都有新的量表出现。心理测验的量表虽然很多,但可从不同角度将其归纳。

### (一)根据测量内容分类

1. 智力测验　智力测验主要应用于儿童智力发展水平的鉴定及作为脑器质性损害及退行性病变的参考指标。此外也有作为职业选择或特殊教育的参考。常用的智力测验工具有比奈 - 西蒙智力量表、韦克斯勒成人和儿童量表、丹佛发育筛选测验等。

2. 人格测验　又称个性测验。临床广泛用于鉴别和诊断各种类型的人格障碍并对精神病、神经症、性变态等做出诊断。同时对择业择偶、心理保健和个性完善等均可提供帮助。常用的有明尼苏达多项人格测验(MMPI)、艾森克人格测验(EPQ)、主体统觉测验(TAT)等。

3. 神经心理测验　是用于评价脑神经功能状态的心理测验,临床既可用来评估正常人的神经功能,脑与行为的关系,也可用于评定患者,特别是脑损伤患者神经功能。它主要包括一些个别能力测验,如记忆测验、感知运动测验、联想思维测验等。

### (二)根据测验的方式分类

1. 问卷测验　这类测验是将文字组成的各种问题(项目)作为刺激呈现给受试,并了解、分析其应答反应的结果。

2. 投射测验　这类测验是用意义不明确、结构不完整和比较模糊不清的图片、照片或填充题等构成的测验项目,观察受试的反应特点。

3. 作业测验　测验形式是非文字的,让受试进行实际操作。多用于测验感知觉和运动等操作能力。对于婴幼儿和文化教育因素限制者,心理测验多用这种形式。

### (三)根据测验的形式分类

1. 个别测验　指测试时主试对一名受试(以一对一的形式)实施的测验。例如,韦氏智力量表的测试。主试在个别测验中有较多时间对受试进行观察,可获得更多有助于诊断的观察资料,这是临床心理诊断测验中最常用的测验形式。

2. 团体测验　指测试时主试对数量较多的受试(一个群体)同时实施测验。这种测验形式一般用于广泛的心理健康调查。

在各种心理测验量表中,有些适用于个别测验,有些适应于团体测验,有些则适用于两种测验形式。通常个别测验只能个别施测,不能随意改为团体实施,否则将严重影响测验结果的准确性。

## 三、标准化测验

标准化测验(standardized test)是指通过一套标准程序,建立测验内容,制订评分标准,固定实施方法,而且具备主要的心理测量学技术指标,并达到了国际上公认水平的测验。标准化是心理测验的最基本的要求。标准化测验的主要技术指标如下。

### (一)常模

常模(norm)是指一种可供比较的标准,也是解释测验结果的依据。心理测验的常模是通过标准化的程序建立起来的,是经过大量取样测量后,经统计学处理所得的平均值。个体某项测验的结果只有与这一标准比较,才能确定测验结果的实际意义。而这一结果是否正确,在很大程度上取决于样本的代表性。

### (二)信度

信度(reliability)是指测验的可靠性,反映测验结果的一致性或稳定性。主要看一个测验的内部各项目的得分是否基本相符以及两次测查的分数是否大体一致。为了取得测验的高信度,通常采用重测法检验稳定信度,用正副本法检验等值信度,用分半法检验同质信度,用一致训练得到评分者信度。

### (三)效度

效度(validity)是指测验结果的有效性和准确性。如智力测验的结果是否反映了智商的水平,人格测验的结果是否反映人格特征。反映测验效度高低的主要有内容关联效度、结构关联效度和效标关联效度。

## 四、心理测验的注意事项

### (一)正确选用测量工具

任何测量量表,都有其应用的目的和范围,都有一定的信度和效度。选用时应当慎重考虑,认真取舍,不能代替。如研究住院患者的焦虑状况,应选择与焦虑有关的量表;研究某一群体的人格特征,应选择合适的人格量表。

### (二)正确看待测量结果

每一个标准化的测验,常常用分数来表示结果,而测验的分数只是一个相对的数字。要注意不要以一两次心理测验的结果来下定论，尤其是对儿童做智力发育障碍的诊断，更要注意这一点。总之，评价应结合受试的生活经历、家庭、社会环境及通过晤谈、观察获得的其他资料全面考虑。

### （三）注意主、受试的主观因素

主试是测量的主持人，主试对受试的态度偏好、对结果期待，会影响到受试的反应；受试应试动机的强弱会直接影响测验成绩，如一个受试对测验毫无兴趣，只是被动做出反应甚至消极对抗，其结果是可想而知的。另外，主、受试的情绪好坏，疲劳与否等都会影响到测试结果。

### （四）注意施测环境

心理测量不像物理测量那么直接，而是采用间接的方式来进行的。这样，测量就必然会受到环境条件的影响。外来的某些无关因素，如声音、房间的设施、过冷（或过热）的室温等，都会使受试的注意力不集中，感到不适或厌烦，影响到测试结果的准确性。

## 五、常用的心理测验

### （一）智力测验

智力测验（intelligence test）是评估个体一般能力的方法，是根据有关智力概念和智力理论经标准化过程编制而成的。智力测验既是科学、客观地测定人的智力的测量工具，又是用测验的方法来衡量人的智力水平高低的一种科学方法，在临床上用途很广。智力测验结果常用智商来表示。

1. 智商　智商（intelligence quotient, IQ）是衡量个体智力发展水平的指标之一，是智力测验结果的数量化单位。

（1）比率智商：比率智商（ratio IQ，RIQ）最初由美国斯坦福大学特尔曼（L M Terman）提出，其计算方法为：

$$RIQ = MA/CA \times 100\%$$

式中 MA 为智龄，指个体在测验时达到的年龄水平；CA 为实龄，指个体测验时的实际年龄。当 RIQ 为 100 时，说明智力发育达到了该年龄阶段应该达到的智力水平，属于平常状态；当 RIQ 大于 100 时，说明智力水平较高；当 RIQ 小于 100 时，说明智力水平较低。

RIQ 是建立在智力水平与年龄成正比的假说基础上，在一定范围内是正确的。但到一定年龄后，智力发展水平与年龄增长并非呈平行关系，因此，RIQ 有一定的局限性，仅适用 16 岁以下的个体。

（2）离差智商：为了解决上述问题，美国人韦克斯勒（D Wechsler）提出了离差智商（deviation IQ，DIQ）。其计算方法为：

$$DIQ = 15(x - \bar{x})/s + 100$$

式中的 15 是标准差，100 是平均智商值，$x$ 是受试的测验分，$\bar{x}$ 是受试同年龄组的平均测验分，$s$ 是受试同年龄组均分的标准差。$(x - \bar{x})/s$ 是标准分（$z$）计算公式。DIQ 是用统计学中的“标准分”概念来计算智商的，克服了 RIQ 的计算要受年龄限制的缺点，已成为现在通用的智商计算方法。

2. 常用的智力测验量表　智力测验的种类很多，常用的是斯坦福－比奈智力测验量表（斯坦福－比奈量表）和韦克斯勒智力测验量表（韦氏量表）。

我国的龚耀先、林传鼎、张厚粲等心理学家先后主持修订了韦氏量表，制定了适合于我国不同年龄人群的城市和农村用的两套量表，并得到广泛应用。

3. 智力的分类和分级　智力可以按一定标准来分出种类和等级。现代心理测量学用统计的方法分出智力的各种因素，如言语智力和操作智力；从智力的本源论来分，有流体智力和晶体智力；从智力的本体论来分，有抽象智力、具体智力和社会智力；目前智力主要采用 IQ 分级方法，这也是国际常用的分级方法。智商等级与智商值的关系见表 2－6－1。

**表 2－6－1　智商等级与智商值的关系**

| 智商等级 | 智商值 | |
|---|---|---|
| | 韦氏量表（$s=15$） | 斯坦福－比奈量表（$s=16$） |
| 非常优秀 | 130 以上 | 132 以上 |
| 优秀 | 120～129 | 123～131 |
| 中上（聪明） | 110～119 | 111～122 |
| 中等（平常） | 90～109 | 90～110 |
| 中下（迟钝） | 80～89 | 79～89 |
| 临界状态 | 70～79 | 68～78 |
| 智力缺损 | 69 以下 | 67 以下 |

4. 智力测验的临床应用

（1）用于儿童保健和优生优育。智力测验在儿童保健和儿童精神病学中经常被用于鉴别智力发育迟滞的患者，以便尽早进行干预。

（2）用于老年医学。早老痴呆、老年痴呆是老年医学中常见的疾病，智力损害是其最重要的特征之一。通过智力测验可以了解受试的智力水平，为临床诊断、治疗和护理提供必要的依据。

（3）用于法医学。智力测验在法医学领域的应用主要集中在两个方面：一是对罪犯的智力进行评价，为司法量刑提供依据；二是对受害人的智力损害进行客观评价。

（4）用于临床心理咨询。在临床心理咨询工作中，经常会遇到一些与智力有关的问题，智力测验结果常常能为咨询师对求助者进行鉴别诊断和选择咨询方式提供有效参考依据。

（5）用于临床对大脑器质性和功能性障碍的鉴别诊断。

### （二）人格测验

人格测验（personality test）是评定人格心理特征的一种技术，在心理学和医学中应用广泛，对于临床诊断、护理诊断、心理咨询、职业咨询及人员的选拔有重要的意义。目前，用于评定人格的方法很多，最常用的为问卷法和投射法。问卷法也称为自测量表。以下简单介绍几种问卷法。

1. 明尼苏达多相人格调查表　明尼苏达多相人格调查表(minnesota multiphasic personality inventory,MMPI)是由美国明尼苏达大学 S R Hathaway 和 J C Mckinley 于 1943 年编制的。最初是为精神障碍的鉴别诊断而编制的,因而它的分量表中采用了许多精神病学的术语。MMPI 偏重于病理人格的测量,目前国际上应用较为广泛。MMPI 适用于 16 岁以上、具有 6 年以上受教育年限者。

MMPI 共有 14 个量表,其中 4 个为效度量表,10 个为临床量表。MMPI 采用问卷测验法,共有 566 个自我陈述形式的题目,其中 1 ~ 399 题是与临床有关的,其他属于一些研究量表。受试可根据自己的实际情况对每个题目做出"是"与"否"的回答,若确实不能判断的则可不作答。然后根据患者的回答情况进行量化分析,也可做出人格剖面图。现在在临床工作中,除了手工分析方法外,还有多种计算机辅助分析和解释系统。

MMPI 应用十分广泛,主要用于病理心理的研究。如协助精神医学的临床诊断、心身疾病患者和行为障碍者的人格特征研究、心理咨询对人格特征的评估与心理治疗中的效果评价等,现在还应用于司法鉴定。

2. 艾森克个性问卷　艾森克个性问卷(eysenck personality questionnaire,EPQ)是由英国心理学家艾森克(H J Eysenck)及其夫人共同编制的,在国际上广为应用。EPQ 包括儿童问卷和成人问卷,分别用于 7 ~ 15 岁儿童及 16 岁以上成人。我国由龚耀先根据英国版主持修订的儿童和成人两套全国问卷,均为 88 个问题。这些问题分属于四个分量表,即 E(内 - 外倾)、N(神经质)、P(精神质)、L(效度)量表。根据受试回答的"是"与"否",再用四个量表的计分标准登记分数。

测试时,受试按照问卷前的指导语,对照每个项目的陈述,根据自己的实际情况回答"是"或"否"。计算结果参照常模进行分析。该测验具有较高的信度和效度,可帮助医师对受试做出评估,并可确定其人格特征。

3. 卡特尔 16 项人格因素问卷　卡特尔 16 项人格因素问卷(16 personality factor questionnaire,16 - PF)是美国心理学家卡特尔(R B Cattell)于 1949 年编制的。卡特尔认为 16 个根源特质是构成人格的内在基础因素,测量 16 个根源特质在个体身上的表现程度,即可知道其人格特征。

16 - PF 有 A、B、C、D、E 式五种复本,前 4 种适用于 16 岁以上并具有 6 年以上受教育年限者,E 式专为阅读水平低的人而设计。16 - PF 主要目的是确定和测量正常人的基本人格特征,并进一步评估某些次级人格因素。我国已有相关修订本及全国常模。16 - PF 对心身疾病的诊断、心理咨询、职业咨询、人才选拔和培养都具有一定参考价值。

### (三) 神经心理测验

神经心理测验为近 30 年成长起来的心理测验中的一个分支。它的任务是研究脑与行为的关系。它通过测量不同部位和性质的脑损害所呈现的特征性心理功能,为诊断、治疗及预后提供依据。

成套神经心理测验常用的有 Halstead-Reitan 成套测验(HRB)和 Luria-Nebraska 成套测验(LN)。韦氏记忆量表(WMS)和韦氏智力量表(W-B1,WAIS)及其修订本等也是成套测验,虽然未被命名为神经心理测验,而实际上成为与 HRB 联用的两种重要测验。下面简单介绍在临床上广为应用的成套测验。

1. Halstead-Reitan 神经心理成套测验(HRB) 该测验分成人、少年、幼儿用三套测验,合称 H.R 成套神经心理测验。现在一般用 10 个分测验,有些实验室根据各自的经验在这些通用分测验上有增减。

2. 我国修订的 HRB 成套神经心理测验 我国于近年引进了此测验,由龚耀先及解亚宁等主持,于 1985 年及 1986 年分别完成了成人及幼儿测验的修订工作。前者简称 HRB(A)-RC,后者简称 HRB(Y)-RC。

此成套测验包括 6 个重要的分测验和 4 种检查,此外有智力和记忆测验等联用,可用于 15 岁以上的人。

(1) 6 个分测验:① 范畴测验(主要测量概念形成、抽象和综合能力)。② 触觉操作测验(TPT)(测量触觉分辨、运动觉、上肢协调能力、手的动作及空间记忆能力)。③ 音乐节律测验(测量警觉性、持久注意、分辨非言语的听知觉和不同节律顺序的能力)。④ 词语声音知觉测验(简称 SSPT,测量持久注意、听与视觉综合、听分辨的能力)。⑤ 手指敲击测验(左右食指敲击,测量双手的精细动作和速度)。⑥ 连线测验 A 式、B 式(测量运动速度、视扫描、视觉运动综合、精神灵活性、字与数系统的综合和从一系列向另一系列转换的能力)。

(2) 4 种检查:① 握力检查,分别测量利手和非利手的握力,区别两手的偏利。② 感知觉检查,包括单侧刺激和双侧同时刺激,测量一侧化的障碍。③ 失语甄别测验,包括命名、阅读、听辨、书写、计算、临摹、指点身体部位等,检查各种失语。④ 侧性优势检查,检查利侧,包括手、眼、足、肩、测定大脑半球的优势侧。

该测验的标准化样本从全国取正常成人 885 名,脑病患者 350 名,根据两组标本的成绩计算出一套按年龄和性别而定的划界分。所谓划界分是划分正常与异常的临界分。凡划入异常者计 1 分。由划入异常的测验数与测验数之比,计算出损伤指数(impairment index),其计算公式如下:

$$损伤指数 = 划入异常的测验数/测验数$$

受试有无脑损害要按损伤指数的大小、几项检查中的阳性发现及联用测验中的发现一起做出评估。

### (四) 临床评定量表

临床评定量表(clinical rating scale)是临床心理评估和研究的常用方法。一般认为评定量表并不是严格意义的心理测验,大多是作为筛查工具而不是诊断工具。评定量表包括反映心理健康状况的症状评定量表,与心理应激有关的生活事件量表,应对方式量表和社会支持量表等;还可根据评估方式分为自评量表和他评量表。评定量表具有数量化、客观、可比较和简便易用等特点。

1. 90 项症状评定量表 症状自评量表(symptom checklist 90,SCL-90)在国内外应用甚广,我国是由吴文源教授于 20 世纪 80 年代引进并修订的。由于该量表内容多,反应症状丰富,能较准确地评定患者的自觉症状,故是目前心理咨询和心理治疗中应用最多的一种自评量表(参见附录三)。

(1) SCL-90 共有 90 个项目,其心身症状内容从感觉、情绪、思维、意识、行为直至生活习惯、人际关系、饮食睡眠等均有所涉及。

(2) 评定时间:可以评定一个特定的时间,通常是评定一周以来的时间。

(3) 评定方法:每个项目均采取 5 级评分制(从 0 ~ 4 级),0 = 从无,1 = 轻度,2 = 中度,3 = 较重,4 = 严重。SCL - 90 除了自评外,也可以作为医疗、护理人员评定患者症状的一种方法。

(4) 分析统计指标:① 总分是指 90 个项目所得分之和。② 总均分是将总分除以 90。③ 阳性项目数是指评为 1 ~ 4 分的项目数;阳性症状痛苦水平是指总分除以阳性项目数。④ 阳性症状均分是指总分减去阴性项目数,再除以阳性项目数。⑤ 因子分:SCL - 90 包括 9 个因子,每个因子反映出疾病的某方面症状,通过因子分可以了解症状分布特点。

因子分 = 组成某一因子的各项目总分/组成某一因子的项目数

(5) 9 个因子的含义:躯体化因子主要反映躯体不适感,包括心血管、胃肠道、呼吸和其他系统的主诉不适,头痛、背痛、肌肉酸痛及焦虑的其他躯体表现。

强迫症状因子主要指那些明知没有必要,但又无法摆脱的无意义的思想、冲动和行为,还有一些比较一般的认知障碍的行为征象也在这一因子中反映。

人际关系敏感因子主要指某些个人不自在与自卑感,特别是与其他人相比较时更加突出。在人际交往中的自卑感,心神不安,明显不自在及人际交流中的自我意识,消极的期待亦是这方面症状的典型原因。

抑郁因子主要反映苦闷的情感与心境为代表性症状,还以生活兴趣的减退、动力缺乏、活力丧失等为特征,以反映失望、悲观及与抑郁相联系的认知和躯体方面的感受。另外,还包括有关死亡的思想和自杀观念。

焦虑因子一般指那些烦躁,坐立不安,神经过敏,紧张及由此产生的躯体征象,如震颤等。测定游离不定的焦虑及惊恐发作是本因子的主要内容,还包括一项解体感受的项目。

敌对因子主要从三个方面来反映敌对的表现:思想、感情及行为。其项目包括厌烦的感觉、摔物、争论直到不可控制的脾气暴发等各方面。

恐怖因子是指对事物的害怕、恐惧。恐怖的对象包括出门旅行、空旷场地、人群、公共场所和交通工具等。此外,还有反映社交恐怖的一些项目。

偏执因子是围绕偏执性思维的基本特征而制订,主要指投射性思维、敌对、猜疑、关系观念、妄想、被动体验和夸大等。

精神病性因子反映各式各样的急性症状和行为,有代表性地视为较隐讳、限定不严的精神病性过程的指征。此外,也可以反映精神病性行为的继发征兆和分裂性生活方式的指征。

此外,还有 19、44、59、60、64、66、89 共 7 个项目未归入任何因子,分析时将这 7 项作为第 10 个因子来处理,以便使各因子分之和等于总分。

当得到因子分之后,便可以用轮廓图(profiles)分析方法,了解各因子的分布趋势和评定结果的特征。

SCL - 90 未提出分界值,按全国常模,总分超过 160 分,或阳性项目数超过 43 项,或任一因子分≥2 分,可考虑筛选阳性,需进一步检查。

(6) 抑郁自评量表:抑郁自评量表(self- rating depression scale,SDS)是由美国 Zung 于 1965 年编制的。该量表操作简便,易于掌握,测量结果能有效地反映出受试有无抑郁症状及其严重程度和治疗中的变化,适用于抑郁症状的成人,也可用于流行病学调查。

SDS 共有 20 个项目,按各项目发生的频率不同采用四级评分。由受试按照量表说明对最近一周内的情况,从 1 ~4 分对各项目进行选择评分(见附录三)。自评结束将所有项目得分相加,得到 SDS 总分。总分在 41 分以上可考虑筛查阳性,即有抑郁存在可能,需要进一步检查。抑郁严重度指数 = 总分/80,指数范围为 0.25 ~1.0。指数越高,反映抑郁程度越重。

(7) 焦虑自评量表:焦虑自评量表(self-rating anxiety scale,SAS)是由美国 Zung 于 1971 年编制的。该量表用于评定有无焦虑症状及其严重程度,既可用于心理咨询门诊的焦虑症状自评,也可用于流行病学调查。

SAS 也有 20 个项目,按各项目发生的频率不同采用四级评分。由受试按照量表说明对最近一周内的情况,从 1 ~4 分对各项目进行选择评分(见附录三)。自评结束将所有项目得分相加,得到 SAS 总分。总分在 40 分以上可考虑筛查阳性,即可能存在焦虑,需要进一步检查。分数越高,反映焦虑程度越重。

2. 应激和应对评定量表

(1) 生活事件量表:生活事件量表(life event scale,LES)是由杨德森和张亚林于 1986 年编制的。LES 分三个方面问题:家庭生活方面(28 项),工作学习方面(13 项),社交及其他方面(7 项)。另外有 2 项空白条目,供受试填写表中未列而现实已经历的某些事件(见附录三)。

LES 是自评量表,由受试根据自身的实际感受而不是按常理或伦理观念去判断那些经历过的事件对本人来说是好事或坏事。影响程度分为五级,从毫无影响到影响极重分别记 0、1、2、3、4 分。影响持续时间分三月内、半年内、一年内、一年以上共 4 个等级,分别记 1、2、3、4 分。计算方法如下:

单项事件刺激量 = 该事件影响程度分 × 该事件持续时间分 × 该事件发生次数

正性事件刺激量 = 全部好事刺激量之和

负性事件刺激量 = 全部坏事刺激量之和

生活事件总刺激量 = 正性事件刺激量 + 负性事件刺激量

LES 主要用于在特定时间内生活事件的定量,以便进一步研究生活事件在疾病的发生、发展、预后和转归中所起的作用等。适用于 16 岁以上的正常人,也用于神经症、心身疾病、躯体疾病患者及恢复自制力的重症精神病患者。

LES 总分越高则反映个体承受的精神压力越大。负性事件刺激量越高,对身心健康的影响越大。正性事件对身心健康的影响有待进一步研究。

(2) 领悟社会支持评定量表:领悟社会支持评定量表(perceived social support scale,PSSS)是常用的一种社会支持量表,用于对个体受到社会支持的质和量的评定,具有简单易用的特点。PSSS 由 12 个反映个体对社会支持感受的项目组成。测定个体领悟到的来自各种社会支持源,如家庭、朋友以及他人的支持程度,并以总分反映个体受到的社会支持总程度。每个项目采用七级评分制,各项目从 1 ~7 分分别为极不同意、很不同意、稍不同意、中立、稍同意、很同意、极同意。由受试根据自己的感受进行选择评分(见附录三)。

结果将所有项目评分结果相加即得到社会支持总分。分数越高,反映受试拥有或感受到的社会支持越多。

3. A 型行为类型问卷　A 型行为类型的评定是美国临床医师弗雷德曼(Friedman)等人在

20 世纪 50 年代对冠心病患者的性格和行为表现进行系统研究时开始的。该问卷由 60 个条目组成,分成三部分:① TH 部分,25 题,反映时间匆忙感、紧迫感和做事快等特征;② CH 部分,25 题,反映争强好胜、怀有戒心、敌意和缺乏耐性等特征;③ L 部分,10 题,为真实性检测题(见附录三)。

行为总分 >36 分时视为具有 A 型行为特征,行为总分为 28 ~ 35 分时视为中间偏 A 型行为特征,行为总分 <18 分时视为 B 型行为特征,行为总分为 19 ~ 26 分时视为中间偏 B 型行为特征,行为总分为 27 分时视为极端中间型行为特征。

4. 护士用住院患者观察量表　护士用住院患者观察量表(nurses observation scale for inpatient evaluation, NOSIE)是由 Honigteld 等人于 1965 年编制的,主要用于评定住院成年精神患者和老年性痴呆患者的生活、行为和情绪等方面状况。

评定由经过训练、熟悉患者情况的护理人员进行。评定时根据患者最近 3 天(或 1 周)的情况评分。第 1 至 30 项采用五级评分制,从 0 ~ 4 分分别为无、有时有、常常有、经常有、一直有(见附录三)。此外有 2 个附加项目,即第 31 项"病情严重程度",第 32 项"与治疗前比较"。该 2 项由评定者根据自己的经验,按 1 ~ 7 分七级评分。

结果分析:

(1) 因子分计算

社会能力 = [20 - (第 13、14、21、24、25 项评分之和)] ×2

社会兴趣 = (第 4、9、15、17、19 项评分之和) ×2

个人整洁 = [8 + (第 8、30 项评分之和) - (第 1、16 项评分之和)] ×2

激惹 = (第 2、6、10、11、12、29 项评分之和) ×2

精神病 = (第 7、20、26、28 项评分之和) ×2

退缩 = (第 5、22、27 项评分之和) ×2

抑郁 = (第 3、18、23 项评分之和) ×2

(2) 总分计算

积极因素分 = 社会能力分 + 社会兴趣分 + 个人整洁分

消极因素分 = 激惹分 + 精神病分 + 抑郁分

病情估计分 = 128 + 积极因素分 - 消极因素分

病情估计分越高,说明病情越轻;反之病情越重。

## 本章小结

1. 心理评估是应用心理学方法所获得的信息对个体某一心理现象进行全面、系统和深入的客观描述的过程。它在心理或医学诊断,心理障碍防治措施的制定以及疗效的判断等方面具有重要意义。

2. 常用的评估方法包括观察、晤谈等技术及智力测验、人格测验、神经心理测验等。

3. 在护理工作中常用的临床评定量表有 SCL - 90 症状自评量表、SAS 焦虑自评量表、SDS 抑郁自评量表及生活事件量表和护士用住院患者观察量表。

4. 对于评估人员的专业技术、心理素质有着较高的要求,不仅能对评估量表的使用、测验方法的选用熟练准确,还要具有稳定的情绪、敏锐的观察力及较高的智力和高尚的人格,良好的社会交往能力等。以保证评估过程中在选用量表和具体施测过程中实事求是,客观负责。

## 思考题

1. 试分析比较晤谈技术中的语言和非语言信息的重要性。
2. 什么样的心理测验量表所测查结果为司法和医学认可?
3. 试判断:护理人员怀疑患者具有病理性人格特点时在选用人格测验量表时应使用哪一种?

# 第七章 心理咨询

**本章学习要点：**

1. 掌握心理咨询中的有关概念。
2. 掌握心理咨询的一般技术。
3. 熟悉心理咨询的性质、原则、范围、类型和注意事项。
4. 熟悉心理咨询的程序。
5. 了解心理咨询的任务和对咨询人员的基本要求。

随着社会的发展和进步，人们承受着工作和生活的种种压力，如人际交往日益广泛和复杂，信息大量增加，竞争日趋激烈，如何使自己的行为模式适应周围环境、协调各种人际关系已成为人们的迫切要求。现代科学研究表明，30% ~75% 的疾病与心理因素、生活境遇有关系。大量事实表明很多疾病的发生是由于心理社会因素引起的。形形色色的应激反应对健康构成了很大的威胁。因此，心理咨询（psychological counseling）作为一种职业正在悄然兴起，尤其是心理咨询技术在心理护理上的应用，可有效地帮助患者解决心理问题，减轻心理压力，使患者能够更快地从疾病中康复。

## 第一节 心理咨询概述

### 一、心理咨询的概念及范围

#### （一）心理咨询的概念

心理咨询就是咨询人员在良好的人际关系基础上，运用心理学的理论和方法，协助咨询对象解决心理、行为问题，以维护和促进其心身健康的过程。此概念强调心理咨询是运用心理学的理论和方法进行的专业咨询，它不同于朋友之间的咨询；心理咨询是在良好的人际关系基础上进行的，没有信任就没有效果的保证；心理咨询是帮助咨询对象成长的过程，咨询对象通过与专业咨询人员的讨论、协商、交谈等，从而解决心理问题，达到自立自强、增进健康水平、提高生活质量、适应现实社会的目的。心理咨询与心理治疗都是针对个体的心理和行为，但两者也是有区别的（表2 -7 -1）。

表 2-7-1 心理咨询与心理治疗的主要区别

| 区别 | 心理咨询 | 心理治疗 |
| --- | --- | --- |
| 对象 | 正常人 | 患者 |
| 理论 | 心理学理论 | 医学心理学理论 |
| 关系 | 人际关系 | 医患关系 |
| 内容 | 心理问题 | 心理、行为障碍 |
| 目标 | 促进心理健康发展 | 矫正异常心理和行为 |

### （二）心理咨询的范围

心理咨询的范围很广，归纳主要有以下几个方面。

1. 心理保健咨询　面向正常的、健康的、无明显心理冲突的人，目的是使其更好地认识自己，扬长避短，充分发挥潜能，以提高学习与生活质量。

2. 心理发展咨询　依据心理发生、发展的规律对正常儿童的潜能进行开发，其目的是帮助咨询对象充分发挥潜能，以便更好地实现自我。

3. 心理适应咨询　在生活、学习中有各种烦恼，有明显心理矛盾和冲突。咨询的目的是帮助咨询对象排除心理困扰，减轻心理压力，改善适应能力。

4. 医学心理咨询　患有某种心理疾病，影响了正常的学习与生活，咨询的目的是通过咨询和心理治疗，克服心理障碍，恢复心理健康。

## 二、心理咨询的原则及任务

### （一）心理咨询的原则

心理咨询的原则是保证心理咨询成功的前提和条件，对心理咨询工作具有一定的指导意义。

1. 信任原则　在心理咨询过程中，咨询人员应从尊重信任的立场出发，努力和咨询对象建立起朋友式的信赖关系，保证咨询工作的顺利进行，取得满意的咨询效果。

2. 整体性原则　在咨询过程中，心理咨询人员要有整体观念，对咨询对象的心理问题做到全面考察、系统分析，要重视心理活动各要素的内在联系，还要考虑心理、生理及社会因素的相互制约和影响，使咨询工作准确有效，克服咨询工作中的片面性。

3. 发展性原则　在心理咨询过程中，咨询人员要以发展变化的观点来看待咨询对象的问题，不仅要在问题的分析和本质的把握中善于用发展的眼光做动态考察，而且在对问题的解决和咨询结果的预测上也要具有发展的观点。既要对咨询对象的内在潜能和发展条件有准确的估计，又要对他们今后的发展目标和发展道路有恰如其分的提示和把握。

4. 异同性原则　所谓“异同性”，是指在咨询过程中，咨询人员既要注意咨询对象的共同表现和一般规律，又不能忽视其年龄差异、性别差异和个体表现差异，要善于在同中求异、异中寻同，努力做到二者的有机结合和统一。

5. 保密性原则　心理咨询人员有责任对咨询对象的谈话内容予以保密，咨询对象的名誉和隐私权应受到道义上的维护和法律上的保护。

6. 预防性原则　咨询的重点在于预防，即咨询的多数工作在于促进成长，防患于未然。虽然心理咨询有诊治心理偏常或心理障碍的作用，但更重视心理卫生知识的宣传和教育，体现心理咨询在促进人们心理健康发展的终身作用。只有把后一项工作做好，使预防重于治疗的思想深入人心，才能更好发挥心理咨询在促进人们心理健康方面的作用。

7. 启发性原则　在一定程度上，咨询就是求知和询问。咨询人员要解除咨询对象的心理负担，就必须使咨询对象在启发诱导下领悟到自己问题的关键所在，而不是直接告知。

### （二）心理咨询的任务

在心理咨询的过程中，咨询对象不同，其要解决的心理问题也不一样，咨询人员需要完成的具体任务也不尽相同，但归纳起来主要有以下五个方面。

1. 建立新的人际关系　咨询关系是一种新型的人际关系，它不同于其他的人际关系。咨询关系具有以下特点。

（1）咨询关系是一种职业性人际关系。咨询人员一旦与咨询对象建立咨询关系，便构成一种合同式职业性人际关系，这种关系将受职业道德和相关法律的制约和保护。

（2）咨询关系是一种具有时限性的人际关系。这种关系只在咨询过程中存在，咨询过程结束咨询关系也不再继续。

（3）咨询关系是一种平等共进的人际关系。咨询活动中双方是平等的、诚实的、相互理解的，通过咨询过程的互动达到共同成长的目的。

咨询关系的关键是平等、诚实、相互理解，正是这种新型人际关系的建立，咨询对象才可以直抒胸臆而不必顾虑后果；才可以增进自尊、自信和独立自主精神，从而达到咨询目的。因此，咨询人员的重要任务之一就是尽快建立这种新型的人际关系，以保证咨询过程的顺利进行。

2. 促进对内部冲突的认识　人的心理问题多种多样，不同的问题应当用不同的方法来解决。有些是和学习有关的，如学习动机、厌学情绪、考试焦虑等；有些是与自我观念有关的，如自卑、自恋、自傲、自闭等；有些是人际交往中产生的，如交往焦虑、赤面恐怖、回避交往、对人敌意、过分依赖等。这些心理问题并非心理疾病，它们是在复杂的社会生活中出现的，大部分是源于自己尚未解决的内部冲突，而不是源于外界。因此，咨询人员的重要任务之一就是通过心理咨询促进咨询对象认识自身内部的种种冲突，并协助其自主解决这些内部冲突。

3. 协助对错误观念的纠正　许多咨询对象的头脑里都存在不同性质、不同类型、不同方面的错误观念，正是这些错误观念导致了各种各样的心理问题。但是，咨询对象往往不是这样认为的，有些是没有意识到，有些意识到了但不认为是错误的，甚至为这些错误观念辩护。因此，咨询人员的重要任务之一就是通过咨询过程的互动，协助咨询对象认识、改变这些引起心理问题的错误观念。

4. 引导对现实的面对　许多咨询对象都存在逃避现实的现象，表现出花很多的时间去回味过去、计划未来，可就是不敢面对现实，总是回避现实。他们主要是想通过逃避现实以减轻自己的焦虑感，并总想按照自己的愿望摆布现实，而且还经常想方设法求得周围人的支持以利于他们逃避现实。因此，咨询人员应帮助他们认识到这一点，并积极引导咨询对象进行自我探索，当他们真正认识了自己时，他们也就认识了自己的需要、价值观、态度、动机、长处和短处，就可以根据自己的实际情况面对现实，寻找自己的社会定位。

5. 启发对有效行动的寻找　咨询对象在咨询前往往针对自己的心理问题使用过不少的方法、采用过不少的行动，但常常是无效或收效甚微的。心理问题的要害，有时不在于咨询对象控制不住自己的思想、欲望、情欲，而在于咨询对象没有通过有效的行动去改变或满足自己的欲望、情欲。因此，咨询人员的重要任务之一就是通过启发、鼓励和支持咨询对象去寻找、选择和采取新的、合理的有效行动，以解决其心理问题。

## 三、心理咨询的类型

### （一）根据咨询内容分类

根据咨询内容不同，可将心理咨询分为发展咨询和健康咨询。

1. 发展咨询　为适应现代化的工作和生活节奏，人们越来越重视对自身的认识和关注。发展咨询是咨询人员帮助咨询对象挖掘心理潜力，提高自我认识的能力。随着人们生活水平的不断提高，人们渐渐关注如何提高生活质量，如提高学习和工作能力、维护安宁的生活环境、协调家庭和社会各成员间的人际关系等。心理咨询可以帮助人们调整内心世界，提高生活质量。

发展心理咨询主要包括：孕妇的心理状态、行为活动和生活环境对胎儿的影响；儿童早期智力开发和发展中的心理问题；青春期身心发展的不平衡和独立性与依赖性的矛盾；社会适应问题；性心理知识咨询；成就动机与自我实现性问题；友谊与恋爱、择偶与新婚；择业、失业与再就业；中年和更年期人际冲突、情绪失调、工作和家庭负荷的适应；老年社会角色再适应；身体衰老和心理衰老等。

2. 健康咨询　健康咨询是咨询人员帮助那些因为某些心理社会刺激而引起心理紧张，并明确体验到躯体或情绪上的困扰者能正常适应环境。在现实社会中，心理社会刺激非常复杂，凡是生活、工作、学习、家庭、疾病、康复、婚姻、育儿等方面出现的心理问题，影响到身心健康，都属于健康心理咨询的范围。

### （二）根据咨询人数分类

根据咨询人数不同，心理咨询可分为个体咨询和团体咨询。

1. 个体咨询　个体咨询是一对一的关系，即咨询人员和咨询对象两者发生的单一交往。这种关系提供一个可靠安全的环境，可降低咨询对象的防御性，和咨询人员建立彼此信任的关系，也提供了最大限度的个人接触的可能性。主要优点有① 咨询对象可以充分详尽地倾诉，咨询人员在耐心倾听的基础上，与咨询对象进行面对面的磋商、讨论、分析和询问，这种形式直接又自然；② 咨询人员可以对咨询对象进行直接观察、了解和诊断，没有第三者在场，易于消除咨询对象的顾虑，谈出自己内心深处的想法。

2. 团体咨询　团体咨询是在团体情境中提供心理帮助与指导的一种心理咨询形式。它是通过团体内人际交互作用,使个体在交往中通过观察、学习、体验、认识自我、探讨自我、接纳自我、调整和改善与他人的关系、学习新的态度和行为方式,以发展良好的生活适应能力的助人过程。

团体咨询一般有两种形式:一种是由有共同问题的咨询对象自愿组织为2~3人或更多一些人数的小团体,咨询一些共同关心的问题。另一种是由咨询人员把存在共同问题的咨询对象组织在一起,和他们一起讨论问题,并给予切实的指导。人数一般在20人以内,超过20人的可以分成几个小组进行。团体咨询有其独特的优点,表现在:① 团体为个人提供了一面镜子,成员可以从参加者和指导者的反馈中获益;② 团体提供了考验实际行为和尝试新行为的机会;③ 团体情境鼓励成员做出承诺并用实际行动来改善生活;④ 团体中的互动行为,可帮助成员了解他们在工作上、家庭中的功能,团体的结构方式可使成员得到归属的满足。目前,团体咨询已在学校、家庭、医院、企业、军队等领域得到广泛应用,成为心理咨询的一种新的发展趋势。但团体咨询也有其局限性,表现是在多数人在场的情况下,咨询对象易产生顾虑,不愿暴露自己的真实想法。所以团体咨询只能解决一些共同存在的表层心理问题,深层的问题则需要通过个别咨询单独解决。

### (三)根据咨询形式分类

根据咨询形式不同,心理咨询可分为门诊咨询、电话咨询和互联网咨询。

1. 门诊咨询　门诊咨询是心理咨询中最常见、最主要的形式,是咨询人员在心理咨询门诊坐等咨询对象上门咨询的一种形式。它最早限于精神病医院,后发展到综合医院,进一步又形成了社区性的独立心理咨询形式。

门诊咨询以谈话方式为主。它有利于消除咨询对象的顾虑,打破心理屏障,使咨询不断深入发展。咨询对象可以充分详尽地倾诉,咨询人员在耐心倾听的基础上,与他们进行面对面的询问、磋商、讨论和分析。如有必要,也可进行有关的心理测试,测试数据作为提出帮助进行分析和治疗的一种依据。

2. 电话咨询　电话咨询是通过电话进行交谈,是一种方便而又迅速及时的心理咨询方式。1960年美国洛杉矶自杀防治中心开始应用电话咨询,它在防止因心理危机而酿成的自杀与犯罪方面起到了良好作用。电话咨询架起了心灵沟通的桥梁,当人在苦恼至极痛不欲生的时候,通过电话得到意想不到的关怀和温暖,在心理上得到开导和慰藉,甚至能把一个人从死神手中拯救出来。因而人们把电话咨询称为"希望线""生命线"。

3. 互联网咨询　随着网络时代的迅猛发展,网络技术日新月异,对于那些由于个人躯体条件、地域环境的限制而不能方便地寻求心理咨询的及由于个人生活风格或生活习惯,不愿意面对心理工作者的人们来说,通过互联网进行心理咨询就尤为必要。互联网咨询显示出许多优点:突破了区域条件的限制;凭借有效的软件程序进行心理问题的评估与测量;可以方便地将咨询过程全程记录,便于反复温习、思考和案例讨论。当然,互联网咨询也存在不足的一面,表现在咨询人员必须通过独特的途径和咨询对象建立关系,咨询过程中双方真实身份的识别困难;对计算机知识欠缺带来不方便;因信息交流不充分而引起误会等。

## 第二节 心理咨询的程序和注意事项

### 一、心理咨询的程序

#### （一）建立关系

心理咨询成功的首要条件，是咨询人员取得咨询对象的信任，双方建立融洽、和谐的咨询关系，为取得良好咨询效果打好基础。为此，咨询人员应注意以下几点。

首先，衣着整洁、打扮得体、仪态大方、举止端庄。切忌浓妆艳抹。

其次，见面时咨询人员应起身迎接、问候，表示欢迎、关心、愿意提供帮助，态度要热情友好、自然，以消除咨询对象首次见面的陌生感。

再次，谈话正式开始前，咨询人员可做简单自我介绍。对第一次到来的咨询对象，咨询人员还应扼要介绍心理咨询的性质与原则。特别要讲明尊重隐私的保密性原则，以消除其紧张情绪。

最后，细心倾听是建立良好关系的决定因素。咨询人员要真诚、热情、尊重、理解、无条件地关注和接纳咨询对象。

#### （二）收集资料

资料的收集包括两个方面，一是咨询对象背景资料的收集，二是咨询对象心理问题的收集。

1. 咨询对象背景资料的收集　咨询对象背景资料主要包括以下内容。

（1）咨询对象的基本情况：如姓名、性别、年龄、籍贯、身体健康状况等。

（2）咨询对象的家庭情况：如家庭成员结构、家庭中的人际关系和心理气氛、教育方式和态度、经济状况、生活方式、父母的文化程度及修养等。

（3）咨询对象的个性特征：如智力水平、性格特征、气质类型、心理健康状况，社会适应情况。分段了解咨询对象的背景资料有助于分析其心理问题产生的社会背景。对于咨询对象的姓名，如果其实在不愿透露，咨询人员也不必追问，这样可使他们彻底打消顾虑。

2. 咨询对象心理问题的收集　在咨询过程中，通过咨询对象的自述和必要的询问，了解他们个人的主观感受、行为表现、症状等，弄清他们当前究竟为什么问题所困扰，问题的严重程度如何，问题的持续时间有多久，问题产生的原因是什么，并弄清他本人对此有无明确的意识、有无强烈的求助愿望等。

#### （三）分析评估

通过资料分析，弄清咨询对象的问题属于何种类型，是学习问题、生活中的人际关系问题还是青春期发育问题或恋爱问题等，是正常人的情绪不安、心理失衡还是人格障碍、神经症、精神疾病等。这些都是分析诊断中必须注意的问题。需要时，还可对咨询对象进行心理测验，以明确问题的性质与程度，加强心理诊断的客观性。在此基础上，咨询人员根据自己的专业知识和社会生活阅历，加以分析，对咨询对象心理问题的性质、产生原因、严重程度等做出正确的评估和诊断，进而考虑给予何种方式的指导和帮助。

### （四）帮助指导

在对咨询对象心情和处境充分理解的基础上，帮助其分析自己问题的性质，寻找问题产生的根源，树立战胜困难的信心，提供指导意见，商讨解决问题的对策。但问题的解决要靠咨询对象自己的努力。

### （五）结束关系

咨询若干次取得预期效果后，咨询活动可暂告结束。咨询人员要退出自己的角色，并引导咨询对象把在咨询过程中学到的新经验运用到日常生活中去，不需他人指点，亦能自行解决困难。在咨询过程的最后可说一些期盼和祝福的话，并欢迎他们有问题时再来。结束咨询关系后，如有可能，应进行追踪研究，观察咨询的长远效果，以不断总结经验，改进工作。

## 二、心理咨询的注意事项

心理咨询的成功与否取决于咨询人员对心理咨询理论的理解和对咨询工作的态度、方法和技巧。在心理咨询的整个过程中，有许多注意的事项。

### （一）咨询前的注意事项

在咨询人员和咨询对象建立咨询关系前，咨询人员应该对咨询对象表现出极大的真诚，对工作表现出高度的热情。具体做到“五心”。

1. 爱心　爱心是对咨询对象的人格表现出充分的尊重和爱护，对其处境表现出真诚的理解和关注。换个角度看问题，即将自己放在咨询对象的地位和处境中来感受他的喜怒哀乐，体会其所行为的因由。让咨询对象感到受到尊重和爱护。

2. 诚心　诚心是咨询人员在咨询对象面前真实地表现自我，讲真话、讲实话、言行一致，不矫揉造作、不装腔作势、不摆架子。让咨询对象有以诚相待的感觉。

3. 细心　细心是咨询人员对咨询对象在咨询过程中的言行举止进行仔细的观察，不放过任何一个细节，以促进咨询双方间的沟通。

4. 耐心　耐心是咨询人员要对心理咨询的效果有长期的思想准备，不能急于求成，不能轻易放弃，不能因为咨询对象一时的负面反应而对整个心理咨询丧失信心。

5. 虚心　虚心是咨询人员要充分尊重、接纳对方，不能以个人的观念对咨询对象的行为做是非判断，不能讲话武断，不能要求咨询对象接受自己的判断和主张。

### （二）咨询中的注意事项

心理咨询工作是听与说的艺术。在咨询过程中，咨询人员对咨询对象的成长是起辅助的作用，而不是主导作用。具体做到以下六个“不能”：① 不能主观武断，以自己为中心。② 不能好为人师，对咨询对象的情绪表现麻木不仁。③ 不能东张西望，随意插话。④ 不能宣扬自己，谈话漫无边际。⑤ 不要想一次解决咨询对象的所有问题。⑥ 不能大事化小，小事化无。

### （三）咨询后的注意事项

心理咨询是一项严肃认真的工作。它是在帮助咨询对象个人成长，却不图回报；是让人维持心理健康，却不提供治疗；是一种人际交流，却不是社交活动；可以使人解除忧愁烦恼，却不是简单地安慰人；希望与咨询对象建立无话不谈的亲密关系，却又不能发展私人友谊。它的工作目的是使人健康成长，是自发的、主动的；是非说教性的、非病理性的。在咨询过程结束后，咨询人员要做到以下几点。

1. 整理好咨询对象的相关资料，补充记录咨询的主要内容，归档留存。
2. 严格遵守保密性的原则，不得外泄咨询对象的任何资料。
3. 必要时，对某些咨询对象做追踪随访，及时指导他们心理成长过程。
4. 注意心理咨询不是社交谈话、不是安慰别人、不是交朋觅友、不是替人除难、不是逻辑分析。

# 第三节　心理咨询的一般技术

## 一、引导宣泄

在心理学上，宣泄是指前来的咨询对象将郁积已久的烦恼情绪与变态行为倾诉给咨询人员的过程。它是一种发泄痛苦的形式，给人以极大的精神解脱，使人感到由衷的舒畅。

咨询人员引导咨询对象把自己心中的积郁与痛苦倾吐出来，以减轻心理上的压力、减轻或消除紧张的情绪，使咨询对象恢复平静的心情。宣泄疗法的效果取决于咨询对象的心理状态与对咨询人员的信赖程度，想让咨询对象把内心的痛苦倾吐出来并不是轻而易举的。如在临床上，不少患者不愿暴露自己患病的真正心理因素。所以咨询人员让患者宣泄自己内心的积郁，不能操之过急。真心诚意地向患者讲清道理，同情患者、尊重患者；逐步与患者建立起友爱的、互信的护患关系。这样，患者就会逐渐谈出自己患病的真正心理因素，患者的心情就会感到舒畅，病情也会逐步改善。

## 二、帮助领悟

领悟是咨询对象在咨询人员的帮助下，全面、深刻地认识自己的心理不适和情绪障碍的原因。它常常伴有深刻的认识飞跃，可以使人积极地协调与周围环境的关系，改变某些偏见与消极的行为方式，减弱不良情绪对身心的危害。所以，咨询人员应帮助咨询对象积极克服心理不适，要充分理解和指导他们领悟其行为的生理和心理原因，坚定其克服困难的决心。

## 三、强化自我控制

心理学上，行为主义理论认为：人可以自我评价行为，进行自我奖赏和批判，自我强化；可以调节控制自己的行为，不受外界左右。因此，在心理咨询中咨询人员要鼓励咨询对象强化自我控制，破除某种不良情绪状态和行为方式对自己的禁锢，协调个人与环境的关系，从而获得内心的和谐。强化自我控制在很大程度上依赖宣泄和领悟的进展,是两者必然的结果。具体做法有① 把困惑和感受写下来或者和朋友倾诉,它是一个促进自己思考的过程,可以帮助自己走出片面的情绪从而理性地对待问题。② 给自己快乐的暗示。因为心情不好时,自责反而会加重不好的感觉,此时可以什么都不想,做点自己喜欢的事情,如运动、唱歌、读书等。但是具体做的时候,还是要给自己一个限定,给自己的放纵保留一个底线。提醒自己要爱自己,要让自己快乐地生活,无论在任何环境都应该去寻找快乐。这样即使现在是痛苦的,却也是走在通向快乐的路上。

### 四、增强自信

积极的自我形象和健康的生活态度,可增强对压力的抵抗。增强自信心能使人在战胜恶劣环境,摆脱不良情绪的基础上,积极面对生活,调节自我与环境的不协调,以乐观的态度对待人生;有效地应付生活中的忧愁、烦恼;使人不断地走向心理成熟。因此,增强自信的目标就是改变自我认识。一旦找回了自我价值,压力就会减少,症状就会消失。

下面是一些可以增强自信心的措施,不妨试着做做。

1. 列出自己性格中积极方面,可更好地了解自己。
2. 对自己的成功给予积极评价。
3. 选择生活中的某一方面,努力改变。
4. 制订可以完成的目标。
5. 不要过快地改变生活中的太多方面。
6. 找出一个合适的典范,而不是一个不现实的偶像加以学习。
7. 不要对过去的失败和错误的判断耿耿于怀。
8. 自我评价,记下自己的优点和成功可增强自信心。

## 第四节　心理咨询人员的基本要求

心理咨询是一项较为复杂和艰巨的工作。心理咨询人员面对的是在心灵上需要帮助的人,咨询对象是为了自身更有效、更愉快地生活。咨询人员的任务就是帮助他们提高这种能力。因此,心理咨询人员的责任是重大而又艰巨的。作为一名合格的心理咨询人员,必须具备以下的条件。

### 一、资格要求

心理咨询人员是运用心理学及相关学科的专业知识,遵循心理学原则,通过心理咨询的技术与方法,帮助咨询对象解除心理问题的专业人员。国家心理咨询师职业属于高知识、高技术含量的新职业,共分三个级别:心理咨询员(国家职业资格三级)、心理咨询师(国家职业资格二级)、高级心理咨询师(国家职业资格一级)。不论哪一个等级都应具备观察能力、逻辑思维能力、表达能力、人际沟通能力和自我控制能力,必须具备大专及以上学历。心理咨询资格的申报条件可见 2005 年版《心理咨询师国家职业标准》(见附录二)。

## 二、职业道德要求

### （一）热爱本职工作，有助人为乐的良好品格

心理咨询是一项助人的工作，从事这项工作需要付出时间和精力，需要有对咨询对象的理解、同情、关怀及耐心。咨询对象一般是在心里不痛快的时候，遇到麻烦的时候才来咨询的，咨询人员需要耐心地倾听其诉说，分担其忧愁和烦恼，需要有乐于助人的爱心。因此，咨询人员要刻苦钻研专业理论知识，增强技能，提高自身素质，遵纪守法，与咨询对象建立平等友好的咨询关系。

### （二）保护咨询对象的切身利益，尊重他们的人格和意愿

咨询人员要以自己的态度和行为，使咨询对象确信他们的自我暴露不会使咨询人员感到震惊，而且是绝对保密的。尊重隐私、保守秘密是保护咨询对象利益的重要内容。心理咨询人员不得因为咨询对象的性别、年龄、职业、民族、国籍、宗教信仰、价值观等方面的因素歧视咨询对象，要一视同仁，不管他们的性格气质如何，是否有生理缺陷或某种怪癖，都不得歧视和嫌弃，而要以诚相待、平等待人，尊重他们的人格。咨询人员还要善于倾听他们的意见，了解他们的需求，在可能的情况下尽量满足他们的合理需要。如遇到对咨询人员的分析与治疗意见不一致的情况，也要耐心劝告，顺其自然，尊重咨询对象的意愿，不可强令执行。要维护咨询对象对生命和健康的自主权利。

### （三）咨询人员不得在咨访关系中寻求个人需要的满足

心理咨询人员在咨询关系建立之前，必须让咨询对象了解心理咨询工作的性质、特点和可能的局限及咨询对象自身的权利和义务；不得在咨访关系中寻求个人心理需要的满足。心理咨询是帮助咨询对象摆脱精神上的烦恼和困惑，在利他的意义上给人以帮助。所以，咨询人员不能把个人的情绪带进咨询过程，不能向咨询对象宣泄自己的烦恼和不幸，也不能对咨询对象在情感上寄托爱憎和依恋，对他们的关怀和帮助应是无私的、不求回报的。即便是他们自愿奉送，亦应谢绝。在正规的咨询机构中，如实行收费，也只能严格遵守规定，不能在规定之外另收金钱或物质。

### （四）用良好的伦理道德观念指导咨询对象

在帮助咨询对象克服心理障碍的时候，应以良好的伦理道德观念作为引导。这对帮助他们品德和人格的健全发展有重要意义。如在校大学生，正处于人生观、世界观形成的关键年龄，他们对于人生、事业、友谊、爱情等许多问题的看法还不尽成熟，有时带有某些幼稚和糊涂的观念。心理咨询就是在帮助他们解除心理困惑的同时，引导他们以积极的态度面对人生，指导他们正确处理在生活中遇到的各种问题，解决好理想与现实、兴趣与专业、个人与集体、个人与他人关系中所遇到的矛盾，愉快地学习和生活。

## 三、知识要求

心理咨询不是靠良好的愿望、热情和一般常识来安慰、劝说那些处于困境的咨询对象。有时,安慰反而引起他们的反感和阻抗。按照国家职业标准规定,心理咨询人员必须有普通心理学、发展心理学、社会心理学、心理咨询学、心理健康和心理障碍知识、心理测量学、职业道德和相关法律等方面的基本理论知识,同时还要在接受正规培训后掌握心理测验、心理诊断和心理咨询的相关操作技能。只有将理论知识与实践能力有机地结合起来,才能理解咨询对象的困难是怎样形成的、矛盾和冲突的根源在哪里,有针对性地协助他们分析问题,引导他们走出困境,促进人格发展。

### (一)精湛的业务能力

心理咨询是一门专业,有自己的理论、方法和技术。从事心理咨询工作的人,必须经过专门的培养和训练,取得合格证书后才能上岗工作。心理咨询人员必须钻研心理咨询的理论,掌握心理咨询的方法和技术,积极参加心理咨询的实践活动,不断提高自身的业务水平,才能成为一名合格的咨询人员。

### (二)掌握心理咨询的专业理论

心理咨询与心理治疗、心理测验是不可分割的。心理咨询人员应有扎实的心理学理论功底,对于普通心理学、人格心理学、教育心理学、医学心理学、心理测量学等学科的知识都应该掌握,才能使心理咨询工作建立在科学理论指导之上。

### (三)发展多方面的知识结构

在心理咨询过程中会遇到多方面的问题。如人生观、价值观、世界观、人际关系、人格发展和社会适应等问题,这就要求咨询人员有全面的知识结构,不仅要有专业知识,还要用辩证唯物主义和历史唯物主义的世界观和方法论作为指导思想,同时还应有教育学、社会学、基础医学方面的知识。只有从多方面发展自己的知识结构,才有条件给来访者以正确的启发和引导。

## 本章小结

1. 心理咨询是咨询人员在良好的人际关系基础上,运用心理学的理论和方法,协助咨询对象解决心理、行为问题,以维护和促进其心身健康的过程。

2. 心理咨询的目的是帮助精神正常但又存在某种心理负担的人,更好地适应环境,完善自我。

3. 心理咨询的原则有信任原则、整体性原则、发展性原则、异同性原则、保密性原则、预防性原则和启发性原则。

4. 心理咨询可以起到倾诉心声,建立新的人际关系;辨明问题,认识内部冲突;磋商对策,纠正错误观念;面对现实,深化自我认识;平衡情绪,做出新的有效行动的作用。

5. 心理咨询的范围有心理保健咨询,心理发展咨询,心理适应咨询和医学心理咨询。

6. 心理咨询根据咨询内容可分为发展咨询和健康咨询;根据咨询规模可分为个体咨询和团体咨询;根据咨询形式可分为门诊咨询、电话咨询和互联网咨询。

7. 心理咨询的程序是建立关系、搜集资料、分析评估、帮助指导和结束关系。

8. 心理咨询过程中应注意“五个心”和“六个不能”。

9. 心理咨询常使用引导宣泄、帮助领悟、强化自我控制和增强自信等技术。

10. 从事心理咨询的人员应具有一定的资格、职业道德和知识的要求。

## 思考题

1. 如果在心理咨询过程没有遵守咨询原则会出现什么问题?

2. 如何建立良好的咨询关系?

3. 案例分析

张某,男,20岁,某大学二年级学生。在中学时候,他是一名优秀生。一次考试得了急性肠炎,结果成绩不理想。此后每次走进考场就会心跳加速,呼吸急促,脑子里不知该想什么。心里越急脑子越不听使唤,以致思维无法正常进行。走出考场时,一切恢复正常,然而为时已晚。

请分析张某存在的问题,如何进行心理咨询?

# 第八章　心理治疗

**本章学习要点：**

1. 掌握心理治疗中的有关概念。
2. 熟悉心理治疗的范围、过程和原则。
3. 熟悉精神分析疗法、行为疗法和认知疗法。
4. 了解人本疗法和森田疗法。

随着现代护理学的发展，心理护理已成为整体护理中的重要组成部分。心理治疗作为一门矫治心理异常的专业技术而被引入心理护理中，为矫治护理对象不利于疾病康复的心理行为奠定基础。因此，护理人员应该掌握这门专业技术，以便为解决护理对象的不良心理行为、提高护理效果提供保证。

## 第一节　心理治疗概述

### 一、心理治疗的概念

心理治疗（psychotherapy）也称精神治疗，是指治疗人员在良好的医患关系基础上，运用医学心理学的理论和方法，干预患者的心理、行为活动，以缓解和消除其心身症状的过程。

心理治疗的过程就是在医学心理学理论指导下，有计划、有步骤地对一定对象的心理活动、个性特征或心理问题施加影响，改善患者的心理条件，从而消除心身症状，重新保持个体与环境之间的平衡，达到治疗目的的过程。

### 二、心理治疗的适用范围

目前心理治疗应用范围越来越广。从医学心理学角度，心理治疗在医学临床实践中主要应用于以下几个方面。

#### （一）急性病患者

此类患者起病较急，病情较重，往往存在严重的焦虑、抑郁、恐慌等心理反应，因此在给予临床医疗紧急处置的同时，需要同时进行恰当的心理治疗。如给予精神支持疗法、松弛疗法等，以帮助患者认识疾病的性质，降低心理应激反应水平，增强治疗疾病的信心。

### （二）慢性病患者

此类患者病程较长，由于无法全面康复及长期患者角色的作用，往往存在较多的心理问题，并进而影响机体的康复。心理支持治疗和行为治疗等手段往往有很大的帮助。

### （三）心身疾病患者

可以针对致病的心理因素，帮助患者消除或缓解心理应激反应，减轻疾病症状，改变疾病发展过程。也可直接针对疾病的病理过程采取心理学矫正措施，如肢体瘫痪患者的肌电反馈治疗、高血压患者的放松训练等。

### （四）精神疾病及其相关患者

此类患者包括神经衰弱、焦虑症、强迫症、抑郁症、癔症、恐怖症等各类神经症性障碍及恢复期精神分裂症等精神科疾病患者。

### （五）各类行为问题

各种不良行为的矫正，包括性行为障碍、人格障碍、过食与肥胖、烟瘾、酒瘾、口吃、遗尿、儿童行为障碍等，均可分别选择使用行为疗法、认知疗法等心理治疗方法。

### （六）社会适应不良

对自卑、自责、自伤、攻击、退缩、失眠等适应困难患者可通过危机干预、松弛训练、支持疗法、人本疗法等心理治疗方法给予帮助。

## 三、心理治疗的基本过程与原则

### （一）心理治疗的基本过程

1. 问题探索阶段　探索心理行为问题的成因及其相关因素是治疗的开始阶段。这一阶段包括：① 建立良好的医患关系，获取患者的信任。② 收集患者资料，包括问题行为的表现、病因和相关因素。③ 了解患者对行为治疗的愿望，巩固其求助动机，树立对心理治疗的信心。通过对心理治疗的目的、意义、方法及效果等进行适当的解释和劝告，促使其积极参与治疗。

2. 分析认识阶段　对有关问题行为进行详细的治疗前的测量和分析。① 测量和记录：患者在治疗人员的指导下，采用行为日记的方式，对问题行为进行自我观察或自我监督，必要时还要记录每天的生理状态。② 功能分析：在测量和记录的同时，治疗人员对记录结果进行分析，寻找和证实问题行为与环境刺激因素之间的联系。

3. 治疗行动阶段　根据方案执行和实施计划。以一定的治疗理论为依据，结合患者具体实际，选择治疗方法并指导和实施治疗，使患者通过治疗，形成新的认知方式和行为模式，朝着治疗目标转变。

4. 疗效评价阶段　在治疗期间，要随时对患者的情况进行分析，了解问题行为改变的情况，判断治疗的进展。经过一段时间的治疗后，对治疗的效果进行总的分析和评价，判断是否达到了预期的目标。如果患者情况无明显的改善，应分析患者是否认真并正确地执行了治疗指令。如果排除了这一因素，确定某一疗法对其无效，通常可另选一种疗法。

5. 结束巩固阶段　心理行为问题容易复发。取得一定疗效后，要确定继续训练的目标，布置适当任务和作业，保持定期复诊，鼓励患者继续努力，向完全康复的方向前进。巩固疗效的治疗计划必须事先与患者共同制订，耐心解释其必要性，并要求患者严格按计划实施。

### （二）心理治疗的基本原则

1. 关系的和谐性　良好和谐的医患关系是心理治疗的一个重要条件。治疗人员只有对患者持尊重、同情、关心、支持的态度，才能使患者建立起对治疗人员的信任感和树立起治疗人员的权威感，使患者接受治疗人员提供的各种信息，建立治疗动机，毫无保留地吐露自己心理问题细节，为治疗人员准确诊断、设计和修正治疗方案提供可靠的依据，使各种治疗要求得到遵守和认真执行。

2. 问题的针对性　不同的心理治疗方法各有一定的适应证，治疗人员应根据患者存在的具体问题（如心理问题、心身问题、行为问题或社会适应问题）的性质、程度及治疗人员本人的熟练程度、设备条件等，有针对性地选择一种或几种治疗方法。

3. 治疗的计划性　无论实施何种心理治疗，治疗人员都应在全面收集患者有关资料的基础上，设计治疗的程序（包括治疗方法、时间、疗程、目标等）；预测治疗过程中可能出现的各种变化及相应对策；在治疗过程中，应详细记录各种变化，形成完整的病案资料。

4. 手段的综合性　疾病的形成是生物、心理、社会等诸多因素相互作用的结果。应根据不同个体、不同疾病、病程的不同阶段等具体情况，采用以某种方法为主的多种治疗并举的综合治疗，必要时还应辅以药物或理疗等多种治疗措施。

5. 资料的保密性　心理治疗往往涉及患者的隐私。为了维护患者的合法权益及心理治疗本身的声誉及权威性，治疗人员不得将患者的具体资料公诸于众，在学术活动或教学等工作中需要引用时，也应隐去其真实姓名。

6. 立场的中立性　心理治疗的目的是帮助患者自立与自我成长。在心理治疗的过程中，治疗人员应保持某种程度的中立态度，不能替患者做出任何选择与决定。

7. 亲友的回避性　心理治疗中往往要涉及个人隐私，交谈十分深入，同时要保持中立性的立场，这些在亲友和熟人中都难以做到。因此，一般情况下应回避为亲友和熟人进行心理治疗。

此外，心理治疗还应重视医院、家庭、社会治疗联合治疗的原则，因为家庭和社会才是患者的归宿，家属、亲友、同事、单位及组织，构成了患者的社会支持系统，对患者的治疗起着非常重要的作用。

## 第二节　常用心理治疗方法

### 一、精神分析疗法

精神分析疗法（psychoanalytic psychotherapy）又称心理动力学治疗，由奥地利精神病医生弗洛伊德创立，曾在西方心理治疗领域占有重要的地位。在此基础上，衍生出近代多种精神动力治疗理论。

### （一）理论概述

前文已对精神分析的理论做了一定的介绍，指出了精神分析学说强调潜意识中早年心理冲突在一定的条件下（比如精神刺激、素质因素等）可以转化为各种身心症状（比如躯体疾病、癔症等）。精神分析疗法可以通过适当的方法，帮助患者将压抑在潜意识中的各种心理冲突，尤其是幼年时期的精神创伤和焦虑情绪体验挖掘出来，将其带到意识中来，转变成患者可以认知的内容进行分析、疏导。当患者能够重新认识自己，并改变自己原有的行为模式时，治疗就有了成效。

精神分析疗法的目的不是单纯地消除患者的症状，而是注重人格的重建，思维模式、态度的转变及解决早年的心理冲突，消除无意识心理冲突的影响，启发和扩展患者的自我意识。通过分析，达到认知上的领悟，促进人格的成熟。

### （二）精神分析治疗的基本操作

在治疗之前，首先应强调治疗条件。治疗条件主要是指治疗时间的安排、疗程等。按照经典的方法，每周应进行 6 次治疗，每次 50 ~ 60 min。此后，可将治疗减为每周 5 次，近年来在一些国家已减为 3 ~ 4 次。整个疗程至少要持续 1 年（常在 2 年以上）。在短时间内取得较好疗效的病例也有，因每个人的情况不同，无法预先确定具体疗程。

1. 自由联想　自由联想（free association）是精神分析疗法的基本方法。治疗人员要求患者诉说他想要说的一切，包括任何微不足道，甚至是自认为荒谬奇怪的一些想法，都毫无保留地讲出来，以挖掘出压抑在潜意识中的情绪体验。治疗人员要鼓励患者尽量回忆从童年时期起所遭受的一切挫折或精神创伤，使患者绕过平时的防御机制，通过自由联想，不知不觉地打开潜意识的大门，将潜意识的心理冲突逐渐带入意识领域。由于自由联想的方法要求患者毫无保留地说出自己想到的任何事情，而患者又可能经常受到一些障碍，即“阻抗”，治疗人员就得设法穿过阻抗区，将无意识召回到意识中来。从这样的过程中发现患者内心深处潜意识的矛盾和冲突，找出心理障碍的起因，帮其重新认识自己，建立现实的、健康的心理。自由联想几乎贯穿于整个精神分析疗法的过程。

2. 释梦　精神分析理论认为梦的内容与被压抑在潜意识中的内容存在某种联系。患者关于梦的描述可以作为自由联想的补充和扩展，有关梦境的分析结果更接近于患者的真正动机和欲求。释梦（dream interpretation）就是要让被压抑的心理愿望暴露出来，揭示梦境的真正含义，寻求无意识心理活动的动机和本质。

3. 移情　在精神分析过程中，患者有可能出现移情（transference），即把治疗人员看成是过去心理冲突中的某一人物。如患者根据过去积累的信仰体系和态度，对治疗人员产生一种强烈的、无现实根据的情感或期望，并将其视为自己的配偶、父母或仇人等，将自己的情感活动不自觉地转移或发泄到治疗人员身上，从而有机会重新“经历”往日的情感，这种现象称为移情。如果是把仇恨、愤怒、敌视等负性情绪指向治疗人员称为负移情。而正移情是把治疗人员当成喜欢的、热爱的、思念的对象。面对患者的移情，治疗人员应做出恰当的反应，以适当的共情、节制和真诚的态度对待患者讲述的内容。通过对移情的分析，可以了解患者心理上的某些本质问题,引导患者讲述出痛苦的经历,帮助患者进一步认识自己的态度与行为,加上适当的疏导,使移情成为治疗的载体。

4. 解释 解释(interpretation)是治疗人员在精神分析过程中根据精神分析的理论及个人经验对已获得的资料进行整理、分析,搞清楚其含义,对患者的一些心理实质问题,如他所说的话的无意识含义进行解释、引导和劝阻,使它们进入意识层面而被领悟或自知。此时,治疗人员要用通俗易懂的语言,灵活地、循序渐进地向患者进行精神动力学解释:弄清来龙去脉,解释症状或障碍是如何产生和发展的。以这种方式使患者了解自己无意识的、隐蔽的愿望或冲突,使无意识的心理冲突意识化。通过解释帮助患者逐步重新认识自己,认识自己与他人的关系,使被压抑在潜意识的内容不断通过自由联想和梦的分析暴露出来,从而达到治疗疾病的目的。

按照精神分析的观点,神经症性症状的形成过程大致如下:幼年时期人际交往方面的挫折(首先是与父母)或教育上的失误(如造成依赖性强、超我过强等)形成了所谓"幼年冲突",这被看做是潜在的根源。以后,当遇到某些现实问题或现实冲突时,则容易"退行"到幼年的某种体验或行为方式中去,或以幼稚的、不成熟的态度对待和处理现实问题,即"幼年冲突现实化"。但这样并不能解决根本问题,甚至可加重内在的冲突性焦虑(来源于自我与超我,或本我与自我之间的冲突)。患者最终"采用"了不恰当的、过分的"防御"模式——导致了神经症的产生。这是一种失败的解决冲突的尝试。在这一过程中,重要的部分是无意识的。在此,现实问题只作为神经症的"诱因",与其所导致的结果(神经症的症状)往往并不协调。

治疗人员在解释症状时,应结合患者的具体情况灵活运用所学知识。所解释的内容只有被患者理解和接受时,才会有治疗意义。解释不可过急、过多,不可过于生硬,有时要采取迂回的方式。应慎重地提醒患者所忽略的、没有意识到的问题,将表面上似乎没有联系的现象进行归纳、分析,对其情感及行为加以解释。应注意,不恰当的、使患者难以接受的解释不但无助于治疗,还可增加患者的心理负担,甚至使病情加重。

解释的目的是帮助患者探索自己、认识自己、改变自己,以比较成熟的态度及行为去面对生活。然而,单纯对症状进行解释并不一定能取得持久的疗效。只有在治疗人员的引导下对"阻力(或阻抗)"的内容进行处理,才能获得真正的进步。

### (三)影响精神分析治疗的因素

不是所有的患者都适合于精神分析,因此选择患者也很重要。这里强调的是患者的自身条件。按照弗洛伊德的观点,患者应"有一定的文化和信赖性",有一定的智力水平和文化修养。此外,患者应具有"内省"能力,有求助或改变现状的动机,并接受或同意这样的观点:症状是精神性的,至少与精神因素有密切联系。

治疗人员方面的条件也同样重要。除了其治疗技术外,更重要的是治疗人员的人格方面,如富有同情心、善于助人、愿意倾听、灵活、理智、宽容等。因为良好的医患关系是治疗的基本前提之一,一定要把握好分寸。

另外,患者的年龄也要考虑。一般而言,年轻的患者较易调整,年龄过大则不易放弃现有的行为方式和信念。

精神分析疗法主要应用于各种神经症患者,某些人格障碍、心境障碍患者及心身疾病的某些症状。

## 二、行为疗法

行为疗法(behavior therapy)亦称矫正疗法。此法源于行为主义理论,是运用行为主义方法来进行的治疗。行为理论认为,只有根据一个人的外显行为才能确定此人是正常的还是异常的,若一个人的行为不正常,则此人就是异常的。所有的行为(正常和不正常)都是学习的结果,治疗人员可以通过对个体的再训练(再教育或重建条件反射)的方法,即训练他对周围环境中的刺激做新的适应反应,或在某些方面改变他的环境,把不正常的行为矫正为正常行为。这就是行为疗法的基本原理。

行为疗法的技术较多,主要介绍以下几种。

### (一)系统脱敏疗法

1. 基本原理　系统脱敏疗法(systematic desensitization)又称交互抑制法,由南非心理学家沃帕(J Wolpe)所创立,是一种以渐进性方式克服或消除神经症性反应的治疗方法。它应用经典性条件反射原理,逐步地使正常反应加强、不正常的反应消失,从而达到行为矫正的目的。也就是让患者分步骤地接触引起他敏感反应(如恐惧、焦虑、厌恶等)的事或物,使他逐渐习惯而消除敏感。此法常用于恐怖症、焦虑症等。

系统脱敏治疗包括三个步骤:① 使患者学会放松:最常用的是渐进性放松训练;② 建立焦虑反应等级表:对引起患者不良行为反应(如焦虑、恐惧)的情景刺激做详细的等级划分,并由弱到强按次序排列;③ 脱敏:让患者在肌肉松弛的情况下,按照从弱到强的顺序,从最低层次开始想象产生焦虑的情景,直到没有焦虑反应或反应很弱,再进行下一个等级的场景刺激。

2. 系统脱敏疗法的基本操作

(1) 放松训练:在舒适的状态下反复练习,从头到脚逐步放松(表 2-8-1)。可以应用催眠法对某些患者进行放松,也可播放音乐让其自行放松。每天一次,20~30 min/次,6~8 次即可学会。要求患者在生活中运用自如。

**表 2-8-1　放松训练表**

| 训练部位和方法 | 训练部位和方法 |
|---|---|
| 紧握拳头——放松 | 用力睁大眼睛——放松 |
| 伸展五指——放松 | 用力闭眼——放松 |
| 耸肩向后——放松 | 尽可能地深吸一口气——放松 |
| 提肩向前——放松 | 肩胛用力抵住椅子、拱背——放松 |
| 紧收双臂——放松 | 收紧臀部肌肉——放松 |
| 保持肩部平直右转头——放松(同理向左) | 臀肌用力抵住椅垫——放松 |
| 尽力张大嘴——放松 | 伸腿并抬高 15~20 cm——放松 |
| 闭口咬紧牙关——放松 | 尽可能地收腹——放松 |
| 屈颈时下颌触到胸部——放松 | 挺腹并绷紧——放松 |
| 使劲伸舌——放松 | 伸直双腿、足趾上翘——放松 |
| 尽力卷舌——放松 | 绷脚尖——放松 |
| 舌头用力分别抵住上腭、下腭——放松 | 屈趾——放松 |
| | 跷趾——放松 |

（2）建立等级脱敏表：建立焦虑等级表，即对引发患者特定焦虑的刺激因素进行归纳整理。具体方法是了解引起患者焦虑事件或情境后，帮助患者把引起焦虑的时间或情境排出顺序，并定出焦虑分数，最小焦虑为0分，最大为100分；0分代表完全放松，100分代表高度焦虑。例如，表2－8－2是对一个考试焦虑的患者所建立的焦虑等级表。

**表2－8－2　考试焦虑等级**

| 内容 | 焦虑等级 |
|---|---|
| 1. 完全放松 | 0 |
| 2. 老师宣布下周考试 | 10 |
| 3. 距考试还有3天 | 20 |
| 4. 考试前一天晚上 | 30 |
| 5. 考试当天早上 | 40 |
| 6. 走在去考场的路上 | 50 |
| 7. 站在考场外 | 60 |
| 8. 进入考场 | 70 |
| 9. 坐在位置上 | 80 |
| 10. 老师发考卷 | 90 |
| 11. 开始答题 | 100 |

（3）系统脱敏：首先让患者深度放松；然后开始想象第一级焦虑情境，如感到焦虑时停止想象，再做全身放松（反复），直至不再焦虑为止。

上述三步为一级脱敏，接下来，逐级进行。完成想象训练后，再过渡到真实事物的逐级训练。

这些训练均需要在现实生活中不断练习，巩固疗效。另外，系统脱敏法的方式很多，有快速脱敏法（真实生活脱敏法），即用造成恐惧反应的实际刺激物代替对它的想象，逐级训练脱敏。接触脱敏法，是采用示范和接触的方法，引导训练。自动化脱敏法，利用对恐惧、焦虑的情景和反应等制备的录音、录像进行训练。情绪性意象法，通过形象化的描述引发各类情绪，从而抑制和消除各类不良反应等。

3. 系统脱敏治疗应注意的问题　治疗人员可针对不同焦虑情景，分别设立焦虑等级表，等级建构应注意级差均匀。尤其应注意的是，第一级的焦虑如果超过50分，仅靠放松很难解决，应重新划分等级。每一级的刺激因素引起的焦虑，应小到能被全身松弛所拮抗的程度，这是治疗成败的关键。在系统脱敏治疗时的想象次数，随实际情况而定。如患者实在不能放松，则应考虑其他方法。

系统脱敏法适应证有恐怖症、强迫症、行为障碍（口吃、心理生理障碍、某些性问题、焦虑等）。

### （二）生物反馈疗法

生物反馈疗法（biofeedback therapy）是在放松疗法的基础上，借助一定的仪器设备将不易体验的生理活动信息显示给患者，让患者在认识这些信息的基础上学会有意识地调节、控制自身的生理变化，以达到治疗目的的一种方法。临床上常用的生物反馈技术一般有三种：肌电反馈、自主神经反馈和皮温反馈。目前生物反馈疗法作为一种心理生理的自我调节技术，已得到广泛的应用。

从事心理治疗的人员必须熟悉和掌握该疗法的原理和仪器的使用方法。要有亲身的体验，才能更好地帮助患者完成训练，达到治疗目的。具体操作方法如下。

1. 诊室训练　是指在治疗室的治疗人员指导下使用仪器进行的训练。

（1）治疗室的要求：治疗室要保持安静无干扰，无声、光的强烈刺激。陈列简单整洁，室温相对恒定在 18～25℃。

（2）充分的心理准备：患者要有充分的心理准备，包括要了解这项治疗的原理，相信其有效性和训练的重要性。训练前不能饮用酒、咖啡、浓茶等刺激性饮料。饭后 30 min 才能进行训练。避免心理紧张、饥、渴及大小便的影响。

（3）训练前后的参数测量：在训练前后可做有关心理、生理参数的测量，如 EPQ、A 型行为问卷、SAS、SDS、暗示性、呼吸、脉搏、血压、心电图、脑诱发电位、脑电图、血尿儿茶酚胺含量、某些与应激有关的激素含量、免疫指标、主观症状的等级评定等。

（4）患者的体位：患者衣着要宽松，如取坐位，椅子要足够宽大，以免臀部不能放松，两手分放在大腿上或放在椅子扶手上，两足平放落地，身体某些部位可加放松枕，以保持身体舒适放松。如取卧位，以仰卧为好，两手臂平放在身体两侧，选取适当高度的枕头，保持头颈部肌肉的放松。

（5）电极安放：根据不同的疾病和患者的具体情况，决定电极的放置部位。肌电反馈的引导电极可选择额部、上臂，也可按放于下肢或腰背部。皮温电极多放置在有利手的中指末节指端。额部记录时，两个记录电极分别放置在双目平视时瞳孔上方过眉 1 cm 处，参考电极置于两记录电极的中间。肢体电极安放在腹肌上，三个电极按肌肉走向放置，并将参考电极居中排放。脑电反馈通常测定左枕叶、枕颞叶或前额区。

（6）基线测量：患者连接引导电极，休息 5～10 min 后，测量其未经训练时安静状态下的仪器测量值，连续测量 3 次取其平均值。

（7）训练次数与疗程：一般一个疗程为 4～8 周，每周训练 2～3 次，每次以 30 min 为宜。通常治疗人员使用指导语来帮助患者进行放松训练。指导语的速度、声调及音量都要适当（通常是播放指导语录音磁带）。待患者熟悉指导语的内容后，则患者可自行默诵。训练时，要让患者采取一种“随他去”的非努力态度（称为被动注意状态），在体验指导语所暗示的身体感觉的同时，维持反馈信息向指定的方向变化。

在训练中，可以使用改变临界值（即变换仪器灵敏度）、双向练习（使反馈信号向两个方向变化）等技巧。

2. 家庭训练　家庭训练是指在家庭不使用仪器的情况下所进行的自我训练。要求患者把在诊室里学到的放松体验，每天重复 2～3 次，每次 30 min 左右。随着放松技能的提高，患者不仅在安静的环境中,甚至在比较杂乱的环境中,只要利用意念指导语,就能在 3 ~ 5 min 获得指导语所暗示的感觉。当达到这种训练水平时,患者一进入诊室,就可以引起条件反射性的情绪反应。此时若使用仪器就会发现,即使不用意念指导语,仪器信号也会向放松的方向变化。

3. 注意的问题　有些患者是不适合做生物反馈治疗的。例如,对生物反馈治疗不信任,不想做生物反馈治疗的人。另外,有智力缺陷,年龄大或不能理解反馈信息意义,不能辨识反馈信息的改变者也不能进行此项治疗。急性重症精神病患者及诊断不明确者也不宜施行这项治疗,以免贻误病情。

### (三) 标记奖励法

1. 基本原理　标记奖励法又称代币制法,这是在斯金纳的操作条件反射理论,特别是条件强化原理的基础上形成并完善起来的一种行为疗法。它通过某种奖励系统,使患者在做出预期的良好行为表现时,马上就能获得奖励,即可得到强化,从而使患者所表现的良好行为得以形成和巩固,同时使其不良行为得以消退。

代币作为阳性强化物,可以用不同的形式表示,如:采用记分卡、筹码和证券等象征性的方式。代币应该具有现实生活中“钱币”那样的功能,即可换取多种多样的奖励物品或患者所感兴趣的活动,从而获得价值。用代币作为强化物的优点在于不受时间和空间的限制,使用起来极为便利,还可进行连续的强化;只要患者出现预期的行为,强化马上就能实现;用代币去换取不同的实物,可满足受奖者的某种偏好,并可避免对实物本身作为强化物的那种满足感,而不至于降低追求强化(奖励)的动机。并且在患者出现不良行为时还可扣回代币,使阳性强化和阴性强化同时起作用而实现双重强化的效果。

2. 具体操作　当患者经训练做出符合要求或正确的行为,及时予以奖励,达到强化的目的。例如,在对有冲动或暴力行为的患者治疗过程中,对其日常生活和活动有一定的规章要求。主要要求患者克制自己不必要的冲动和暴力行为,并将其每日能够做到的控制,根据难度的不同,规定每克制一项就给予一定的奖励(用“标记”记录)。达到一定数额后,可换取更多或更重要的奖励。除了物质的奖励外,还有精神的奖励,需要积存多少“货币”或“标记”可以傍晚看电视或电影、度假等。这些物质或精神上的奖励必须是患者所渴望的,能够对患者构成足够诱惑的。

对于那些出现毁物、伤害他人和自己身体等严重行为障碍的患者,对他们日常生活的要求则另有规范,使患者明确他受奖励的目标行为。例如,不撕毁自己衣服或不去伤害他人,则给予较多的“货币”或“红星”,而这些“货币”能使他们立即获得他所期望的东西。

在精神病院里,对那些行为衰退的慢性精神分裂症或器质性精神病患者,也可用此疗法训练他们塑造新的行为。例如,起床后能完成洗脸刷牙动作,早餐时则可获得购买一个熟鸡蛋的权利等。

代币制疗法不仅可用于个体,而且可在集体行为矫治中实施。它可以在医院,也可以在学校中广泛使用,甚至可在精神病院、特殊教育的班级中及在工读学校、管教所和监狱中使用。临床实践表明,在多动症儿童、药物成瘾者和酒癖者等的矫治中,精神衰退患者的康复中,代币制疗法都有良好的效果。

### （四）满灌疗法

满灌疗法（flooding therapy）又称冲击疗法。满灌疗法是让患者一次性面对（或通过想象）能产生强烈焦虑的环境，并保持一段时间，不允许患者逃避。如果没有真正发生对患者的威胁和损害，患者的症状就会消退，而学会新的良性适应行为。其疗效取决于每次练习时患者在多大程度上坚持到心情平静和感到能自制。

采用满灌疗法事先应对患者做必要的解释和疏导工作，介绍治疗的目的和意义，消除顾虑和恐惧。

### （五）厌恶疗法

厌恶疗法（aversion therapy）是根据操作性条件反射中的惩罚原理使患者的不适应行为消退的方法。它把让患者厌恶的刺激与其出现的不良行为相结合，当患者出现不良行为就要受到厌恶性刺激而感到痛苦，要想避开厌恶性刺激和痛苦就不要出现不良行为，最终对不良行为产生厌恶而使其逐渐抑制和消除。

厌恶疗法通常采用电击厌恶法、药物厌恶法和想象厌恶法三种方式。由于此法是给患者带来不愉快的体验，应用前要征得患者的同意及配合。

行为疗法适用于恐怖症、强迫症、焦虑症等神经症，原发性高血压、冠心病、哮喘、偏头痛等心身疾病，性心理障碍，口吃、遗尿、毒瘾、酒瘾等不良行为。

## 三、认知疗法

认知疗法（cognitive therapy）是20世纪70年代发展起来的一种心理治疗技术。它是根据认知过程影响情感和行为的理论假设，通过认知和行为技术来改善患者不良认知的一类心理治疗方法的总称。它以改变不良认知为主要目标，进而影响患者情感及行为的变化，以促进心理障碍的好转。

### （一）认知疗法理论基础

认知疗法理论认为，认知过程及其导致的错误观念是行为和情绪的中介；适应不良的行为和情绪与适应不良的认知有关。人的认知过程决定人的情绪和行为，而情绪和行为的产生有赖于个体对现实世界的评价，而这些评价又受个体的信念、假设、思维方式等认知因素的影响。如果个体的认知不合理，就会导致不良的情绪和行为。因此，改变不良认知有助于不良情绪和行为的转变和消失。认知疗法的目标就是与患者共同找出这些不良认知，使患者的认知更接近现实和实际。随着对不良认知进行正确合理的再认知，并进行有效的调整，使患者的心理障碍逐步好转，不良的情绪和行为可随之得到改善。

认知疗法是一种多模式和折中取向的临床技术，包括艾利斯（A Ellis）创立的合理情绪疗法（rational-emotion therapy，简称RET），贝克（A T Beck）建立的认知疗法（cognitive therapy）和梅肯鲍姆（D Meichenbaum）实践的认知行为矫正治疗（cognitive behavior modification，简称CBM）等。

认知疗法常采用认知重建、心理应对、问题解决等技术进行心理辅导和治疗，其中认知重建最为关键。对于如何重建人的认知结构,从而达到治疗的目的,不同的认知疗法各自提出了自己的看法。艾利斯认为,经历某一事件的个体对此事件的解释与评价、认知与信念,是其产生情绪和行为的根源。因此,不合理的认知和信念引起不良的情绪和行为反应,只有通过疏导来改变和重建不合理的认知与信念,才能达到治疗目的。而梅肯鲍姆则认为,人的行为和情绪由自我指令性语言控制,而自我指令性语言在儿童时代就已经内化,虽在成人时意识不到,但仍在控制人类的行为和情绪。如果自我指令性语言在形成过程中有误,则会产生情绪障碍和适应不良行为。因此,治疗包括学习新的自我指令、使用想象技术来解决问题等。贝克也指出,心理困难和障碍的根源来自于异常或歪曲的思维方式,通过发现、挖掘这些思维方式,加以分析、批判,再代之以合理的、现实的思维方式,就可以解除患者的痛苦,使之更好地适应环境。

### (二)认知疗法常用的治疗技术

认知疗法常用的治疗技术如下。

1. 艾利斯的合理情绪疗法

(1) ABC 人格理论:ABC 人格理论是合理情绪疗法的理论与实践的核心。A 是发生的事实、事件,C 是情绪与行为的结果,即一个人的反应。A(原起事件)并不一定导致 C(情绪的结果),中间存在着一个 B,它是一个人对 A 的认知、信念,是 B 导致了情绪反应 C。从 ABC 理论来看,那些受情绪困扰的患者也许并不比其他人经受了更多的、更特别的经历或刺激,而是他们常用一些非理性的认知和信念 B 来看待他们所经历过的,或者正在经历的事情,从而陷入“自我”的情绪障碍中。合理情绪疗法主张与患者的非理性认知进行辩论,这一步称为 D,协助患者向他们的非理性信念挑战,患者可以学会理性的原则,而这些原则可用来摧毁任何不实际且无效的假设。该方法非常强调这种辩论过程,认为除了在治疗中进行外,也要在生活中不断地练习。最后,进入 E 的阶段,E 就是效果,是较实际的部分,指获得新的有效的理性哲学,能以适宜的思考取代不恰当的思考。如果成功地达到此境界,接着就会创造 F。F 是一种新的情绪状态,即不再感受到严重的焦虑或消沉,能配合情境而产生适当的感觉。所以,要想有较好的感觉状态,最好的方法就是开始发展一种有效而理性的价值观。

(2) 治疗过程:此疗法的治疗过程一般分为四个阶段。

第一阶段为心理诊断阶段。这是治疗的最初阶段,首先治疗者要与患者建立良好的工作关系,帮助患者建立自信心。其次摸清患者所关心的各种问题,将这些问题根据所属性质和患者对它们所产生的情绪反应进行分类,从其最迫切希望解决的问题入手。

第二阶段为领悟阶段。这一阶段主要帮助患者认识自己不适当的情绪和行为表现或症状是什么,产生这些症状的原因是自己造成的,并寻找产生这些症状的思想或哲学根源,即找出它们的非理性信念。

在寻找非理性信念并对它进行分析时应按顺序进行:第一,要了解有关激发事件 A 的客观证据;第二,患者对 A 事件的感觉体验是怎样反应的;第三,要患者回答为什么会对它产生恐惧、悲痛、愤怒的情绪,找出造成这些负性情绪的非理性信念;第四,分析患者对 A 事件同时存在的理性和非理性看法或信念,并且将两者区别开来;第五,将患者的愤怒、悲痛、恐惧、抑郁、焦虑等情绪和不安全感、无助感、绝对化要求和负性自我评价等观念区别开来。

第三阶段为修通阶段。这一阶段,治疗者主要采用辩论的方法动摇患者非理性信念。如用夸张或挑战式的发问要患者回答他有什么证据或理论对 A 事件持与众不同的看法等。通过反复不断的辩论，患者理屈词穷，不能为其非理性信念自圆其说，使他真正认识到，他的非理性信念是不现实的、不合乎逻辑的，也是没有根据的，开始分清什么是理性的信念、什么是非理性的信念，并用理性的信念取代非理性的信念。

这一阶段是本疗法最重要的阶段。治疗时还可辅以其他疗法和行为疗法，如布置患者做认知性的家庭作业，或进行放松疗法以加强治疗效果。

第四阶段为再教育阶段，也是治疗的最后阶段。为了进一步帮助患者摆脱旧有思维方式和非理性信念，还要探索是否存在与该症状无关的其他非理性信念，并与之辩论，使患者学习到并逐渐养成与非理性信念进行辩论的习惯和用理性方式进行思维的习惯，这样就建立新的情绪，并巩固这一新的目标。

由于与非理性信念进行辩论是帮助患者的主要方法，所以由 ABC 理论所建立的这一疗法可以“ABCDE”作为其整体模型。

（3）合理情绪疗法应注意的问题：合理情绪疗法强调综合与折中的治疗实践。许多认知、情绪和行为的技术都可用来改变一个人的认知结构，进而改变其情绪和行为。此外，合理情绪治疗法还可以采用一些辅助方法。例如，听磁带、行为导向的家庭作业、记录一周里所做的事（包括他们所想到和感受到东西）、阅读自我帮助的书籍、演讲和参加研讨会。患者借助这些方式能更进一步地改变自己，而不必过于依赖治疗人员。

另外，合理情绪治疗法并不倾听患者的历史，不鼓励他们详述；也不运用潜意识动力、自由联想、梦的解析和移情关系等方法。但是治疗关系始终是导致患者产生改变的核心条件。因此，治疗人员必须具有同理心，在了解与关注的条件下治疗。

2. 贝克认知疗法　由贝克在研究抑郁症治疗的临床实践中逐步创建。

（1）贝克认知治疗的理论基础：认知治疗的基础理论来自于信息加工的理论模式，该理论认为人们的行为、感情是由对事物的认知所影响和决定的。例如，如果人们认为环境中有威胁，他们便会感到紧张并想逃避。人们的认知建立在自己以往经验的态度和假设基础上。

贝克指出，心理障碍的产生并不是激发事件或不良刺激的直接后果，而是通过认知加工，在歪曲或错误的思维影响下促成的。歪曲和错误的思维包括主观臆测，在缺乏事实或根据时的任意推断，过分夸大某一事情（事件）和意义，牵连个人（倾向将与己无关的事联系到自己身上），极端思维（非好即坏、非黑即白）等。

他还指出，人们早期经验形成的“功能失调性假设”或称为图式，决定着人们对事物的评价，成为支配人们行为的准则。它存在于潜意识中而不为人们所察觉，一旦这些图式为某种严峻的生活实践所激活，则有大量的“负性自动想法”在脑中出现，即上升到意识界，进而导致情绪抑郁、焦虑和行为障碍。因此，负性认知和负性情绪互相加强，形成恶性循环，使得问题持续加重。例如，抑郁症患者大多对自己、对现实和将来都持消极态度，抱有偏见，认为自己是失败者，感觉事事都不如意，认为将来毫无希望。焦虑症患者则对现实中的威胁持有偏见，过分夸大事情的后果，面对问题只强调不利因素而忽视有利因素。因此，认知治疗重点在于矫正患者的图式和思维歪曲。

（2）方法与技术：建立良好的医患关系，耐心解释治疗的目的及方法，让患者主动参与治疗。全面了解患者的当前问题及有关背景资料，列出关键问题。识别患者负性的自动思维，确定首先干预的目标。贝克认知疗法往往采取以下三个步骤。

第一,启发患者寻找不良认知。

第二,协助患者暴露认知曲解或逻辑错误,并加以讨论、检验、合理推论。

第三,通过反复"诘难"改变负性自动思维,放弃原有的错误认知,建立正确认知。

(3)贝克认知疗法的技术要点:① 识别自动化思想。② 识别认知错误。为了识别认知错误,治疗者应听取和记下患者诉说的自动化思想及不同的情境和问题,然后要求患者归纳出一般规律,找出其共性。③ 真实性检验。检验并"诘难"错误信念,这是认知治疗的核心,非此不足以改变患者的认知。在治疗中鼓励患者把这种信念当作假说看待,设计方法来调查,检验这种假设,结果患者可能发现,绝大多数的时间里他的这种消极认知和信念是不符实际的。④ 去中心化。大多数抑郁和焦虑的患者感到他们是人们注意的中心,他们的一言一行都受到他人的"评头论足"。因此,他们一直认为自己是脆弱的、无力的。治疗计划要求患者以不同于以前的方式行事,忽略周围人们的注意,结果可发现很少有人会注意自己的言行。⑤ 监测苦闷或焦虑水平。许多慢性甚至急性焦虑患者往往认为他们的焦虑会一直不变地存在下去,但事实上,焦虑的发生是波动的。鼓励患者对焦虑的水平进行自我监测,促使患者认识焦虑波动的特点,增强抵抗焦虑的信心。

## 四、人本疗法

人本疗法(personal-center therapy)是美国心理学家罗杰斯在人本主义理论的基础上于20世纪50年代创立的。

### (一)人本疗法的理论基础

人本疗法认为人是具有潜能和成长着的个体,有自我实现的趋势。成长和发展是人类的天性,只要有生长发育的条件,有机体的这种自我实现趋势就会克服多重障碍和痛苦。人的所有心理问题及困扰均是由自我实现趋势受阻所致。

人本疗法强调此时此地、面向当前,不主张过多地追溯患者的过去。治疗中,它实际上是一种以关系为导向的治疗方法。因此,在罗杰斯的治疗策略中不包括为治疗对象做什么的技术,而主要是提供一种咨询关系和对关系体验的促进策略。治疗人员努力在这种关系中始终一致地表达三种态度。

1. 无条件的积极尊重与接纳　把患者作为一个"人"加以关注、关心,对患者不加判断地接受,对患者自己解决问题的能力表示信任。

2. 通情或设身处地的理解　要按患者看待世界的方式理解其行为,使患者从消极被动和防御性的情感中解脱出来,恢复健康的自我实现的态度。

3. 坦诚交流,真诚或一致性　治疗人员的感情和动作应当一致。

### (二)人本疗法的具体操作

1. 会谈时治疗人员不是以一个权威专家的面貌来分析和解释患者在言谈中所暴露的问题,而是以一个朋友的身份鼓励患者发泄内心的情感。对患者所说出来的事件不做任何评价和指引,而是对他所表达的情感做出同感。例如,某患者在谈到她丈夫不让她出门自由行动而表现出不平的情感时，治疗人员说："你是有些发火了吧！"患者说："我当时简直是气疯了……"也就是治疗人员不断用反响（reflection）的方式来激发患者的情感。一再重复患者在言谈中所表现出来的最基本的情感，使患者逐渐认识到自己在这一事件或问题中所克制的消极情感和自我评价。

2. 在治疗过程中治疗者不作解释，很少提问题，也不回答问题，而是无条件地正面关心患者，使患者感到温暖。不管他暴露什么情感，总是充分理解和信任，有如治疗人员已进入患者当时的情感中，让患者看到治疗人员是真诚的和表里一致的，对他的谈话是感兴趣的。在这样一个气氛下患者畅所欲言，逐渐从消极被动的防御性情感中解脱出来，不再依靠别人的评价来判断自己的价值。由于每个患者都具有对自我实现的健康态度，所以一旦认识自己问题的实质，就能发挥出自我调节和适应环境的潜在能力，改善了人际关系，达到了治疗的目的。

3. 一般治疗时间和次数不固定，由患者自行决定。这一疗法也可集体进行（10 人左右）。

人本疗法主要适用于心理和行为问题较轻、无心理障碍的正常人，如对正常人群的普通心理咨询。

## 五、森田疗法

森田疗法（Morita therapy）是由已故日本东京慈善医科大学教授森田正马先生在 1919 年创立、发展的一种治疗神经症的方法，日本一直在使用，其价值已被充分证明和广泛确认，并已在世界范围内得到广泛的评价。

### （一）森田疗法的基本理论

1. 神经质发生的机制　森田认为，神经质发生的基础是某种共同的素质倾向，这种素质倾向是一种先天性素质，是一种倾向于自我内省、很容易疑病的气质，也称疑病素质。所谓疑病素质是指一种精神上的倾向性，其表现是：精神内向、敏感、被自我内省所束缚，总是担心自己的健康。

2. 精神交互作用和思想矛盾　精神交互作用是指因某种原因偶尔引起对感觉的注意，那么，这种感觉就会变得敏锐起来，会更加吸引注意力，感觉与注意交互作用彼此促进，致使某感觉越来越明显。例如，神经性头痛等。

思想矛盾即心理冲突，主要指理想与现实之间的矛盾冲突。例如，从理智上认识到世界上是没有鬼的，但夜间走过坟地照样会感到害怕恐惧，所以单靠理智上的理解是不成的，越是企图用理性来克服，这样恐怖便越会造成思想矛盾即心理冲突。

3. 生的欲望和死的恐怖　森田认为生的欲望的含义至少有如下几类：希望健康地生存；希望更好地生活；希望被人尊重；求知欲强，肯努力；希望成为伟大的幸福的人；希望向上发展。这是人类本性的表现，是人人都有的一种表现。但是神经质的人想将自己生的欲望达到一种完美的境界，这种苛求完美的理想主义是神经质人格的又一特征，表现为一种强迫性求全完美欲。神经质的人生存欲望非常强烈，所以死的恐怖也非常强烈，表现为怕失败，怕疾病，害怕失去种种有价值的东西，害怕死亡等。焦虑与死的恐怖具有相同的意义，可以说是神经质者所具有的病理性特质。

4. 精神抗拒作用　森田认为，人的精神活动也存在一种相互调节抗拒作用。例如，当我们发生恐怖时,另一方面又出现不要怕它的相反心理;打算买东西时,先要考虑一下是否浪费的问题;要出门时,先要回顾室内是否忘记东西。这种对应作用也是精神领域中的一种自然现象,可以保证生命安全和精神安全。神经质者在精神抗拒作用过程中,由于欲望和抑郁之间的抗拒作用,常引起犹豫不决而精神痛苦。这些对一般人只是一闪即逝,不留痕迹的想法。但在疑病质并且精神抗拒作用很强的人身上,却会固执地出现,形成抗拒对立,再通过精神交互作用而形成强迫观念症。

### (二)森田疗法的主要治疗方法

住院治疗分四个阶段。

第一阶段为绝对卧床期:此期间,要完全将患者隔离,禁止会面、谈话、读书、吸烟及其他一切解闷的活动,如唱歌,吹口哨等。除饮食排便外,命令患者几乎要绝对静卧。其目的是:体验烦闷的心境及其患者的活动欲。森田把这一期称为“无聊期”。在患者充分体验到这种没有活动的苦恼之后,让他起床活动,进入第二治疗期,这一期一般需要4~7天。

第二阶段为轻工作期:继续隔离疗法,禁止谈话,游戏等。卧床时间限制在7~8 h,吃完饭到户外接触阳光和空气,可以做些轻体力活。每天晚饭后,都要求他们写日记。这一时期仍不能进行娱乐活动。对待身体的不愉快感及强烈观念等均采取“听其自然”的态度。此期为3~7天。

第三阶段为重工作期:参加较重的体力劳动如锯木砍柴,田间劳动等。目的在于培养对工作的持久忍耐力,体会劳动神圣的意义是一种促进“顿悟”的做法,此期为7天。

第四阶段为复杂的生活实践期:开始进行适应外界生活变化的训练,为回到实际生活中做准备。这一时期允许外出,以纯朴自然的心去做工作,避免过分讲究行动的价值,避免追求完美主义的工作态度,从心理上放弃对病情的错误抗拒,体会到“顺其自然”。

森田疗法主要适用于普遍神经质,即平常所说的神经衰弱,包括失眠症、头痛、头昏、头脑不清、感觉异常等;强迫观念症,主要包括对人恐怖如赤面恐怖、学校恐怖、广场恐怖、高处恐怖等;发作性神经症,如呼吸困难发作、焦虑发作等。

## 本章小结

1. 心理治疗是指治疗人员在良好的医患关系基础上,运用医学心理学的理论和方法,干预患者的心理、行为活动,以缓解和消除其心身症状的过程。

2. 心理治疗适合急、慢性病患者,心身疾病患者,精神疾病及相关患者,各类行为问题和社会适应不良者的治疗。

3. 心理治疗的基本过程包括问题探索、分析认识、治疗行动、疗效评价、结束巩固五个阶段。

4. 心理治疗的基本原则有关系的和谐性、问题的针对性、治疗的计划性、手段的综合性、严格的保密性、立场的中立性,亲友的回避性等原则。

5. 常用心理治疗方法有精神分析疗法、行为疗法、认知疗法、人本疗法和森田疗法。

## 思 考 题

1. 精神分析治疗方法的理论要点是什么？
2. 人本疗法与其他心理治疗方法最主要的不同之处在哪里？
3. 请给患有动物恐怖症的患者设计一个较详细的心理治疗方案。

# 第三篇

# 护理心理学心护篇

# 第九章　心理护理概论

**本章学习要点：**

1. 掌握本章中有关概念。
2. 掌握心理护理的评估、诊断和计划。
3. 熟悉心理护理的原则和方法。
4. 熟悉心理护理的实施和评价。
5. 了解心理护理的意义和类型。

为适应医学模式的转变，护理工作也由功能护理向整体护理转变。心理护理就是整体护理中一个重要的组成部分。

## 第一节　心理护理概述

人患病之后，由于疾病的折磨、治疗环境的影响、新的人际关系等，将会促使患者产生某些共同的不利于疾病康复的心理反应、心理需要，作为护理人员应该了解患者的这些共性心理，并采用一系列心理护理的措施对其进行心理支持和干预。

### 一、心理护理的概念

心理护理（mental nursing）是指护理人员在良好的人际关系基础上，运用心理学的理论和方法，针对护理对象现存的和潜在的不健康心理、行为进行护理，以促进其康复或保持健康的过程。它是护理心理学的核心内容，也是心理护士岗位的核心任务。

心理护理的对象即包括患者，也包括有潜在心理问题的健康人（本章主要指患者）。因此，在心理护理的过程中为患者提供适宜的物质环境、创造一个有利于患者康复的心理氛围是做好心理护理的前提条件；了解和分析患者的不同需要，采取措施满足患者合理需要是心理护理要达到的首要目标；及时发现患者的消极心理、及早消除不良心理对患者的影响是进行心理护理工作的关键所在；调动患者的主观能动性，战胜疾病并提高患者的整体适应能力是心理护理的最终目标。

### 二、心理护理的意义

心理护理已成为现代护理的一项重要内容，在临床护理工作中具有非常重要的意义，主要表现在：① 帮助患者调整心理使之处于最佳康复状态。② 消除患者不良的心理刺激，防止心身疾病的发生。③ 帮助患者协调各种人际关系，特别是医患、护患关系，以适应新的社会环境。④ 调动患者的主观能动性，使其积极主动地进行自我护理。⑤ 协助医生促进心身疾病、人格障碍、神经症等患者的康复。

## 三、心理护理的类型

从不同角度可将心理护理分为不同类型。

### （一）依据心理护理的形式

依据心理护理的形式不同，将心理护理分为无意心理护理和有意心理护理。

1. 无意心理护理　是指医务人员在医疗环境中，对可能影响患者心理变化的言行举止所产生的护理。例如，医院保洁人员在病房保洁时的动作；护理人员在给患者换药、注射时的面部表情；医生在查房时的言语、声调等都会对患者的心理产生积极或消极的影响。无意心理护理更强调医务人员，尤其是护理人员的个人修养和职业素质。

2. 有意心理护理　是指护理人员自觉地运用心理学的理论和技术，有意识地针对患者心理、行为进行护理。有意心理护理要求护理人员具备心理学知识和心理咨询、心理治疗等心理干预技能。

### （二）依据心理护理对象的人数

依据心理护理对象的人数不同，将心理护理分为个体心理护理和群体心理护理。

1. 个体心理护理　是指针对一位患者的心理、行为问题进行的心理护理。不同患者出现的心理问题不同，相同的心理问题产生的原因往往也不同，其原因是人与人之间存在差异。因此，对患者进行心理护理时，为达到更好效果，最好采用个体心理护理形式，强调个性化护理。

2. 群体心理护理　是指同时对多个具有相同心理、行为问题的患者，一起进行的心理护理。如手术前对多位患者同时进行的心理护理。群体心理护理多用于对具有潜在心理问题的群体做预防性干预。

### （三）依据心理护理的程度

依据心理护理的程度不同，将心理护理分为一般心理护理和专职心理护理。

1. 一般心理护理　是指护理人员在护理躯体时兼顾心理方面所进行的心理护理。医院中的护理人员一般是以躯体护理为主，她(他)们所开展的心理护理主要是满足患者的合理需要、加强心理健康教育、一般心理问题和影响疾病康复的不良行为的干预等。

2. 专职心理护理　是指心理护理人员所进行的心理护理。随着社会的发展，心理社会因素对疾病的影响越来越重要，对心理护理也提出了更高的要求，如心身疾病、人格障碍、神经症等患者的心理护理不是一般护理人员所能胜任的。因此，医院培养专职心理护理人员，设置心理护士岗位是大势所趋。

## 四、心理护理的原则

### （一）交往原则

心理护理是一个护患间的人际交往过程，患者对护理人员的信赖感是在交往中产生的，在交往中双方处于平等地位，护理人员起主导作用，其角色是服务者。通过交往可使护患双方相互了解，沟通思想，协调关系，有利于护理人员为患者提供更好的技术服务。

### （二）针对性原则

针对性原则就是个体化原则。护理的对象因年龄、性别、职业、心理特征、文化或病情的不同，其心理反应也有千差万别，在心理护理中做到“因人因地而宜，因事因情而异”，消除患者的不良情绪及其对疾病的错误观念和认识。

### （三）启迪原则

护理人员是心理护理的主导者，应充分认识到患者心理活动的普遍规律与每个个体的特殊性。必须用科学的道理、通俗的语言、灵活的方法，启迪和教育护理对象。

### （四）自护原则

心理护理的目的在于调动患者的主观能动性，护理人员要帮助和指导患者尽可能进行心理的自我护理，切不可包办一切。良好的自我护理被认为是心理健康的表现。

### （五）保密原则

由于心理护理过程经常涉及有关患者的隐私问题，如生理缺陷、性病等。因此，必须尊重护理对象的隐私权，对其隐私要保密。另外，患者不愿意陈述的内容也不要追问。

### （六）尊重原则

患者不论性别、年龄、职业、文化程度、经济水平、社会地位与容貌美丑，在人格上是一律平等的，护理人员在与其交谈时要一视同仁，措词得当，语气温和，诚恳而有礼貌，使患者受到尊重，切不可用轻视、怠慢、嘲讽、耻笑的态度伤害患者的自尊心。

## 五、心理护理的方法

心理护理的方法很多，主要包括以下几个方面。

### （一）建立良好的护患关系

护患关系是心理护理的前提，没有良好的护患关系，心理护理工作是无法开展的。护患关系是建立在相互尊重、相互理解、相互信任的基础上，护理人员作为护患关系的主导者，应该尊重、理解、信任患者，可通过自己的言行举止对患者施加积极的影响，从而建立良好的护患关系。

### （二）创造良好的治疗环境

环境对人的心理有直接的影响，优美舒适的环境有利于患者产生积极的心理状态。因此，病房应保持安静、避免噪声，色调柔和，阳光充足，空气新鲜，温度适宜，并注意室内的美化与室外的绿化。

### （三）加强健康教育

患者对疾病的认识程度决定着他们对疾病的态度，因而影响情绪和行为。护理人员应根据患者的需要，运用科学的理论知识，制定教育计划，通过墙报、录像等多种形式对患者进行健康宣传教育，使其树立正确对待疾病的态度，消除不良情绪。

### （四）强化患者的社会支持系统

1. 促进患者间的良性交往　患者之间开展积极的信息交流，有助于消除同类患者紧张、焦虑的情绪；患者之间彼此相互的帮助、支持和安慰，有助于增进患者间的友谊，在病房中形成积极向上的气氛，消除不安情绪，减轻痛苦。

2. 促进患者与亲友及邻里间的良好交往　亲友及邻里对患者有直接影响，应组织亲友及邻里对患者进行安慰和支持，加强他们之间的交流，增强患者生活的信心和力量，提高抗病能力。

### （五）满足患者的需要

患者作为特殊人群，除具有一般人的需要外，还有一些特定的需要，这些特定需要一旦被忽视就容易发生各种心理与生理反应，出现某些异常行为，影响治疗效果。所以，护理人员了解患者的特定需要是十分重要的。患者的特定需要主要来源于以下方面。

1. 生理方面　对正常人来说，得到阳光、空气、水、食物等的满足不成问题，一般不会形成迫切的需要，但人在患病时可能由于生理功能改变或疾病治疗所需而产生某些生理方面需要。护理人员在进行各项护理工作时都要认真观察，及时发现并首先满足其较为迫切的生理方面的需要。

2. 心理方面　患者在心理方面的需要主要表现在对病情了解的渴望和不安，为病情的严重程度及带来的影响而焦虑、抑郁，进入陌生医疗环境的不习惯、不适应，与家人、亲友分开的孤独，对家庭、工作的思虑、牵挂等方面。护理人员在工作中要及时发现患者心理方面的需要，开展积极有效的心理护理。

3. 社会方面　住院患者最明显的社会方面的需要是交往与归属，迫切需要在新环境中建立新的人际关系，以满足自身作为社会人的交际与归属需要。护理人员应积极帮助患者建立良好的人际关系，满足患者新环境中人际交往与被接纳的社会需要，如积极介绍先后住院的患者彼此尽快熟悉，向所有患者介绍自己等。

4. 文化方面　文化方面的需要是指人的信念、生活方式、宗教信仰等，表现在患者身上可以是对恢复健康的信念，如笃信宗教者将精神寄托于上苍，彻底的唯物主义者则“视死如归”等。护理人员从最初接触患者就应注意其文化方面的差异，只要病情等各方面允许，就尽量给予患者最大的满足。

### （六）给予心理支持

1. 耐心倾听　倾听就是听患者诉说，包括他们的问题、感受和需要等。倾听的过程是倾听者与患者相互交往、相互了解、建立相互信任与合作的过程。由于长期经受心理和身体的双重磨难，大多数患者对疾病都有自己独特的体验，求医愿望迫切，求医目标明确，倾诉欲望也十分强烈。护理人员应做到耐心倾听、及时反馈，给患者充分倾诉与宣泄的机会，改善患者的心理或情绪状态。

2. 有效疏导　某些心理问题常常是由于无知和偏见引起的，护理人员应及时给予心理健康知识的教育，端正认识，消除顾虑，促进身心健康。如患者对自己疾病的认识，往往更多的关注自己最感痛苦的临床症状方面，而对最初症状形成的心理因素、社会因素、个性特征等对疾病的影响却缺乏必要的认识。护理人员应根据患者的具体情况给予必要的启发和诱导，让患者回忆病初的具体情境，以便深刻了解其临床症状所产生的特定主客观背景，采取更有针对性的心理护理措施，引导患者正确的认识和看待所患疾病，能够从心理方面得到最大的释放，以利于疾病的康复。

3. 详细解释　解释是以心理学的原理为依据，用通俗的语言实事求是地向患者说明道理，讲清问题的过程。在护理过程中，护理人员对患者提出的各种问题，应遵循因人而异的原则，选择患者可以接受的语言，深入浅出地进行分析和解释，尤其是心理社会因素对疾病的影响，提高患者对自己所患疾病的认识水平，解除顾虑，减轻和消除继发性焦虑、恐惧等心理障碍，从而树立信心，积极主动地配合治疗。

4. 积极帮助　护理人员不仅帮助患者提高对疾病的认识水平，还要采取一些具体可行的措施提高患者的抗病能力，如怎样消除和避免有害的外界刺激；如何加强自我锻炼，提高心理免疫和应激能力；学会情绪的自我调控；掌握生理功能自我训练的方法等。在护理过程中，护理人员要及时给患者以鼓励，必要时可根据患者具体情况给予积极的暗示，提高其康复的信心，以取得更好的护理效果。

5. 给予安慰　安慰性语言对各类患者都能起到心理支持的作用，它能消除患者的陌生感，使恐惧的患者获得安全感，使有疑虑的患者产生信任感，使紧张的患者得以松弛，使孤独的患者感到温暖。治疗人员在安慰患者时，应充满爱心和同情心，理解患者的处境，体谅患者的痛苦，体察患者的心情，从而达到情感交融，才能收到良好效果。例如，当患者由于某种原因情绪低落，悲观失望，缺乏自信，对生活丧失信心时，要不失时机地给予鼓励、安慰与开导。启发患者接受和面对现实，提高对人生价值的认识，以积极的态度和行为面对疾病、面对人生，鼓励患者树立信心，提高与疾病做斗争和应对危机的能力，以便更好地适应社会。

6. 提出保证　许多患者往往把自身不适、疾病程度及性质看得过分严重，心理极度失衡。对这种情况，护理人员应以充分的事实为依据，客观明确地说出疾病的可能及预后，用充满信心的态度和坚定的语气向他们提出保证，以消除其紧张与焦虑情绪，放弃自己的错误判断，正确客观地对待自身的问题。

#### （七）合理使用心理干预技术

心理干预技术目前已广泛用于心理护理中，护理人员可根据护理对象具体情况，选择适宜的干预方法进行心理护理，如放松疗法、音乐疗法等。

## 第二节　心理护理程序

心理护理程序是以解决患者心理、行为方面的问题，以达到最佳心理状态所进行的前后连贯、互相影响的一系列活动。整个程序包括心理护理评估、诊断、计划、实施、评价五个步骤。

### 一、心理护理评估

评估是心理护理程序的第一个步骤，是有目的、有计划、有步骤、系统地收集与心理健康有关信息的过程。它是以识别患者的需要、心理反应，从而达到发现和确认患者心理健康问题为目的的。评估主要包括以下方面。

#### （一）信息收集的内容

1. 一般信息　包括姓名、性别、年龄、联系方式、编号等信息。主要便于心理护理结束后资料的存档或患者出院后的追踪反馈。

2. 生理信息　包括食欲、睡眠、疾病症状、残疾缺陷等方面的信息。心理方面的变化常可通过患者的食欲和睡眠表现出来，而某些疾病症状、肢体残疾或器官功能缺陷则是引起心理异常变化的原因。

3. 心理信息　包括认知、情绪、个性特征、自我意识等方面的信息。在认知方面主要收集患者对自身现状的认识、对治疗或预后的评价、期望值以及认知心理活动过程是否有异常等；在情绪方面主要是焦虑、抑郁、恐惧、愤怒等影响疾病康复的情绪；在个性特征方面特别注意收集依赖、过度自我抑制、强迫等与心身疾病、人格障碍、神经症有关的个性特征。在自我意识方面主要收集自我概念是否混乱、自我评价是否准确、各种自我是否统一等信息。

4. 行为信息　包括攻击行为、退缩行为、无助行为及遵医行为和影响疾病康复的不良行为习惯等方面的信息。收集行为信息，其一消除或减轻影响疾病康复的行为原本就是心理护理的任务之一；其二心理活动是通过行为表现出来的，行为信息可投射其心理活动，为分析心理异常提供线索。

5. 社会信息　包括人际关系、社会角色、经济状况以及近一年来所发生的对患者影响较大的生活事件等方面的信息。在人际关系中重点是家庭关系，职场中的同事关系，医院中的医-患、护-患、患-患关系等，这些人际关系好坏不仅影响疾病康复，还是直接引起心理异常的原因。在社会角色方面主要了解其角色扮演情况，尤其是患者角色的扮演，是否有患者角色失调现象。经济状况和重大生活事件是引起患者发生心理异常的常见原因。

6. 三史　包括患者的家族史、个人生活史、治疗史三个方面的信息。家族史主要是考虑某些心理异常，如人格障碍、神经症等具有遗传因素；个人生活史主要是指童年所经历过的重大挫折、创伤等，这些童年经历常会导致人格形成某些偏差，从而产生影响疾病康复的特殊行为模式；治疗史主要是指患者曾经是否进行过心理方面的咨询、治疗或护理，这些信息将为制定心理护理计划提供参考。

以上六方面的信息不是每位心理护理对象都要全部收集，一般是根据初步印象进行选择性收集。对于个别特殊患者以上信息可能还说明不了问题，可扩大范围进行针对性收集。

### （二）信息收集的途径

1. 患者本人　患者本人是信息收集的主要途径，但应注意有时患者因种种原因不愿如实告知，需仔细甄别。

2. 患者本人的作品　如绘画、手工、文章、日记等。通过对这些作品的分析，可了解到患者本人的一些信息。

3. 熟悉患者的他人　对于熟悉了解患者的人，如亲朋好友、同事同学、同室病友、医务人员等都是信息收集的渠道和途径。

4. 记录资料　如医嘱、化验单、检查单等。

### （三）信息收集的方法

1. 晤谈法　特别是与患者及其亲友、同室病友的交谈。

2. 观察法　观察可以是自然的或经过设计的。自然观察常由护理人员独立完成，主要观察患者的言行举止。

3. 心理测验　临床上常用的各种心理测验量表，可视需要选择性的使用。

4. 查询法　通过一定线索有目的地查找相关信息，如查找能够投射患者内心活动的作品等。

## 二、心理护理诊断

心理护理诊断是在评估的基础上，对收集到的信息进行分析、综合，从而明确心理、行为问题的过程。

### （一）信息分析

1. 心理、行为有无异常　通过信息分析，判断患者有无心理、行为异常存在。一般采用对比法，即目前心理与以往比有何不同，与正常人比有何不同，与同类患者比有何不同。

2. 心理、行为异常的原因　根据收集的信息分析异常心理、行为产生的原因。

3. 心理、行为异常的趋势　即异常心理、行为的发展趋势是向严重方向演变，还是减弱趋向好转。

4. 心理与躯体症状有无关联。

### （二）诊断确定

信息进行分析后，提出心理护理诊断。

1. 诊断格式　心理护理诊断格式包括三个部分，定性、定量和归因，即判断有什么心理问题（定性），其程度如何（定量），引起的原因是什么。例如，某患者经过信息分析后，诊断为“轻度恐惧，与手术有关”。其中“恐惧”为定性，“轻度”为定量，“与手术有关”为归因。

应当指出，心理护理和其他护理是完全一致且同步进行的，心理护理程序就是整体护理程序的部分和内容。因此，心理护理诊断是整个护理诊断的一部分，如下述病例中护理诊断的第3条即是心理护理诊断。

医疗诊断：大叶性肺炎

护理诊断：

清理呼吸道无效：与分泌物过多有关。

自理缺陷：与机体过度消耗、虚弱有关。

焦虑：与担心疾病后果和顾虑影响工作有关。

2. 诊断范围　在医院里需要进行心理护理的对象较多，其诊断的范围也较大，概括主要有以下几个方面。

（1）心理需要：患者有无心理需要或什么需要，其强烈程度、满足时间如何，什么原因引起。

（2）心理问题：患者有无心理问题或什么心理问题，其严重程度如何，什么原因引起。

（3）不良行为：主要是指能够影响疾病治疗、康复的行为和行为习惯。如肺部疾病患者的吸烟；消化系统疾病患者的暴饮暴食等。患者有无影响疾病康复的行为或什么行为，其影响程度如何，什么原因引起。常见影响疾病康复的行为有攻击性行为、无助行为、不良生活习惯、遵医行为异常等。

（4）心身疾病：心身疾病由两部分构成，躯体病理性改变和心理社会因素，两者的关系是躯体病理性改变与其心理社会因素有关。心理护理主要是针对心理社会因素进行护理，其诊断也将围绕患者的躯体病变是否属心身疾病，其心理社会因素是什么等展开。

（5）人格障碍：人格障碍患者缺乏自知，主动就医者很少，医院中的人格障碍患者多是因其他疾病而就医。由于人格障碍的一些特殊行为模式影响疾病康复、人际关系和医院秩序，所以对其进行心理护理是有必要的。人格障碍的心理护理诊断要点为，有无人格障碍或什么类型，影响疾病康复、人际关系等的程度如何，引起的主要原因是什么。

（6）神经症：神经症患者主要由医生进行诊断和治疗，护理人员只是协助医生更好地完成治疗。因此，其心理护理的诊断将围绕影响患者痛苦、康复等的症状展开。

（7）精神障碍：精神障碍与神经症类似都是由医生进行诊断和治疗。心理护理的诊断也是围绕一些症状展开，并针对这些症状进行心理层面的护理。

## 三、心理护理计划

心理护理计划是指针对患者特定的心理、行为问题，制定其解决对策与方法的过程。其基本步骤如下。

### （一）确定心理护理目标

首先按心理、行为问题的轻重缓急，选择一个亟待解决的心理、行为问题作为本计划的心理护理目标。然后确定针对该问题经过心理护理将要达到的解决程度，即达到什么标准。另外，在确定目标时，还应考虑实现目标的可行性，估计可能出现的意外，并制定相应措施。确定目标完成后将计划成文，以便将来对心理护理的效果进行评价。

### （二）选择心理护理技术

心理护理的干预技术很多，可供选择的余地较大，临床常用的有以下几种。

1. 一般支持技术　包括耐心倾听、有效疏导、详细解释、积极帮助、给予安慰、提出保证等。
2. 心理咨询技术　包括宣泄、顿悟、自控、自信等。
3. 心理治疗技术　包括精神分析疗法、行为主义疗法、人本主义疗法、认知疗法、音乐疗法等。
4. 应对技术　包括有意识应对和无意识应对等。
5. 人际沟通技术。
6. 其他技术　包括注意转移术、想象术、应激中介干预术、动机冲突缓解术等。

另外，营造心理氛围、加强心理健康教育、调动社会资源、增强社会支持等基本方法和技术均可用于心理护理。

在制定心理护理计划时需要注意几个事项：① 一个计划只能确定一个目标，但可选择多项技术和方法。② 选择的技术和方法应符合护理对象的特点，如儿童或成人、轻度或严重、传染或非传染等。③ 选择的技术和方法应考虑护理对象的接受性，如行为疗法中的厌恶技术，护理对象是否接受。④ 选择的技术和方法应考虑在本医院操作的可行性，如本院是否有生物反馈疗法的仪器。⑤ 选择技术和方法时应考虑护理人员的能力，即能否熟练操作该项技术，如护理人员是否掌握弗洛伊德的精神分析疗法。

## 四、心理护理实施

心理护理实施是贯彻落实各种方案与护理干预措施，将心理护理计划付诸行动的过程。即护理人员通过各种护理活动使心理护理计划得以实施。在实施的过程中应严格按计划执行，并在执行中随时注意发现问题，及时加以解决。

## 五、心理护理评价

心理护理评价是对心理护理效果的评判和总结的过程，它包括阶段评价和综合评价。阶段评价是对心理护理各阶段的评价，如评估阶段信息收集情况的评价，诊断阶段信息分析情况的评价，计划阶段目标确定和技术选择的评价，实施阶段执行情况的评价等。综合评价是对心理护理效果做整体评价，如患者的心理状况有何变化，已经达到哪些护理目标，解决了哪些问题等。对那些未达到和未解决的问题，可将其作为新的信息，放入下一次的心理护理实践，帮助护理人员制定新的计划。

# 本章小结

1. 心理护理是指护理人员在良好的人际关系基础上，运用心理学的理论和方法，针对护理对象现存的和潜在的心理问题、心理需要及心理状态进行护理，以促进其康复或保持健康的过程。心理护理主要解决护理对象的心理问题，是整体护理中不可缺少的重要组成部分。

2. 心理护理具有五个方面的意义：① 帮助患者调整生理、心理，使之处于最佳状态。② 消除患者不良的心理刺激，防止心身疾病的发生。③ 帮助患者协调各种人际关系，以适应新的社会环境。④ 调动患者的主观能动性，使其积极主动地进行自我护理。⑤ 协助医生促进心身疾病、人格障碍、神经症等患者的康复。

3. 心理护理的类型：依据心理护理的形式分为无意心理护理和有意心理护理；依据心理护理对象的人数分为个体心理护理和群体心理护理；依据心理护理的程度分为一般心理护理和专职心理护理。

4. 心理护理的原则包括：交往原则、针对性原则、启迪原则、自护原则、保密原则和尊重原则。

5. 心理护理的方法有：建立良好的护患关系、创造良好的治疗环境、加强健康教育、强化患者的社会支持系统、满足患者的需要、给予心理支持、合理使用心理干预技术七个方面。

6. 心理护理程序的五个步骤：心理护理评估、心理护理诊断、心理护理计划、心理护理实施、心理护理评价。

7. 心理护理评估的信息收集可通过四条途径，采用四个方法，收集六个方面的信息。

8. 心理护理诊断步骤，先信息分析，后诊断确定。诊断范围包括心理需要、心理问题、不良行为、心身疾病、人格障碍、神经症和精神障碍。

9. 心理护理计划包括确定目标和选择方法，心理干预技术有：一般支持技术、心理咨询技术、心理治疗技术、应对技术、人际沟通技术和其他技术。

# 思考题

是否需要设立心理护士岗位？为什么？

# 第十章　患者一般心理的心理护理

**本章学习要点：**

1. 掌握本章中有关概念。
2. 掌握患者一般心理需要及心理护理。
3. 掌握患者情绪、角色行为方面常见的心理问题及心理护理要点。
4. 熟悉患者的心理变化。
5. 熟悉患者应对、认知方面常见的心理问题及心理护理要点。
6. 了解患者角色的权利、义务和社会期待。
7. 了解患者其他方面的心理问题及心理护理要点。

当人们面临重大疾病或死亡威胁时，不仅生理功能发生改变，而且心理活动也会发生相应的变化。作为护理人员及时了解患者的心理活动，掌握患者不利于健康的心理，采取适当的心理护理措施进行干预，以提高患者的心理健康水平和社会适应能力，促进其早日康复。

## 第一节　患者一般心理概述

患者心理是指人在患病或产生病感后伴随着诊断、治疗和护理过程所发生的一系列心理需要、心理反应或心理变化。了解患者一般心理为护理人员进行针对性的心理护理奠定基础。

### 一、患者角色

#### （一）患者角色的概念

患者(patient)，传统的观念是指那些患有疾病，忍受疾病痛苦的人。现代观点则认为患者不仅是患有疾病的人，还包括享受保健服务的人。

患者角色(sick role)，又称为患者身份，是指社会确认的患病者应具有的心理和行为模式。患者角色是以社会角色为基础的，反映了社会对患者的期待。尽管人的职业、地位、信仰、生活习惯及文化程度各异，所患疾病和病情也不尽相同，但作为患者的角色都是相同的。美国著名社会学家(T Parsons，1902—1979)从四个方面对患者角色进行了描述，即① 患者可酌情解除正常的社会角色所应承担的责任，如工人可以不去上班。② 患者对其陷入疾病状态是没有责任的。因为，他无法控制自己患病或不患病，患者本身就是疾病的受害者，他们需要受到照顾，也有权利获得帮助。③ 患者有恢复健康的义务。患病是不符合社会的期望和利益的，患者应主动接受治疗，力求早日恢复健康。④ 患者应该主动寻求在医疗技术上的可靠帮助，争取亲友感情上的支持。

### （二）患者角色的权利

每种社会角色都有其相应的行为模式，同时也享有一定的权利。随着社会法制的不断健全，人们的自我保护意识逐渐增强，患者角色权利的问题已逐渐被重视。患者的权利包括以下内容。

1. 免除一定社会责任和义务的权利　患者可根据自己病情的严重程度，要求免除或部分免除健康时应承担的各种责任，如学生可以请假、休学，教师可以免去讲课任务等，以减轻患者的生理和心理负担，以利于早日康复。

2. 享受平等医疗、护理、保健的权利　无论患者的信仰、种族、社会地位、经济状况有多大差别，他们享受医疗、护理、保健的权利是平等的，护理人员应给予平等的护理服务。

3. 知情、同意的权利　作为患者，具有向医护人员了解疾病的诊断、治疗和护理措施、疗程和预后等确切内容和获得相关资料的权利；核查医疗费用和要求医护人员对各项支出提供解释的权利。患者在知情的基础上，有权对各种治疗和护理做出接受或拒绝的决定。

4. 自由选择的权利　患者有权根据自己的实际情况、医疗条件等自由选择医院、医生、护理人员及治疗护理方案。

5. 保守个人秘密的权利　因疾病需要，患者有义务把自己的病症以及个人隐私告诉医护人员，并有权要求医护人员保守秘密。医护人员应尊重患者的人格及患者的隐私，未经患者或家属同意，不得非法泄露，以保守个人隐私。

6. 投诉的权利　如患者的合理要求得不到满足或因医护人员的过失给患者造成不必要的伤害，患者有权向有关部门投诉，使自己的权利得到保障。

### （三）患者角色的义务

患者角色的权利与义务是对立统一、相辅相成的，在享有正当权利的同时也要承担相应的义务。患者的义务主要有以下几点。

1. 早日康复的义务　每个人都是社会中的一员，其健康与整个社会是息息相关的，为了全社会的整体利益，患者应及时到合法的医疗部门就医，以获得科学的治疗和护理，早日恢复健康。这是一种社会责任。

2. 配合诊疗的义务　为了保证治疗效果，早日恢复健康，患者有义务按医嘱进行各种与疾病相关的诊疗活动，按要求进行必要的检查，改变不良嗜好和生活方式，积极主动配合治疗工作。这是患者早日恢复健康的需要，也是社会对患者的客观要求。

3. 遵守医院规章制度的义务　患者有遵守医院的各项规章制度、按部就班地进行疾病的诊治、出院后配合医院做好随访工作的义务。

4. 尊重医务人员的义务　医务人员是为人的健康服务的，在诊疗、护理过程中患者应尊重其人格与劳动，并积极与其合作。

### （四）患者角色的期待

社会对各种社会角色的行为模式都存在着期待。患者角色也不例外，社会对患者角色的期待主要如下。

1. 尽快进入患者角色　人一旦患病,社会将期待其尽快进入患者角色,并表现出与患者身份相应的心理、行为模式。

2. 尽快适应患者角色　人一旦进入患者角色,社会将期待其正确对待疾病,适时调整心态,尽快适应患者角色,履行患者角色的权利、义务。

3. 早日脱离患者角色　疾病一旦痊愈,恢复健康,社会将期待其迅速脱离患者角色,恢复因患病而免除的一些社会职责、义务,履行正常社会人所应承担的权利和义务。

## 二、患者的心理变化

人的生理功能和心理功能是相互联系、相互影响的。一方面,心理功能的改变可以导致身体功能的变化;另一方面,身体的损伤或疾病也可直接或间接地造成心理上的变化。这些变化包括认知、情绪、意志行为,甚至个性等方面的变化。现分述如下。

### (一)认知功能的变化

准确地感知、记忆和思维的前提条件是适当的心理平衡,而疾病所引起的心理应激反应会破坏人的心理平衡,这种心理应激可以直接或间接地损害患者的认知功能,甚至会造成认知功能障碍。感知方面,患者可表现为在清醒状态下,出现感知迟钝或者过敏,甚至出现错觉和幻觉或定向障碍。有疑病倾向的患者可以强烈地觉察到内脏器官的活动,如心跳、呼吸、肠道蠕动等。记忆方面,部分患者出现记忆力的减退,如有些脑器质性损害的患者不能准确地回忆病史,不能记住医嘱,甚至刚发生在身边的事,也难以记起;部分患者,如躁狂患者在情感高涨的基础上,显示出记忆增强。思维方面,可表现为逻辑思维的能力受到损害,分析判断力减弱。如一些患者在医疗决策上,即使是面对不太重要的抉择往往也表现出犹豫不决。

### (二)情绪活动的变化

患者面临疾病威胁,必然引起身心紧张,产生各种情绪变化。常见的有焦虑、恐惧、愤怒、抑郁等。在各种心理变化中,情绪变化是大多数患者在病中不同程度地体验到的最常见、最突出、最重要的心理变化。患者情绪反应的表现和强度与其对疾病的认知和评价有密切关系。

1. 情绪活动强度的变化　在许多情况下,患者对引起消极情绪刺激的反应强度大于正常人。一些微弱的刺激可使处于焦虑状态中的患者表现为反应过敏,惊恐不安。但也有少数患者表现为对刺激无动于衷、表情麻木,这通常预示着患者病情严重或有严重心理障碍。

2. 情绪活动稳定性的变化　有些患者在病中表现为情绪不稳定,变得易激惹、情感脆弱、易受伤害,有时甚至为一些微不足道的小事发脾气或悲伤哭泣。

3. 情绪活动持续时间的变化　患者对积极情绪的体验时间会缩短,而对消极情绪的体验时间会延长,变得更加敏感导致心境变坏。焦虑、抑郁常是老年患者的主导心境。

### (三)意志行为的变化

当一个人患病以后,由于其现阶段的目标发生了改变,所以其意志行为也会发生改变。首先,有些患者表现意志行为减弱。其原因有疾病的影响因素,也有诊疗过程中医护人员、家属、同事的关怀和照顾的因素，许多患者变得缺乏主动性，过度依赖，遇事缺乏主见，优柔寡断，盲从或缺乏坚毅性，稍遇困难便妥协、失望。还有些患者表现为意志行为增强，对与治疗有关的信息过分关注，表现为反复询问、反复检查。其次，可表现自我控制能力下降。此时患者比较敏感多疑，对疾病耐受力下降，常因一些小事而大发脾气，或因躯体不适而大喊大叫。

#### （四）人格的变化

一般认为，人格具有稳定性，通常不易随环境和时间的改变而发生变化。但这种稳定性是相对的，在某些特殊情况下（如患病），一个人的人格也有可能发生变化。表现为患病后人会变得独立性降低、依赖性增强、敏感多疑、缺乏自尊、易激惹等。如肝病患者性格暴躁，容易发脾气；传染病患者由于疾病和社会的原因，封闭自我，拒绝与人交往，严重者外向性格可转变为内向性格；重症晚期患者，内心压抑较重，性格固执，对医护人员常常表现出不满。还有的患者疑虑重重，总是用怀疑的眼光去看周围的人和事，这种心态严重地影响了自己与家人、与医护人员的关系，不利于疾病的康复。患者患病后的个性变化是以疾病为诱因，受多方面因素作用的结果。但要注意的是疾病并不必然引起个性的改变。

总之，患者在患病时心理变化是多样而复杂的，护理人员必须准确把握不同患者的心理变化特点，有针对性地采取相应的心理护理措施，提高整体护理的效果。

## 第二节　患者心理需要及心理护理

当一个人进入患者角色后，除了具有与常人一样的各种需要外，还有患者角色条件下不同于正常人的需要，以及在满足各种需要的重要性和迫切性方面不同于正常人。如果这些需要没有被满足或延迟满足或没有全部被满足，就会导致患者出现心理冲突，而引发各种各样的心理、行为问题，最终将会影响疾病的康复。

### 一、患者的心理需要

#### （一）患者一般心理需要

美国心理学家马斯洛将人类的主要需要分为五个层次，依次为生理需要、安全需要、爱与归属需要、尊重需要及自我实现的需要。在此基础上，结合患者角色，归纳出患者的一般心理需要。

1. 生理需要　生理需要是最低层次的需要，在一切需要中，它是最优先的。由于疾病的影响，患者的饮食、呼吸、排泄、睡眠、躯体舒适等基本生理需要的满足受到妨碍或威胁，不仅直接影响生理功能，对心理也有极大影响。例如，腹腔手术后的患者，需要一段时间禁食，手术后由于疼痛也会影响患者睡眠和躯体舒适，患者常表现为焦虑、抑郁等情绪。

另外，生存的需要是最基本的生理需要，如果得不到满足，患者多表现焦虑不安或惊恐，危重患者尤为明显。如心肌梗死的患者，在发病时表现为严重焦虑和恐惧。

2. 安全需要　疾病状态下患者的自我保护能力减弱，加之许多疾病本身就是对安全的威胁。患者一方面担心疾病的发展和预后而寻求医护人员的帮助，一方面又怀疑医护人员的职业道德、技术水平和治疗、检查、护理过程中的潜在危险，因而产生不安全感。急危重症患者的安全需要尤为突出，焦虑和恐惧情绪体验深刻，医护人员应尽可能满足患者的这一需要。

3. 归属需要　患者患病后心理承受力下降，总希望得到他人的关怀体贴，特别是住院后来到一个陌生的环境，交往对象变成了医护人员和病友，每一位患者都希望成为这个群体中最受关注和爱护的对象，希望得到医护人员的认同和接纳，并尽可能帮助自己排除困难，希望更多的家人和朋友的关心与探望。护理人员利用查房、巡视的机会多与患者沟通，表达对他们的病情、生活起居的关心不仅仅是义务，还是工作的职责和任务。如有一老年慢性支气管炎肺气肿患者，气促呈阵发性发作，住院以来情绪低落，家属以为他患的是肺结核，避而远之，在护理人员向患者家属说明其病情，打消了怕传染的顾虑之后，家属主动来医院照顾患者，患者病情较快得到了控制。可见，爱与归属的需要是患者康复中的重要精神力量。医护人员的热情接纳，同事朋友的慰问探视，家属亲人的关心帮助等绝不是无关紧要的，而是满足患者的爱与归属需要，缓解患者焦虑、抑郁、紧张心理的重要举措。

4. 尊重需要　一旦进入患者角色，患者原有的社会角色随之丧失或减弱，原有的能够满足尊重需要的途径会暂时缺乏，在医院这个新的人际群体中被认识、被重视、被尊重的需要则变得尤为迫切。另外，在疾病状态需要别人照顾，增加家人负担，同时又需要大量的经济支撑，患者往往会担心家人不高兴，有一种被厌弃的感觉；其次，患者担心自己的社会地位受影响，担心将来因疾病而不被人重视和尊重等。因此，患者对自尊的要求会变得更强烈、更敏感，一旦自尊心受损，患者会出现自卑、抑郁或对医护人员不满和怨恨，对疾病的治疗产生不良影响。

5. 获取信息的需要　患者在患病后，需要获得各种信息，尤其是与自身疾病有关的，如检查结果、疾病诊断、疾病治疗、疾病预后等信息，有些患者需要了解医院的诊疗水平，有些患者需要了解治疗费用及相关支付途径等信息。如果需要不能被满足，常使患者求治过程受挫，产生焦虑、愤怒等情绪，出现角色失调。不论是从伦理学原则来看，还是从心理需要的角度看，医护人员应注意通过谈话、墙报、宣传手册等途径主动为患者提供信息，更好地帮助患者适应环境，自觉主动地配合治疗。

总之，一旦进入患者角色常会表现出以上所述的心理需要，护理人员应加强一般心理需要的心理护理。但需注意的是不同疾病的患者还有着不同的心理需要，不同社会背景、不同职业、不同文化层次的患者其心理需要也是不同的，多种多样的。所以，应该根据患者不同的心理需要，提高针对性的心理护理，以满足不同患者的心理需要。

### （二）门诊患者的心理需要

1. 尽快就医的需要　患病后，患者来到医院希望能够尽快了解所患何种疾病和尽快消除和减轻疾病所带来的痛苦。因此，尽快就医的需要是门诊患者最迫切的需要，尤其是首诊患者由于对医院处处感到陌生，希望了解医院的挂号、交款、各项处置所在位置及有关的就诊制度等。

2. 明确诊断的需要　患者和家属一般心情都很焦急，急切地需要知道自己究竟患了什么病，病因、病程、治疗及预后如何，并希望尽快得到救治。他们要求医生耐心地听他主诉，给予全面细致的检查，以便尽早做出明确诊断。但门诊就医环境的忙、乱、杂，使医患之间交流不足，患者得不到心理上的满足，往往在诊疗时手拿处方满腹疑虑。门诊护理人员有义务、有责任满足患者的要求，热情、耐心、科学地解释，以消除患者的疑虑。

3. 妥善治疗的需要　一旦确诊后，就希望尽早得到治疗。护理人员应协助医生向患者及家属解释疾病的性质、转归及有无传染性，介绍各项治疗和护理措施，以科学的态度对待疾病，给予患者必要的心理支持，消除其疑虑及焦急情绪，使患者在良好的心境中配合治疗，促进其早日康复。

### （三）急诊患者的心理需要

1. 尽快得到救治的需要　急诊患者由于病情急，来势猛，缺乏心理准备而表现情绪紧张，惊恐不安。迫切渴望得到良好的医疗照顾，挽救、保存自己的生命。因此，尽快得到救治的需要就显得尤其迫切，护理人员一定要沉着冷静，在极短的时间内观察生命体征，采取一切必要的应急措施，如吸氧、建立静脉通道等，做到忙而不乱、准确适当、快速有序，以消除患者及家属的紧张焦虑心理。

2. 有突出的安全需要　危重患者送到医院后，企盼得到经验丰富医护人员的及时救治，尽早明确诊断，解除病痛，知道预后转归等。如果患者意识还清楚，就有可能产生一种丧失某些有价值东西的威胁感，或者因为机体某些部分损伤，感到十分痛苦、恐惧和不安。若是在夜间就诊，还担心由于医护人员或条件不足而导致不安全。因此，对于护理人员来说，一定要体现出积极主动的态度。在抢救中，保持机智、沉着、冷静、果断的工作态度，用自己镇定的情绪，熟练的医疗操作，热情的态度，礼貌的语言等影响家属及亲友，使患者和家属产生安全感。

### （四）住院患者的心理需要

1. 安全与早日康复的需要　安全感是住院患者最普遍、最重要的心理需要。患者希望了解自己的病情；希望生命不再受到威胁；希望得到可靠、确切、安全的治疗而又无痛苦等。陌生的医院的环境使患者感到不安，担心可能误诊、交叉感染、手术风险，担心药物的副作用等。患者希望自己能在一个安全的环境中得到及时、良好的医护照顾。因此，这就要求护理人员理解患者的心理，在力所能及和医疗允许的情况下创造安静、舒适的诊疗环境，在进行任何重要诊疗措施时，都应事先向患者解释清楚。通过良好的护理行为，消除患者的不安全心理，促进患者早日康复。

2. 被接纳和关心的需要　患者进入医院后，改变了原来的生活规律和习惯，离开了朝夕相处的至爱亲朋，告别了彼此默契的合作伙伴等，此时，更需要得到他人的情感支持，非常需要被新的群体接纳。希望自己尽快得到医护人员的关心、体贴、帮助和照料。尤其是患病后住院的孤独感、失落感，更需要得到心灵上的慰藉和精神上的鼓舞。因此，医务人员应帮助患者尽快熟悉医院环境，熟悉同室的病友，通过适当的活动，增加相互了解和交往。这样患者就会感到亲切，有归属感。

3. 人格尊重与隐私保密的需要　患者在疾病过程中对尊重需要不尽相同，在进入新的人际群体后，有的患者仍希望保持自己在原有社会角色的优越地位，希望能得到医护人员的特别关注和周全的医护照顾。有的患者则不愿把没有优越感的原有社会角色带入新的人际群体中来，唯恐自己处于劣势而被医护人员所忽略。同时，患者作为弱者，自我评价往往较低，疾病的“挫折感”使患者产生自卑心理。自卑心理的“过度补偿”容易使患者产生“异乎寻常的自尊”，医务人员要理解患者自尊的需要，尊重患者的人格，避免以床号代替姓名呼唤患者及随意暴露或谈论患者的隐私等。

4. 就医环境良好的需要　人的心理状态与环境条件是相互协调的，心理状态往往受到环境的影响。优美、整洁的医院环境会给患者以美的享受，有助于缓解患者紧张焦虑的心理，增加患者的安全感，对患者的心理产生正面影响，有利于疾病的转归及预后；反之，则造成负面影响。因此，医护人员应努力创造整洁、舒适、优美、安静、安全的休养场所，满足患者的需要。

5. 提供信息的需要　患者对信息的需要集中反映在他们对有关自身疾病信息的关注。例如，患者不仅需要知道医院的各项规章制度、治疗设备及需要了解所在医疗机构和医护人员的专业水平和工作能力等，还急于知道疾病的诊断、检验结果、治疗方案和预后等信息；有些患者对院外的其他有关信息也急于获得，如医疗费用的支付问题、家庭和单位的某些情况。根本目的则在于为保护自己的切身利益奠定基础。护理人员应该根据不同患者个体所需信息的掌握程度，进行疾病知识等专题宣教，以帮助他们全面了解准确、可靠的信息。

6. 适度活动与刺激的需要　住院患者被束缚在病房这个窄小单调的“小天地”里，整日围绕着饮食、睡眠、治疗的“三步曲”循环往复，往往会产生单调乏味感。因此，护理人员应给予患者一些适当的活动和刺激，以调节和改善他们的心绪，尤其是康复期的患者，因良性刺激对机体健康有积极影响。可根据患者的病情和医院的客观条件，因人而异地组织他们参与一些趣味性或公益性的活动，这样既能满足患者此时的主导需要，又能调动患者的积极因素，也为他们重返社会角色建立相应的心理准备。

7. 自我成就感的需要　患病时，最难以满足的就是自我成就感的需要。实现成就需要具备健康的体魄及良好的心理素质，而一旦患病，就会造成患者身心功能下降，影响个性的表达和个人能力的发挥，妨碍患者原定目标的实现。患者常常感到力不从心，无法自由施展自己的才能。特别是有些疾病造成了某些残疾，如瘫痪、失明、畸形，这些缺陷使患者感到能力的发挥受到限制，容易引起自信心下降、抑郁、敏感多疑、行为退缩的心理反应，其自我成就感需要受挫更严重。因此，应给予适当的心理支持，引导患者采取积极态度，重建新的生活方式，战胜病魔，调动患者的各种潜能和补偿机制，满足其自我成就感的需要。

## 二、患者心理需要的心理护理

### （一）收集需要信息

根据患者疾病类型、病程进展、个性特征等情况，收集其具体心理需要，并和患者共同分析，对需要进行排序，明确患者亟待满足的需要有哪些，可以延迟满足的需要有哪些等，以有针对性地进行护理。

### （二）分析需要满足的可行性

虽然患者的需要应尽量满足，但也不能毫无原则地简单满足需要，应与患者、家属共同分析患者需要的合理性及满足的条件，对于明显不合理的需要应劝解患者放弃或者延迟满足。如胰腺炎患者在未康复之前应禁食，进食这一生理需要常常是患者迫切希望满足的，但在康复之前，这一需要并不能给予满足，而应待康复之后再满足。有时患者的需要虽然合理，但满足该需要的条件不具备,应及时与患者沟通、解释,取得患者的理解,以防患者因需要得不到满足而产生负性情绪和不良行为。

### (三)满足患者合理需要

对于患者合理的心理需要,护理人员应创造条件,通过医护人员、患者亲朋好友、患者工作单位甚至是社会人士等进行帮助,通过各种途径给予满足。如白血病患者有强烈的生理、安全的需要,也有被救治的强烈愿望,医护人员可以通过媒体动员社会力量,倡导爱心人士捐款、捐献骨髓等,满足患者的需要。针对不同患者,应根据其需要的排序,逐渐满足。对于患者异常重视的心理需要,应尽快满足。如急诊患者有突出的安全需要,医护人员应对急诊患者给予更多关注,并用专业的诊治满足这一需要。部分住院患者的爱与归属需要较突出,医护人员应对患者更多关注,耐心解答其问题,并积极发动患者家属及病友共同关心患者,满足这一需要。

### (四)及时调整心理护理方案

由于患者疾病状态不断变化、患者心理活动不断改变,决定了患者的心理需要是一个动态过程,原有需要满足后也会产生新的心理需要,因此为了更好进行心理护理,应根据患者情况,不断收集、分析患者需要类型,满足条件等情况,用以调整对患者需要满足的心理护理方法。如急诊患者安全需要强烈,疾病稳定后,爱与归属的需要占主导,恢复期可能会出现自我实现的需要,对该患者的心理护理方案就应不断调整。

# 第三节 患者常见心理问题及心理护理

当一个人患病时,原有的心理平衡被破坏,轻者可使患者感到挫折,重者则导致严重的心理应激反应,从而引发各种心理、行为问题。患者常见的心理问题包括五个方面。

## 一、情绪方面常见的心理问题及心理护理

情绪方面常见的心理问题有焦虑、恐惧、愤怒、抑郁等。

### (一)焦虑

焦虑是一种很普遍的现象,几乎人人都有过焦虑的体验。一定程度的焦虑可以调动人体的心理防御机制,帮助摆脱困境,但是长期过度的焦虑会导致心理平衡失调,妨碍疾病的治疗和康复。因此,护理人员必须从每个焦虑患者的具体情况出发,有针对性地做好心理疏导工作。

1. 概念　焦虑(anxiety)是人预期将要发生危险或不良后果时所表现的一种情绪体验。它是以紧张、恐惧和担心等体验组合而成的复合情绪,并伴有交感神经系统功能亢进。如烦躁不安、心悸、出汗、面色苍白、呼吸困难、皮肤湿冷等。进一步发展,可使副交感神经系统的活动增强,如腹痛、腹泻等。在行为上表现为坐立不安、心神不宁、搓手顿足、注意力无法集中等。

临床常见的焦虑有以下三种:①期待性焦虑。即感到即将发生,但又未能确定的重大事件时的不安反应。常见于尚未明确诊断或初次住院的患者,因不了解自身疾病性质和预后以

及医院的情况而产生。②分离性焦虑。患者住院，不得不与自己的亲人以及所熟悉的环境分离，包括自己的配偶、子女、父母、家庭和单位等。这些原来的生活支柱和环境，一旦分离，便会产生分离感，同时伴随情绪反应，特别是依赖性较强的儿童和老年人则更明显。③阉割性焦虑。是一种面对自我完整性的破坏和威胁时所产生的心理反应。最容易产生这类反应的是即将被手术切除某脏器或肢体的患者，还有少部分人把抽血、穿刺等检查或治疗也认为是躯体完整性的破坏，也会产生这类焦虑情绪。

2. 产生原因　焦虑情绪产生的原因很多，主要有以下几个。

（1）对疾病的担忧：由于患者对疾病知识缺乏，不了解疾病的病因、转归及预后而产生过分担忧，出现焦虑情绪。例如，患者希望对疾病做深入的了解，但又担心会出现可怕的结果，他们反复询问病情，担心疾病是否能治愈，是否会留下后遗症，忧心忡忡，从而产生焦虑。

（2）对特殊检查的担忧：患者因不了解某些特殊检查的意义及过程而产生焦虑。特别是担心检查的可靠性和安全性，常引起强烈的焦虑反应。

（3）对手术的担忧：由于手术对机体有一定的损伤，所以大多数患者对手术有顾虑和害怕，特别是越接近手术日期，他们的心理负担越重，焦虑越明显。

（4）环境因素：如对医院环境陌生、不习惯，人际关系紧张等。

（5）社会因素：如家庭责任、经济压力、怕失去工作等。

（6）人格特征：如敏感、多疑的人格特征及内心矛盾冲突多，不能很好调节等。

3. 心理护理要点　焦虑情绪的心理护理主要从以下四个方面进行。

（1）建立良好的护患关系：取得患者的信任是开展心理护理的前提和基础，只有在信任的基础上，患者才可能说出真实的感受和原因。护理人员面对患者焦虑的情绪表现，不可取笑或限制其行为，应对患者表示理解和同情，如认真倾听、抚摸，允许他踱步、喊叫、哭泣等，并用温和的语气和患者交谈，使患者体会到受尊重、受重视的感觉。

（2）帮助患者正确认识焦虑：有针对性地和患者进行交谈，分析讨论焦虑的原因，帮助患者制定应对焦虑、缓解各种压力的措施。用患者能够理解的方式讲解疾病的相关知识，耐心细致回答患者提出的各种问题，及时纠正患者不良认知。同时，也可适当安排一些消遣性活动，如散步、书法等，以分散其注意力，降低患者焦虑水平。

（3）学会自我控制：让患者学会对情绪的自我控制，学会应对紧张，提高对挫折的承受力，是护理焦虑患者的重要工作。临床护理中，缓解焦虑的有效方法之一是指导患者学会放松技术，如肌肉松弛疗法、静坐、想象、深呼吸等。肌肉松弛疗法是心理护理中较常采用的方法，让患者在一个安静的环境中，取一个最舒适的姿势坐在椅子上，在护理人员语言的暗示下，一步一步让身体各部位肌肉进行放松练习。

（4）鼓励患者树立信心：在患者情绪低落、悲观失望、缺乏自信、有较强自卑感时，护理人员应针对患者的实际情况及时给予鼓励。通过鼓励帮助患者振作精神，提高与疾病做斗争的能力和应对危机的能力。

### （二）恐惧

1. 概念　恐惧（fear）是一种企图摆脱已经明确的有特定危险（会受到伤害或生命受威胁）情景时的情绪体验。表现为紧张不安、心悸、出汗、不思进食，有哭泣、回避、颤抖、易激惹等行为。严重时可出现血压升高、呼吸加快、尿频、尿急等自主神经功能紊乱的症状。

不同年龄、性别的患者,社会经历不同,对疾病及治疗方法的恐惧是不同的。儿童患者的恐惧多与陌生、黑暗、疼痛相联系,成年患者的恐惧多与损伤性检查、手术疼痛、将来的生活能力等相联系。恐惧和焦虑的区别在于焦虑可以说是对象不明确的"恐惧",而恐惧是有比较具体的对象,威胁不存在时,恐惧也就消失。

2. 产生原因 恐惧情绪产生的原因很多,主要有以下几个。

(1) 医院的特殊氛围:陌生的环境,抢救患者紧张气氛,危重患者的抬进抬出,暗室环境中的各种检查等,都会给患者带来恐惧感。

(2) 特殊检查和治疗:如各种穿刺、放射治疗、截肢、胃镜检查、膀胱镜检查、器官切除等,确实给患者带来不适和痛苦,引起患者情绪过度紧张,惧怕检查和治疗带来副作用。

(3) 消极暗示:使患者产生恐惧心理的消极暗示很多,如对疾病的过分渲染,某些同类患者预后不良的信息等。

3. 心理护理要点 恐惧情绪的心理护理主要从以下四个方面进行。

(1) 建立良好的护患关系:建立良好的护患关系是收集到准确信息的前提,也为护理措施的制定和实施奠定基础。

(2) 减少或消除引起恐惧的因素:评估引起恐惧的原因、功能受损的程度,采取有针对性的心理护理措施。例如一方面给患者提供舒适和安全的环境,减少不良因素对患者感官的刺激;另一方面,避免消极暗示,应向患者提供正确的信息和知识,帮助患者了解疾病的原因、性质、程度、处理方案及转归等,从而缓解或消除患者紧张恐惧的心理,树立信心,积极配合治疗。

(3) 提供心理支持:当患者面临伤残或死亡时,体验到恐惧是非常常见的。护理人员和患者家属都应表示理解,多陪伴患者,用温和的语言给予安慰和鼓励,使患者能以积极的心态面对伤残或死亡。

(4) 学习控制恐惧的方法:根据患者具体情况,进行健康教育,教会患者如何认识和控制恐惧的一些方法:如手术前告知患者手术的部位、切口的大小、麻醉方式、术中感受、手术时间等,让患者有充分的心理准备应对手术;介绍一些能增加舒适和松弛的方法,如听音乐、深呼吸、散步、放松技术等。

### (三) 愤怒

1. 概念 愤怒(anger)是满足需要的过程被干扰不能达成时所产生的情绪体验。它是患病时常见的一种负性情绪,表现为生气与激怒,甚至产生攻击行为。攻击的对象可以是引起愤怒的对象,如医护人员、朋友、家属等,往往将愤怒的情绪向他们发泄,以弥补内心的不平。也可以是患者自己,表现为攻击自身。从心理适应的角度看,虽然攻击可以缓解患者的心理紧张和痛苦,但不能消除障碍,有时还会造成人际关系的紧张,影响患者疾病的治疗和康复。

2. 产生原因 愤怒情绪产生的原因很多,主要有以下几个。

(1) 自然环境:如交通不便、不良的医院环境等。

(2) 疾病影响:如由于疾病使身体活动不便或持续的疼痛转化为愤怒。

(3) 社会与家庭障碍:如家庭关系紧张、经济负担过重、社会对某些疾病的偏见等。

(4) 医、护、患间的冲突:这是造成许多患者愤怒的主要原因。

（5）求医过程受挫：如医疗水平低、患者期望值过高无法实现目标（如某些整容手术）。

3. 心理护理要点　愤怒情绪的心理护理主要从以下五个方面进行。

（1）建立良好的护患关系：良好的护患关系是使心理护理取得成效的关键。护理人员对患者要表示接纳、尊重、关心和爱护，并对有关的检查、治疗和护理做好耐心细致的解释。

（2）理解体谅：护理人员对愤怒的患者多理解、多包容，切不可发生争执吵架。

（3）冷静处理：患者愤怒、悲伤时，对语言刺激异常敏感，对个人行为控制异常低下，为此，护理人员首先要保持冷静的心态，不要做过多的解释，待患者情绪恢复平静，再用温和的语言进行沟通交流，调理患者的心态平衡。

（4）帮助患者宣泄：情绪的宣泄有助于患者减轻苦恼或心理压抑。为了达到这一目的，护理人员要为患者提供宣泄自己情绪的机会和场所，让患者无拘束地讲出心中的忧虑和苦恼，分析原因，探讨解决问题的方法。

（5）增强战胜疾病的信心：对一些特殊患者，如癌症、艾滋病等，当他们知道自己所患疾病后会有愤怒、绝望等情绪反应，这时，心理护理的主要目的在于唤起患者的希望和求生的信念。护理过程中要用坚定的表情、不容置疑的语言取得患者信赖。再以患者微小病情改善事实来帮助患者振作精神，树立信心，配合治疗和护理。

### （四）抑郁

1. 概念　抑郁（depression）是以悲哀、忧愁、寂寞、孤独、厌世感等体验组成的复合情绪。常与患者的可能丧失和实际丧失有关。在抑郁状态下，患者会有忧愁、压抑、悲观、失望、冷漠、绝望等不良心境，并产生消极的自我意识，如自我评价下降，自信心丧失，自卑感增强。在行为方面，患者会有行为退缩，活动减少，言语减少，兴趣减退，回避人际交往的特点，严重者可能有轻生行为。在生理功能方面，还会出现食欲减退、睡眠障碍、内脏功能下降及自主神经紊乱的症状。护理人员应特别关注有抑郁现象的患者，做好心理护理工作。

2. 产生原因　抑郁情绪产生的原因很多，主要有以下几个方面。

（1）性格因素：性格内向，易悲观，缺乏自信者更容易产生忧郁。

（2）危重或有严重丧失的患者：如器官切除、截肢或预后不良者。

（3）病理生理因素：如分娩或绝经期的激素变化，某些疾病后感受性的增强（如流感、慢性疼痛等），均可发生抑郁。

（4）其他：如亲人的突然死亡、自然灾害、人际关系紧张、工作负担过重、地位变化等。

3. 心理护理要点：抑郁情绪的心理护理主要从以下四个方面进行。

（1）提供积极的信息：及时向患者提供积极的信息，引导患者看到治疗、护理中的积极因素和点滴成效，以增强患者抗病的信心。

（2）减轻或消除患者的躯体症状：提供热情周到、耐心细致的服务，尽量减轻或消除患者的躯体症状。对严重抑郁者，护理人员应加强责任心，多陪伴、多巡视，保证患者的安全。

（3）提供心理支持：护理人员有针对性地与患者进行沟通交流，引导和鼓励患者的积极行为，消除不良情绪反应；动员患者的家庭、社会支持系统，多给予患者积极的心理支持。

（4）健康教育：引导患者面对现实，学会调节自己的情绪；教会患者一些人际沟通的技巧，提高人际交流的能力；帮助患者认识自己性格中的弱点，能以正确的态度对待现实生活。

## 二、患者角色方面常见的失调问题及心理护理

患者是一种特殊的社会角色，当被社会确认为患者角色时，就会面临着角色转换。当患者从常态角色向患者角色转变，或从患者角色向常态角色转变时，以及在患者角色的执行过程中，由于受种种因素的影响，角色转换可能会发生困难和障碍，即实际的角色行为与社会所期望的角色行为不相吻合的情况，出现许多心理和行为上的改变，从而导致角色失调，影响疾病的治疗与康复。常见以下几种患者角色失调的类型：

### （一）患者角色行为缺如

1. 概念　即患病但未进入患者角色，没有按患者行为模式行为。其表现为没有意识到自己有病或虽然医生已做出疾病的诊断，但本人否认有病，不愿承认病情的严重性，不能很好地配合治疗和护理工作。常发生于由健康角色转向患者角色或疾病突然加重或恶化时。患者角色缺如的不良后果是可能贻误治疗的时机，使病情进一步恶化。

2. 产生原因　导致患者角色行为缺如的常见原因如下。

（1）病情较轻，症状不显著，如食欲减退、恶心等，人们容易忽视，不易进入患者角色。

（2）对自己所患的疾病缺乏认识或认为症状并未严重到需治疗的程度，对应诊求医的角色期望模糊不清，使其不易进入患者角色。

（3）各种损伤性的诊疗手段使患者感到非常恐惧，害怕手术可能致残或影响身体形象，害怕麻醉会引起并发症，担心药物疗效及副作用等，使其不易进入患者角色。

（4）担心患者角色会影响工作、学习等，因此拒绝进入患者角色。

（5）由于地域偏僻、交通不便、医疗资源匮乏、就医观念落后等原因，使其不能进入患者角色。

3. 心理护理要点　加强科普宣传，运用合适的方法，选择适当的时间、场合和适当的方式，主动、热情地向患者介绍医疗、卫生保健知识、医院环境和医护人员简况，以提高患者尊重科学、正确对待疾病和现实的能力，减轻心理负担，使其轻松地进入角色。

### （二）患者角色行为冲突

1. 概念　患者在角色转换中，不愿或不能放弃原有的角色行为，与患者角色行为发生冲突，引起矛盾的心理现象。表现为焦虑不安、烦恼、痛苦，不配合治疗和护理。常发生于由健康角色转向患者角色时。这将不利于疾病的治疗、转归和康复。

2. 产生原因　导致患者角色冲突的常见原因如下。

（1）因工作繁忙不能安心接受诊治，或不能放弃家庭责任而不顾病体虚弱仍然从事不应承担的活动，以致病情加重，甚至出现危象。

（2）因长期担当某种社会角色形成行为习惯，干扰患者进入患者角色，导致角色冲突。

3. 心理护理要点　对患者角色行为冲突的心理护理要点有以下几个方面。

（1）护理人员应不断学习和掌握沟通技巧，选择有利时机，以真诚的态度与患者谈心，取得他们的信任，告诉患者应享有的权利与义务，如可免除或部分免除正常社会职责的权利与寻

求有效医疗、早日康复的义务等。

（2）认识实现自我价值的前提必须是身体健康，积极寻求家属、亲友、同事等的支持，分担其他角色所必须承担的职责，减轻紧张焦虑情绪，从而帮助患者缓解角色冲突，尽快地恢复健康，返回社会生活。

### （三）患者角色行为消退

1. 概念　患者角色行为消退是指疾病尚未痊愈，过早退出患者角色。这种情形多发生在疾病的中期，因某些原因导致患者从患者角色过早地转入常态角色。

2. 产生原因　导致患者角色消退的常见原因如下。

（1）突然发生家庭、婚姻、工作、学习等危机，迫使他不得不去履行其他的社会角色。

（2）由于患者的经济条件有限，承担不起继续治疗的费用，使其放弃患者角色。

（3）患者对疾病治疗的结果抱有消极、悲观的态度，放弃患者角色。

3. 心理护理要点　对患者角色行为消退的心理护理要点有以下几个方面。

（1）掌握患者有关生理、心理、社会方面的信息，了解可导致患者产生角色行为消退的原因。

（2）针对具体情况，求助社会支持系统的帮助，如通过电话等方式联络患者家庭成员、朋友、同事等解决实际困难。

（3）暂时解除其常态社会角色所承担的责任，免除后顾之忧，减轻其心理负担，使其安心接受治疗。

（4）加强心理健康教育，针对患者对疾病治疗和预后的消极、悲观态度，进行积极交流和干预，树立战胜疾病的信心。

### （四）患者角色行为强化

1. 概念　患者角色行为强化是指患者角色的行为超过了与其疾病严重程度相符的行为强度。常见于疾病中期和患者角色转向社会角色时。其表现为对所患疾病过度关心，对医护人员过度依赖，他们往往不承认病情好转或痊愈，诉说许多不易证实的主观症状，不愿摆脱患者角色重返社会常态角色。

2. 产生原因　导致患者角色强化的常见原因如下。

（1）为了继续享有患者角色所获得的利益（如病假、别人的同情等），继续扮演患者角色。

（2）因对患者角色产生依赖，惧怕履行常态社会角色，继续扮演患者角色。

3. 心理护理要点　对患者角色行为强化的心理护理要点有以下几个方面。

（1）实事求是地介绍病情，向患者说明病情已好转或已基本稳定，可适当地承担常态的社会角色，如根据患者实际情况制定休养计划并给予指导。

（2）鼓励其进行适当的活动和锻炼，以调动其主观能动性，增强自信心，使患者在心理上逐渐摆脱患者角色，担负起正常的社会角色，以促进身心健康。

### （五）患者角色行为异常

1. 概念　因缺乏对疾病的正确认识和态度，导致行为异常。如四处求医，滥用药物，攻击行为和病态固执等,或坚持不让改变已经行之无效的治疗方案,重者出现抑郁厌世,以自杀轻生来寻求解脱。

2. 产生原因　导致患者角色异常的常见原因如下。

(1) 久病或重病患者,因病痛的折磨,对患者角色产生悲观和厌倦心理,导致行为异常,如自杀。

(2) 患有某些被社会所歧视的疾病,如艾滋病;患有预后不佳的疾病,如癌症,使患者产生自卑、绝望心理,而发生行为异常。

3. 心理护理要点　对患者角色行为异常的心理护理要点如下。

(1) 护理人员应经常深入病房,观察患者的心理动态,了解患者在角色转换中有可能出现的种种心理问题,如悲观焦虑等,告诉患者此类情绪反应是角色转换中的正常应激。

(2) 引导其树立正确的角色意识,体谅、理解患者,满足其需要。

(3) 患者不要过于关注自己的身体状况,同时帮助患者取得其家属、朋友、同事及其他医护人员的关怀和支持。

(4) 根据实际情况适当参加一些有益的活动,以减少对疾病的注意力,减轻心理负荷,争取早日康复。

总之,为帮助患者尽快转换和适应角色,避免和减少可能出现的角色行为失调,护理人员应在患病初期帮助患者在心理上接受和适应患者角色,病情稳定后,要帮助患者及时调整角色行为,到了康复期,随着病情的好转,应鼓励患者进行适当的活动,促使患者从心理上逐渐摆脱患者角色,恢复其常态社会角色。

另外,护理人员也应注意患者角色假冒问题。这类人并未患病,但为摆脱某种社会责任、义务或获得某种利益而诈病。

## 三、应对方面常见的消极模式及心理护理

应对策略是否得当将直接或间接地影响疾病的治疗与康复。患者常见的消极应对模式有依赖、退化、否认等。

### (一) 依赖

1. 概念　依赖(dependency)是患者进入患者角色后产生的一种退化或幼稚化的心理状态和行为模式。患者往往对自己日常行为、生活表现出自信心不足,本来自己能料理的,也要依赖别人去做。一向自负好胜的人变得畏缩不前;一向独立、意志坚强的人变得没有主见、顺从性强、情感脆弱等。依赖过分,将不利于患者树立战胜疾病的信心。

2. 产生原因　导致患者产生依赖心理的原因很多,主要有以下几个方面。

(1) 缺乏自信:总觉得自己能力不足,甘愿置身于从属地位。

(2) 长期住院:长期住院的患者,情感脆弱,易产生依赖心理。

(3) 人格特征:依赖心理的产生往往与其童年教育所形成的人格特征有关。

3. 心理护理要点　对患者依赖心理的心理护理要点有:

(1) 认识依赖的危害:帮助患者充分认识到依赖心理的危害,纠正平时养成的懒惰习惯,提高自己的动手能力。

(2) 增强自信心:护理人员对患者治疗过程中的微小进步给予鼓励,能够增强患者的自信心。

(3) 健康教育:每个人都希望拥有健康的生理和心理状态,都有不同的自我护理能力。因此,人不是被动地等待治疗和护理,而应该主动参与维护健康的过程。如人患病后都希望恢复健康,这种需求和责任,并不能完全由医护人员代替。护理人员应充分调动患者的主观能动性,挖掘其潜能,增强自理能力。

### (二) 退化

1. 概念　退化(degeneration)也称幼稚化。即其行为表现与年龄、社会身份不相符,退回到幼儿或学龄前儿童年龄阶段的模式。如自己尚能做的事情也不肯做,等待别人来服侍他。退化并不完全是有害的反应,适度的退化是一种重新整合的过程,有利于疾病的康复。但过度的退化会使患者在疾病治疗过程中降低主动性,阻碍疾病的康复。

2. 产生原因　导致患者产生退化心理的原因很多,主要有以下几个方面。

(1) 自我中心较强:自我中心较强的患者,常过度关注自身状况,易产生退化心理。

(2) 依赖性较强:依赖性较强的患者,由于自理能力降低或丧失,过分依赖医护人员及家人,易产生退化心理。

(3) 兴趣狭窄:患者的兴趣狭窄,对一切事物都淡漠,易产生退化心理。

3. 心理护理要点　对患者退化心理的心理护理要点有:

(1) 树立信心:对患者进行心理疏导,积极鼓励患者,宣传解释疾病的常识,调动患者的积极性,树立战胜疾病的信心。

(2) 认识退化心理的危害:帮助患者认识退化心理的危害,逐渐脱离医护人员的帮助,学会自理日常生活。

(3) 培养兴趣:对兴趣狭窄和对自身状况过分关注的患者,培养其兴趣,引导和鼓励患者做些力所能及的活动,避免对自身功能轻微变化而过分敏感。

(4) 面对现实困难:帮助患者逐渐面对现实困难,避免精神痛苦。

### (三) 否认

1. 概念　否认(deny)是个体有意或无意否定某一件事,企图降低对健康受损的恐惧和焦虑。否认是一种常见的心理防御机制,通常表现为患者否认自己有病,其心理反应是"不,这不是我,那不是真的!"认为没有必要找医护人员或拒绝做体格检查及拒绝治疗和护理。患者表现得像正常人一样,甚至增加工作和社会活动以显示其"健康",暂时躲避现实的压迫感。有些患者虽然能接受疾病的诊断,但对疾病的严重程度半信半疑,因此不按医嘱行事。否认是应对危害情境的一种自我防御方式,在一定程度上可缓解心理上的应激,避免过分地担忧与恐惧,但是不顾事实的否认,也会对疾病起到贻误和消极作用。

2. 产生原因　导致患者产生否认心理的原因很多,主要有以下几个方面。

(1) 与人格、行为特征有关。

(2) 与个体不能忍受疾病的存在或疾病的严重性有关。

3. 心理护理要点　对患者否认心理的心理护理要点有以下几点。

(1) 建立良好的护患关系:与患者建立良好的护患关系,取得患者的信任。

(2) 适度认同否认:否认是一种常见的防御机制,适度的否认对患者具有保护作用。在对有否认心理的患者进行心理护理时,切忌直接质问患者的否认心理,在患者没有心理准备时不急于强迫他面对现实问题及谈及所关心的事,以免引起患者的焦虑情绪;若患者提出他所否认的问题或者表达对该问题的关心时,应提供有关的知识教育并给予必要的保证。

(3) 提供表达焦虑和不愉快感觉的环境:提供机会让患者表达焦虑和不愉快的感觉,逐渐能够以积极的态度面对疾病问题,配合治疗和护理。

## 四、认知方面常见的心理问题及心理护理

认知方面常见的心理问题主要有认知紊乱、期望过高等。

### (一) 认知紊乱

1. 概念 认知紊乱是指个体对某一事件的认识和看法发生偏差。包括对过去事件的评价,对当前事件的解释,以及对未来发生事件的预测。认知紊乱往往导致患者产生情绪障碍和非适应性行为。

2. 产生原因 导致患者产生认知紊乱的原因很多,主要有以下几个方面。

(1) 缺乏自我意识,自我评价过低,自我否定,缺乏自信,顺从他人,依赖性强的患者易产生认知偏差。

(2) 心理发育不成熟的成人患者,遇到事情习惯用儿童的方式去应对,易产生认知偏差。

(3) 存在不合理信念,患者某些想法乍一看似乎也有一定道理,但仔细推敲后发现它与客观实际并不相符,是歪理,在绝大部分时间和场合都站不住脚。

(4) 存在歪曲的认知,患者的认知完全背离客观现实的理论和想法,没有一点合理性,严重的会形成妄想。

3. 心理护理要点 对患者认知紊乱的心理护理要点如下。

(1) 寻找不良认知原因。建立良好的人际关系,与患者共同讨论不良认知的原因。

(2) 正确评价自我。指导患者正确的评价自我,多看到自己的长处,增强自信心。

(3) 消除不合理信念。可采用心理治疗的认知疗法,改变患者错误的思考方式或不合理的信念,使患者的认知更接近现实和实际。

### (二) 期望过高

期望心理是一个患者渴望生存的精神支柱,是一种积极的心理状态,客观上对治疗是有益的。但有时患者的期望过高一旦落空,便会产生挫折感,进而采取消极态度,被动接受诊治或抵制诊治。

1. 概念 期望值是指根据个体经验,判断一定行为能导致某种结果的概率。期望值过高则意味着通过一定行为期望产生某种结果的概率过高。

一个人生病后,为了尽快康复,总是对医护人员抱有过高的期望。他们寄托于医术高超的医生,寄托于护理工作的创新,寄托于新方、妙药的发明,幻想着医疗奇迹的出现。希望医护人员用最新的设备、最先进的技术、最有效的药物为其治疗。当病情加重时,期望着经过治疗会

有好的转机；当进入危险期时，仍然期望着有起死回生、转危为安的可能。

2. 产生原因　导致患者产生期望过高的原因很多，主要有以下几个方面。

(1) 对疾病缺乏科学认识：虽然医学诊治水平确实有了很大的提高，但在医学上依然存在着很多难以攻克的难题。另外疾病种类、严重程度等因素都会影响到疾病恢复的情况。但患者对疾病的认识达不到这一水平，部分患者甚至认为医学是万能的，经过治疗身体可以痊愈。

(2) 自我保护意识过强：广泛的普法教育及舆论导向使患者的自我保护意识增强，这是社会进步的表现。但部分患者认为患者就是上帝，自己花钱了就应该得到理想的服务质量与治疗效果，从而对医院及医护人员的期望值更高，要求医护人员完美无瑕，面面俱到，不能有任何瑕疵。

(3) 医疗机构的宣传效应：医院通过开设网站、专家访谈、个案报道等方式宣传医院的特色专科、知名专家、新技术等，在提高医院知名度的同时，也提高了患者对就诊的期望值。

(4) 患者的就诊经历：患者在同一医疗机构的就诊经历，如果是基于对上次诊疗满意度较高而选择在此就诊的情况下，患者的期望值将会上升到一个新的高度。另外，患者在不同医疗机构的就诊经历，往往会以曾经就诊过的医院作为参照标准，患者内心会有一个期望值，如应该有怎样的治疗效果、医院应该提供什么样的医疗服务，同时还对医护人员的责任心和就医流程等进行对比。

(5) 患者个性特征：部分患者平时表现为追求完美，对自己和他人有较高要求，在就医过程中，也容易产生过高期望。

3. 心理护理要点　对患者期望过高的心理护理要点如下。

(1) 与患者建立良好护患关系，在耐心倾听中真正了解患者的期望值，及时甄别出不合理的期望值并及早进行干预，引导患者期望值维持在一个合理的水平。

(2) 注重加强与患者的有效沟通，充分考虑个体差异，取得患者的理解与配合。

(3) 详细解释诊疗计划，以及通过治疗后达到的最大康复程度和最坏结果，使患者的期望值建立在一个合理的水平。

(4) 鼓励患者查阅疾病的相关资料，提高患者及家属对现有医学水平的认识，缩小对现有医疗水平的认知差距，用科学的态度对待疾病治疗结果。

## 五、其他方面常见的心理问题及心理护理

### （一）猜疑心理

1. 概念　猜疑(suspicion)是对客观的一种缺乏根据的猜测与怀疑。大都是一种消极的自我暗示，常影响个体对客观事物的正确判断。有些患者变得异常敏感，听到别人低声细语，就以为是在谈论自己的病情严重或无法救治。对别人的好言相劝半信半疑，甚至曲解别人的意思，有些患者对服药、打针和检查处置疑虑重重，总担心误诊、误治，身体稍有不适就胡思乱想，惶恐不安，甚至出现病理性妄想。还有些患者文化程度低，缺乏科学的生理、药理知识，往往以封建迷信的观点来解释自己生理功能的异常现象，怀疑临床诊断的正确性，不配合治疗。

2. 产生原因　导致患者产生猜疑心理的原因很多，主要有以下几个方面。

(1) 信息缺乏:一些患者对医院和医护人员的技术水平不了解,对诊断、治疗、检查等都有怀疑,认为不是真实的,会不会弄错。

(2) 相关知识缺乏:由于患者缺乏相关疾病知识,常常对自己的病情胡乱猜疑、胡思乱想、惶恐不安。

(3) 性格特征:一些患者本身心眼狭小,猜疑心较重。听到别人低声细语,怀疑是在议论自己的病情,觉到自己病情加重,甚至没法救了,整天忧心忡忡。

3. 心理护理要点 对患者猜疑心理的心理护理要点如下。

(1) 关心患者,热情周到:对初入院的患者护理人员要热情周到、耐心细致地为他们介绍医院环境、医护人员的医疗技术水平,让他们放心接受治疗和护理。

(2) 消除患者的错误认识:针对患者的具体的情况,讲述有关本病的病因、症状表现及实验室的阳性结果等,肯定诊断的依据,使患者相信诊断的正确性,消除患者的错误认识,激发其自觉遵医行为。

(3) 保证和支持:有的患者对自身疾病看得过分严重,甚至怀疑自己得了不治之症,心理极度失衡。对这种患者,护理人员应以疾病的客观事实为依据,用明确的态度和坚定的语气,向患者提出保证,以消除焦虑紧张,正确对待自身疾病。但保证不能信口开河,否则患者会失去对护理人员的信任。

### (二) 孤独心理

1. 概念 孤独(solitude)亦称社会隔离,是指人体感觉到需要或希望与他人接触,却无力实现这个愿望的心理状态。它是一种消极的主观感觉,使患者烦恼、焦虑、恐慌,不愿与人接触。长期孤独会使患者感到凄凉、被遗弃,变得情绪低落、消极悲观、退缩冷漠,尤其是依恋心理较强的儿童和老年患者表现更为明显。

2. 产生原因 导致患者产生孤独心理的原因很多,主要有以下几个。

(1) 环境陌生:住院患者远离亲人,面对周围陌生的一切,有度日如年之感,再加之与医护人员交谈的机会较少,更容易产生孤独感。

(2) 生活单调:长期住院的患者时时感到生活单调乏味,加之病房内病种繁多,病情千变万化,更加重了患者的孤独感。

(3) 活动受限:由于疾病原因引起患者活动受限,这类患者易产生孤独感。如身体残疾、传染性疾病、大小便失禁、肠瘘等。

(4) 交往方面:语言沟通障碍、人际关系紧张等。

(5) 个性方面:个性内向、敏感、多疑等特征的患者易产生孤独。

3. 心理护理要点 对患者孤独心理的心理护理要点如下。

(1) 分析患者孤独的原因及促发因素,鼓励患者表达孤独的感受,与患者共同讨论导致孤独的原因。如社会交往障碍、家庭社会支持系统、近期生活变化等。

(2) 主动关心患者,多与患者接触与沟通交流,介绍医院环境及各种规章制度,介绍同病室病友,尽快消除陌生感和不安全感。

(3) 促进社会接触,排除社交障碍。对感觉或运动功能障碍的患者,指导其用电话与朋友沟通交流情感,在交往中获得信息。

（4）充分发挥患者社会支持系统的作用，鼓励亲属、子女多到医院探望，多陪伴患者，多与患者情感交流，尽量满足患者的合理需要。

（5）对生活单调的患者，发展兴趣，选择适合自己娱乐休闲活动及社会团体活动，如读书看报、下棋、收看电视、参加医院组织活动等，促进病友之间更多地交往。

## 本章小结

1. 患者角色是指社会确认的患病者应具有的心理和行为模式。

2. 患者角色具有的权利包括：免除一定社会责任和义务的权利，享受平等医疗、护理、保健的权利，知情、同意的权利，自由选择的权利，保守个人秘密的权利，投诉的权利。

3. 患者角色具有的义务包括：早日康复的义务，配合诊疗的义务，遵守医院规章制度的义务，尊重医疗保健人员的义务。

4. 社会对患者角色的期待有：尽快进入患者角色，尽快适应患者角色，早日脱离患者角色。

5. 一个人患病后，会产生认知、情绪、意志行为和人格等心理方面的改变。

6. 患者的一般心理需要包括：生理需要、安全需要、爱与归属需要、尊重需要、获取信息的需要等。门诊患者、急诊患者、住院患者的心理需要也分别有不同特点，应针对性护理。

7. 情绪方面常见的心理问题有焦虑、恐惧、愤怒、抑郁等；患者角色方面常见的失调问题有角色行为缺如、角色行为冲突、角色行为消退、角色行为强化、角色行为异常；应对方面常见的消极模式有依赖、退化、否认；认知方面常见的心理问题有认知紊乱、期望过高；其他方面常见的心理问题有猜疑心理、孤独心理。

## 思考题

1. 对于患者来说最重要的需要和最难满足的需要是什么？

2. 一位心肌梗死的患者，在CCU病房治疗观察15天，经医生全面检查后，他的各项指标基本正常，病情稳定，决定让他搬回普通病房，这时患者因担心病情恶化，再三要求医生让其留在CCU，拒绝搬出。请分析该患者的行为属于患者角色失调的哪种类型。

# 第十一章　心身疾病患者的心理护理

**本章学习要点：**

1. 掌握心身疾病中的有关概念。
2. 熟悉常见心身疾病的一般护理。
3. 熟悉心身疾病的预防和心理护理要点。
4. 了解心身疾病的范围、致病因素和预防。

人的健康不单指生理的健康，还包括心理的健康和良好的社会适应能力。影响人健康的因素可以归结为两大类，即生物性因素和心理社会因素。越来越多的研究表明，由于心理社会因素不健康而导致的躯体疾病的发病率在不断的增高，心理社会因素对人的健康所产生的影响也越来越引起人们的重视。

## 第一节　心身疾病概述

### 一、心身疾病的概念

心身疾病（psycho-somatic diseases）又称心理生理疾患，其概念有狭义和广义之分。狭义的概念，是指心理社会因素在疾病发生、发展过程中起重要作用的躯体器质性疾病。例如，冠心病、消化性溃疡等。广义的概念，是指心理社会因素在疾病发生、发展过程中起重要作用的躯体器质性疾病和躯体功能性障碍。广义与狭义的区别是广义概念将心理社会因素引起的躯体功能性障碍涵盖在内，因此临床将与心理社会因素有关的功能障碍，如神经性呕吐、偏头痛、经前紧张综合征等归为心身疾病范畴。

### 二、心身疾病的范围

目前，心身疾病在临床各科颇为常见。以患病率而言，临床各科（精神科除外）的心身疾病在25%～35%；就性别而论，总体趋势为女性高于男性；就年龄来看，中年人尤其是更年期患病率略高；就地域而观，城市高于农村，工业化发达地区高于不发达地区；就工作性质来分，脑力劳动者高于体力劳动者；按人体系统分类，常见的心身疾病可分布于各系统（表3－11－1）；流行病学研究还表明，心身疾病患病率呈现明显的增高趋势。

表 3-11-1 各系统常见心身疾病

| 分类 | 各类主要疾病名称 |
|---|---|
| 心血管系统 | 原发性高血压，冠心病，心律失常，雷诺病等 |
| 消化系统 | 胃、十二指肠溃疡，神经性呕吐，神经性厌食，溃疡性结肠炎，过敏性结肠炎，幽门痉挛，肠易激综合征等 |
| 呼吸系统 | 支气管哮喘，过度换气综合征，心源性呼吸困难，神经性咳嗽等 |
| 内分泌代谢系统 | 甲状腺功能亢进症，突眼性甲状腺肿，糖尿病，原发性低血糖症，更年期综合征等 |
| 神经系统 | 偏头痛，紧张性头痛，自主神经功能失调，痉挛性斜颈，书写痉挛等 |
| 外科 | 腰背部肌肉疼痛，颈肩综合征，术后肠粘连，遗尿症，过敏性膀胱炎，阳痿等 |
| 妇科 | 月经不调，经前紧张综合征，功能性子宫出血，不孕症，性冷淡等 |
| 儿科 | 哮喘，心因性发热，站立性调节障碍，阵发性脐绞痛，口吃等 |
| 眼科 | 原发性青光眼，中心性视网膜炎，飞蚊症等 |
| 口腔科 | 复发性口腔溃疡，特发性舌痛症，口臭，口腔炎等 |
| 耳鼻喉科 | 梅尼埃综合征，咽喉部异物感，晕动症等 |
| 皮肤科 | 神经性皮炎，皮肤瘙痒症，斑秃，多汗症，银屑病，荨麻疹，湿疹等 |
| 其他 | 癌症，肥胖症等 |

注：表中心血管系统、消化系统、呼吸系统、内分泌代谢系统和神经系统所列疾病均属内科疾病。

（资料来源：蒋继国. 2004）

## 三、心身疾病的致病因素

心身疾病多由于生物、心理、社会等综合性因素相互作用而致病，单纯心理因素所致的心身疾病较少见。

### （一）心理因素

一般而言，凡是影响人的精神活动的心理过程均可视为心理因素，主要通过消极情绪和人格特征表现出来。

1. 情绪　情绪是人们对客观现实是否满足自身需要的态度体验。可分为积极情绪（正性情绪）和消极情绪（负性情绪）。如果出现消极情绪强度过大，或持续时间过久等情况，且自身又不能及时有效的调整，就会使人心理失去平衡，导致相应躯体器官或组织的功能紊乱，进而导致相应疾病的发生。如愤怒、恐惧等不良情绪可使人的交感神经系统兴奋，血液中儿茶酚胺含量增高，促进血小板聚集而阻塞小动脉，导致心肌梗死的发生；当人产生攻击、焦虑等情绪状态时，胃黏膜充血，大量分泌胃酸，久之可使胃、肠黏膜糜烂，导致溃疡病发生。

2. 人格特征　人的不同气质、性格的形成，不仅与其遗传因素有关，而且与每个人后天的成长环境、所受教育等密切相关。医学研究表明，不同的气质、性格类型和所患疾病之间存在着一定的关联性。如多血质者多患高脂血症、高血压、糖尿病等疾病；抑郁质者多易患神经衰弱、消化性溃疡等疾病；具有“A 型行为特征”的人易患冠心病等（表 3-11-2）。

表 3-11-2 性格和疾病的关系

| 疾病 | 性格特点 |
| --- | --- |
| 高血压 | 经常是压抑愤怒的情绪、易激惹、好高骛远 |
| 心脏病 | 急躁、忙碌与好静相矛盾、善于适应环境、情绪深沉 |
| 结肠炎 | 抑郁、强迫性格、顺从、心胸狭窄 |
| 消化性溃疡 | 情感容易压抑、有依赖性和挫折感;也可表现出有雄心和魄力 |
| 支气管哮喘 | 过分依赖,幼稚,常希望得到他人帮助,情感表现模棱两可 |
| 偏头痛 | 固执、好战、嫉妒倾向、谨小慎微 |
| 荨麻疹 | 渴望得到同情,有自卑、自责倾向 |
| 神经衰弱 | 脆弱、多思多想、自我注意、自我暗示 |
| 癔症 | 高度暗示性、戏剧化性格、好胜、情绪不稳定 |
| 癫痫 | 固执、刻板、倔强或顺从 |
| 癌症 | 习惯于自我克制、内向、情绪压抑、多思善愁 |

(资料来源:赵学华、葛玲.2005)

### (二)社会因素

现代社会的快速发展,致使影响人们健康的社会环境因素越来越多,如环境污染、无序竞争、交通拥挤、噪声干扰、紧张复杂的人际关系等,使人们所承受的各种心理压力越来越大,与这些因素有关的疾病也越来越多。如心脏病、恶性肿瘤和脑血管病已占据了死亡谱系的前三位,这些疾病无一不与社会因素关系密切。当然,社会因素究竟能否影响健康或导致疾病,还取决于个体的易患素质和对各种社会因素的认知、评价,不同的认知与评价其结果对机体健康的影响是截然不同的。

### (三)生物-躯体因素

虽然心身疾病强调心理、社会因素的致病作用,但也不能忽视生物-躯体因素的致病作用。因为:① 生物或躯体因素本身可能就是一个重要的社会因素,如传染病看似生物性致病因素,但同时也是一种社会性因素。② 躯体疾病本身可以是患者心理变化、情绪反应的表现器。③ 躯体某些条件本身是心身疾病的病理基础,如高胃蛋白酶原是溃疡病的生理始基;高三酰甘油血症是冠心病的生理始基;高尿酸血症是痛风的生理始基等。所谓生理始基,就是指心身疾病患者在患病前的某种生理特点。④ 躯体疾病可造成机体耐受性和抗病能力下降,促使心身疾病发生或发展。

## 第二节 心身疾病的预防和一般心理护理

由于心身疾病的发病、发展、转归和防治都与心理社会因素密切相关。因此,心身疾病常具有以下特征:① 有明显的躯体功能性和器质性变化。② 发病前存在明显的心理社会因素,并在疾病过程中心理社会因素与躯体因素互相交织影响。③ 具有以情绪障碍为中心的临床表现。④ 常有一定的性格缺陷等易患素质。⑤ 心理治疗在心身相结合的综合治疗中有较好的效果。⑥ 一般预后较好,除非原发疾病不可逆转。

在对心身疾病进行预防、护理的过程中,既要考虑躯体的病理性变化,更要考虑心理社会因素的存在。

## 一、心身疾病的预防

### (一) 培养健全人格

一个人人格的形成受一定的遗传素质、社会制度、文化传统、生产关系、政治背景和所受教育的影响,因此培养健全的人格应注意:① 注意个体早期人格的形成。② 注意调整重大生活事件中人格类型的急剧改变。③ 注意社会和文化对人格产生的直接影响。

### (二) 提高应对能力

应对是个体对困难情境做出的尽可能适应的反应及其方式。应对能力是人格特征的一个组成部分,每个人的应对能力及策略有很大的差异。常用的应对方式包括:① 心理性应对,如心理防御机制的应用与主动应对。② 行为性应对,即遇到困难时以某种行为减轻紧张,如运动、散步、听音乐、吸烟、喝酒、睡觉、找人谈话等。③ 社会性应对,研究表明,社会支持可以在很大程度上缓冲生活事件所引起的心理冲击。

### (三) 建立良好关系

人际关系是人与人之间的关系,它是在人的情感、愿望、兴趣、需要、评价及人的活动动机和目的中表现出来的。良好的人际关系有助于缓解紧张情绪,满足精神需要,保持良好心境,预防心身疾病。

### (四) 做好社会预防

从广义的病因学角度来看,心身疾病是一种社会疾病,做好社会预防工作是一项重要措施。主要包括横向社会预防与纵向社会预防两个方面。

1. 横向社会预防　主要涉及不同职业群体的职业应激与心理健康,如建设一个健康的集体,可以使其成为每位成员的避风港。

2. 纵向社会预防　主要涉及个体的成长过程,如积极开展胎教,做好科学育儿,抓紧青少年心理健康教育,营造良好的家庭氛围等。

## 二、心身疾病患者的一般心理护理

### (一) 做好情绪护理

1. 细观情绪变化　心身疾病受情绪影响已是不争的事实,积极的情绪有助于康复,消极的情绪则将加重病情;同一种情绪在不同情境中所起的作用是不同,对身体健康的影响也就不同。护理人员在和患者接触的每个过程中，都应仔细观察其情绪变化，及时疏导，促进正性情绪的发展，消除负性情绪的影响，真正做好情绪护理。

2. 促进正性情绪

（1）运用音乐调整患者情绪：音乐有明显的情绪调整功能。节奏轻快的音乐使人振奋、鼓舞，心旷神怡；低沉委婉的曲调使人忧伤和压抑；悠扬抒情的歌声具有镇静松弛作用；节奏迅速，变化多端的音乐使人兴奋不已。护理人员应懂一些音乐知识，针对不同的患者与病情，选择不同的音乐调整其情绪（表 3－11－3），改善患者的情绪状态。

表 3－11－3 不同情绪状态时可选用的乐曲

| 情绪 | 作曲者 | 曲名 |
| --- | --- | --- |
| 疲乏 | 维伐尔地 | 大提琴协奏曲《四季》中的《春》 |
| | 德彪西 | 管弦乐组曲《大海》 |
| | 韩德尔 | 组曲《水上音乐》 |
| 不安 | 巴赫 | 《幻想曲和赋曲》（G 小调） |
| | 圣桑 | 交响诗《死亡舞蹈》 |
| | 斯特拉夫斯基 | 舞剧组曲《火鸟》第一乐章 |
| 厌世 | 韩德尔 | 清唱剧《弥赛亚》 |
| | 贝多芬 | 《第五“命运”交响曲（C 小调）》 |
| | 柴可夫斯基 | 《第六“悲怆”交响曲（D 小调）》第一乐章 |
| 忧郁 | 莫扎特 | 《第 40 交响曲（B 小调）》 |
| | 西贝柳斯 | 《忧郁圆舞曲》 |
| | 格什文 | 《蓝色狂想曲》第二部分 |
| 急躁和渴望 | 韩德尔 | 组曲《焰火音乐》 |
| | 罗西尼 | 歌剧《威廉·退尔》序曲中的《风暴》 |
| | 鲍罗廷 | 《鞑靼人的舞蹈》 |

（资料来源：徐斌，王效道. 1990）

（2）引导患者发展积极的自我感觉：在不同环境，面对不同应激源的时候，患者会产生不同的自我感觉。护理人员要善于引导患者发展积极的自我感觉。如运用不同音乐曲调激发不同情绪反应的理论，引导患者从情境中体验积极的感觉，如幸福、快乐，对生活的热情，以更好地保持积极情绪状态。

（3）学会更有效解决问题的方法：如音乐疗法主要是通过对情绪与个性的调整和陶冶作用，再通过一系列中介机制，全面而深刻地影响患者机体的心理、生理功能，达到其治疗效果。因此，护理人员可用积极的态度，适时采用不同音乐对患者进行心理护理。

3. 克服负性情绪　负性情绪是患者康复的最大障碍，护理人员应做到以下几点。

（1）引导患者学会面对所遇到的害怕和焦虑，不要回避所遇到的问题。

（2）帮助患者暂时从压倒一切的焦虑情境中解脱出来，在增强应对能力后，再回到此种情境中。

（3）与患者共同分析引起消极情绪的原因，做好充分准备应对危险情境，勿令消极情绪长期替代。

（4）帮助患者找到合适的疏泄和调控情绪的方法。

### （二）减轻心身反应

不良心理社会因素可促进疾病的发展，而疾病的出现又可引起心理状态的改变，如此反复可形成恶性循环。减轻患者的身心反应，可以达到切断恶性循环、促进康复的目的。

1. 做好疼痛护理，尤其是对那些可以预计的疼痛，更应做好疼痛发生前、疼痛发生时及疼痛发生后的护理工作。

2. 提高丧失躯体功能患者的认知水平，帮助其重新构建生活理念。

3. 帮助孤寂患者扩大与客观环境接触的界面，以有效减轻其孤寂感。

4. 协助患者接受自己身体意象的改变，学会自己照顾自己，并运用社会支持力量给予患者更多的心理支持。

### （三）提高适应能力

1. 缓冲心理应激　心理应激的知识告诉我们，生活中所发生的挫折、冲突、威胁等都是造成人们发生应激反应的起源。在护理过程中，尽量缓冲患者所遇到的各种应激源，可以有效地调整患者的心理状态。护理人员可以采用的措施有以下几种。

（1）指导患者提高适应环境的能力，对预期发生的事件，应做好心理准备。

（2）帮助患者正确地认识自己，充分发挥自己的优势，树立自信心。

（3）创造良好的人文环境，建立良好人际关系以缓解心理应激。

2. 促使角色转化　要提高患者的适应能力，首先要尽量促进患者的角色转化。对病情初始的患者主要促使其适应角色的要求，尤其是角色行为缺如与减退的患者；对病情发展中的患者，主要应注意角色行为异常的发生，一旦发现就要运用心理护理干预；对病情稳定趋于恢复的患者，主要应帮助其实现角色健康的转变。

3. 正确适应与应对　应激反应的适应与应对可通过被动与主动两个方面完成。

（1）被动适应与应对，往往是以防御反应为基础的，其目的是回避精神上的痛苦，尽管运用是无意识的，但却是生活中习得并构成了人格的一部分。护理人员应积极帮助患者正确认识与应用，引导患者采用积极、向上的应对方式。

（2）主动适应与应对，护理人员应尽量帮助患者合理使用各种适应与应对行为，使之向有利于机体康复的方向转化，可采用的方法有：自制、自慰、自我解脱；寻找精神寄托；培养兴趣，陶冶性情；劳逸结合，自我放松。而对那些有害健康的适应、应对机制则应进行心理干预。

### （四）做好心理健康教育

对心身疾病患者进行心理健康教育有着很重要的护理意义。护理人员应坚持的教育原则有以下几方面。

1. 做好有关心身疾病知识的宣传，使患者明白心理社会因素在个体所发生疾病中的作用。

2. 适时指出患者的个性弱点或缺陷在导致某种心身疾病中的作用，以及进行个性的改变所应尽的努力。

3. 做好情绪问题的健康教育,包括患者情绪障碍发生的原因、情绪问题的识别,并指出情绪问题在当前躯体疾病的发生以及今后在躯体疾病治疗和躯体康复中可能带来的消极影响。

4. 强调正常社会功能和正常生活的维持与个体正常情绪保持之间的关系,提高患者对情绪状态重要性的认识。

# 第三节 常见心身疾病患者的心理护理

## 一、冠心病患者的心理护理

冠心病(coronary heart disease,CHD),即冠状动脉粥样硬化性心脏病,是现代社会中死亡率最高的一种疾病,在中年男性及脑力劳动者群体中多发。冠心病的发生涉及诸多因素,而各种心理社会因素在其发生发展过程中起着重要作用。

### (一)冠心病的相关心理社会因素

1. 压力因素　资料表明,冠心病的发病与社会发达程度高、经济发展快、人际关系复杂、竞争激烈、工作负荷大、生活环境压力大、文化不适应等因素有密切关系。因为这些因素都可致使人的心理压力增大而经常处于紧张状态之中。如参加过海湾战争的士兵中,心血管病的病死率增加了50%左右。

2. 情绪因素　情绪的急剧变化可以导致冠心病的发生与发展。如猝死者多数为急性心肌梗死所致;随访一组中年寡妇也发现,在服丧后的最初6个月内,病死率增高到60%,而死亡原因主要也是冠心病和动脉硬化。同样,突发的负性生活事件也可以使人产生焦虑、恐惧、愤怒、内疚和沮丧等负性情绪,从而诱发冠心病不同程度的发作。

3. 人格因素　1959年,美国心脏病学家Friedman等人提出了“A型行为”人格类型,并认为这种人格类型与冠心病有密切关系。该人格类型的主要表现可归纳为:事业心与成就感强,竞争意识强,时间紧迫感强,精力旺盛和敌意感强;易激惹;言谈举止粗鲁;对工作提出过度保证。大量研究表明A型行为的人是冠心病易感人群,其血液中的胆固醇、三酰甘油、去甲肾上腺素、促肾上腺皮质激素等水平都较高。所以,A型行为特征是引起冠心病的主要危险因素之一。

4. 行为因素　有研究表明,冠心病在很大程度上还受到个人行为和生活方式的影响,包括吸烟、酗酒、缺乏运动、多食和喜食动物脑等。其中,缺乏运动的人患冠心病的相对危险程度是保持正常运动量人的1.5~2.4倍。这些行为因素通过病理生理途径促进冠心病的形成,对冠心病起着间接致病作用。

### (二)冠心病患者的心理护理要点

1. 引导和鼓励患者倾诉内心的体验和感受,帮助患者正确认识不良情绪对健康的危害,在工作和生活中采用适当的方法缓解各种应激事件所造成的压力,避免压抑发生。

2. 指导患者尽可能地矫正 A 型行为。可以采用的方式有：向患者分发健康教育资料或开展小讲座，对患者开展放松训练、运动锻炼等，让患者尽可能多地了解冠心病基本知识和 A 型行为对健康的危害，努力构建起新的适应机制。

3. 提醒患者有效地适应生活改变现状，对作息时间、生活方式要养成新的习惯，改变以往不良的行为方式。可以采用行为矫正技术或咨询来训练和提高患者的自控能力，包括个人毅力、行为方式、克服依赖性、恢复正常和有规律的性生活、适当参加文体活动等。

4. 充分发挥社会支持系统的功能和作用，对预期出院后可能有反应的患者，要说明反应并不表示病情加重，并和患者家属一起制订合适的心理及体力活动方案，睡眠不好的患者要及时与医生联系。

## 二、原发性高血压患者的心理护理

原发性高血压（primary hypertension），是现代社会中影响人类健康的最严重的心身疾病之一。高血压的发病机制目前尚不十分清楚。在导致血压持续升高的多种因素中，遗传因素的影响很明显，此外是钠盐含量和体重的影响。而许多研究表明，应激、情绪、生活方式等心理社会因素与高血压的发生、发展也有很密切的关系。

### （一）高血压的相关心理社会因素

1. 紧张因素　研究表明，长期精神紧张、注意力高度集中、协作支持少、体育活动少的职业，高血压的发病率高于其他职业。如大城市长途交换台的话务员和空中交通管理员。

2. 情绪因素　Hokanson 研究了愤怒状态下高血压的发生。给受试者同等强度的激怒刺激，一组允许他们发泄自己的愤怒，另一组则不允许，结果发现后一组的人易发生高血压。应激性生活事件的发生与高血压也有关，如处于战争状态士兵的血压普遍较高；慢性应激状态或环境更容易引起高血压，如长期在噪声超标的环境中工作或生活的人们血压普遍较高等。

3. 人格因素　有研究认为"A 型行为"特征同样是高血压易感性行为特征；焦虑和易于发生心理冲突的人易患高血压；此外，诸如高度敏感、脱离实际、过度顺从或情绪压抑、各种形式的神经质以及情绪的不稳定性、易变性等，都被认为是高血压的人格因素。

4. 行为因素　长期吸烟酗酒、高脂血症、食盐量过多、过度肥胖等，都被认为是高血压的诱发因素。

### （二）高血压患者的心理护理要点

1. 指导患者正确认识自身行为特点和相关环境因素对健康的影响，对某些个性或情绪因素在患病中起着明显作用者，可采用认知疗法加以矫正，缓解紧张或环境因素在发病中所起的作用。

2. 指导患者采用松弛疗法或生物反馈疗法进行放松训练，包括排除杂念、全身放松、深慢呼吸等反复训练。一般认为，放松训练对临界高血压和不稳定型高血压效果最好，对严重高血压有一定的辅助治疗作用，对有高血压倾向者可成为一种预防手段。

3. 指导患者尽可能矫正 A 型行为，努力构建起新的适应机制。

4. 指导患者改变不良生活方式，并进行适宜的运动训练，如控制高钠饮食、体重超重等。

有研究表明，对尚无并发症的高血压患者选用骑车、慢跑等训练方法，具有一定的降压、减肥和减少心脏并发症的作用。

## 三、消化性溃疡患者的心理护理

消化性溃疡(peptic ulcer)包括胃溃疡和十二指肠溃疡，是一种常见而多发的心身疾病，是一组病因多样的消化道黏膜慢性溃疡疾病。大量事实证明，胃肠的功能和结构形态的完整与人的心理情绪状态密切相关。

### （一）消化性溃疡的相关心理社会因素

1. 应激因素　研究表明，严重的生活事件和重大的社会变革，如失意、亲人丧亡、离异、自然灾害、战争、社会动乱等造成的心理应激，可诱发或促进消化性溃疡的发生。

2. 情绪因素　紧张、焦虑、悲伤、沮丧、自责等负性情绪均易导致消化性溃疡，如 Brady 用猴子做实验研究紧张与胃溃疡发病的关系：让两只猴子分坐在被束缚的椅子上，每 20 s 给一次电击。每只猴子都有一个压杆，其中一只若在接近 20 s 时按一下它的压杆，便能使两只猴子都避免电击。否则，两只猴子便一起受到同样的电击。因此，这只猴子必须记得按时去按压杆，以免电击，而另一只猴子则无须为此担忧。结果，虽然两只猴子被电击的次数和强度是一样的，但疲于按压杆的猴子由于心理负担重，情绪紧张而患胃溃疡病，另一只猴子却安然无恙。

3. 人格因素　消化性溃疡的人格特征及行为方式被称为“溃疡性格”，主要表现为孤僻好静，过分思虑，被动顺从，依赖性强，不好交往，做事苛求井井有条，情绪常易波动，愤怒并常受压抑，过分关注自己，常处于患得患失的矛盾状态。

### （二）消化性溃疡患者的心理护理要点

1. 帮助患者正确认识生活中各种应激因素对健康的影响和应采取的应对方式，改善人际关系，减少人际冲突，消除不良心理社会因素的刺激。

2. 鼓励患者合理宣泄不良情绪，对抑郁症状明显的患者，或对溃疡活动期患者的精神紧张、焦虑、失眠或疼痛加重者，可主动与医生联系，给予相应药物配合。

3. 指导患者努力矫正不良人格特征，调整自己的工作和生活方式，建立新的适应机制。

4. 指导患者注意精神卫生与体育锻炼，培养良好的生活习惯和饮食习惯，保持有规律的生活，节制烟酒，慎用对胃黏膜有刺激作用的药物。

## 四、癌症患者的心理护理

癌症(cancer)是现代社会一种严重危害人类健康的常见病、多发病，已成为死亡谱系前三位死亡原因之一。在我国癌症的发病率和病死率均有逐年升高的趋势，而且发病年龄也越来越年轻。

### （一）癌症的相关心理社会因素

1. 情绪因素　生活事件是使人产生应激反应、导致情绪变化的重要因素，它与癌症的发病密切相关。癌症患者所遇到的生活事件主要与一种“重要情感的丧失”有关，如早年丧父、中年离异,晚年丧偶、丧子,可致使他们产生很强的悲哀或孤独,这种悲哀或孤独一旦失控,就会导致机体内环境的恶性变化,致使癌症发生。有调查表明,73.4%的癌症患者在发病前经历过生活事件的打击,尤其是家庭不幸事件的发生。

2. 人格因素　研究认为,行为表现谨小慎微、忧虑重重,惯于压抑愤怒、克制情感的人,一旦遭受重大精神创伤与生活磨难,比较容易罹患癌症。也有学者提出了"C型行为特征"是癌症易感性行为特征,其主要表现是:与别人过分合作;原谅一些不该原谅的行为;生活和工作中没有主意和目标;不确定性多;对别人过分耐心;尽量回避各种冲突;不表现负性情绪,特别是愤怒;屈从于权威等。

3. 行为因素　世界卫生组织已将癌症明确定位为生活方式疾病。长期不健康生活方式所导致癌症发生的比例高达80%。包括不科学、不合理的膳食,如经常食用腌制食物或食用过咸食品,吸烟、酗酒,有害有毒的室内装修、通风不良,心理压力过大而不能适时调节,缺乏运动等,都与癌症的发病有密切关系。

### (二)癌症患者的心理护理要点

1. 采用"热忱诚实"的方法和适宜的途径,告诉患者或患者家属相关信息及信息深入的程度,避免"残忍诚实"对患者心理造成的不利影响,增强患者的治疗信心。

2. 正确识别患者情绪反应并给予积极有效的护理。

(1) 对"压抑"明显者:指导患者采用适宜的方法宣泄和表达内心的体验和感受,从心理上多理解和关心患者,增强患者的期望和自信心。

(2) 对"焦虑"明显者:护理人员应能够正确评估其原因,采用认知疗法、放松训练等应对技巧,减轻患者的焦虑反应。

(3) 对"抑郁"明显者:可采用晤谈法或想象疗法,鼓励患者积极参加力所能及的活动,降低患者的抑郁反应程度,防止出现严重的绝望、悲伤或失助反应。

(4) 对"敌意"明显者:可帮助或引导患者直接谈出"敌意"情绪体验,并做到仔细倾听,以降低患者的失助感和敌意倾向。

3. 从心理社会角度做好症状护理。

(1) 疼痛和疼痛伴随的害怕、绝望和孤独是癌症患者常出现的心理反应,护理人员可采用阐释法、想象疗法,必要时采用催眠术来缓解其疼痛程度。

(2) 对由于接受化疗而出现恶心、呕吐等消化道症状的患者,可采用愉快想象、放松训练等行为技术,指导患者少量多次进食无刺激而又令人愉快的食物,以降低胃肠道的反应程度。

(3) 失眠也是癌症患者的心理反应之一,护理人员可采用心理支持疗法、放松训练、鼓励参加各种人际活动等行为学方法,来减轻患者的失眠反应程度。

## 五、支气管哮喘患者的心理护理

支气管哮喘(bronchial asthma)很早就被公认为是呼吸系统中典型的心身疾病。其发病与外源性过敏因素、呼吸道感染和心理社会因素有关。

### （一）支气管哮喘相关心理社会因素

1. 心理社会因素　心理社会因素被认为是该病最重要的诱发因素。由于心理应激导致的强烈情绪反应及伴发的神经内分泌变化，影响免疫机制及呼吸道生理功能，常可促使哮喘突然发作。儿童患者的发病原因中，心理社会因素更加明显，主要是母亲的焦虑、烦躁情绪对患儿的影响。

2. 人格因素　Creeer 认为支气管哮喘患者往往表现出过分依赖、幼稚、敏感以及希望得到别人照顾等，有些人表现有神经质；也有研究认为此类患者主要表现为心理感受敏感而强烈，并惯于压抑克制自己的情绪，受暗示程度高等。

### （二）支气管哮喘患者的心理护理要点

1. 消除不良心理因素的影响，可使哮喘发作减轻，如母子关系冲突的儿童患者，在离开母亲的环境中症状反而减轻。

2. 对成年患者可采用暗示、催眠、生物反馈等方法进行治疗或护理，可在一定程度上减轻其症状。

## 六、糖尿病患者的心理护理

糖尿病（diabetes）是由于胰岛素缺乏或相对不足而引起的全身内分泌代谢性疾病，多发于 40～60 岁。患者主要表现为“三多一少”症状，即多尿、多饮、多食和体重减轻，常并发血管、神经、感染等多种全身病变，严重时出现酮症酸中毒昏迷。

### （一）糖尿病相关心理社会因素

1. 心理社会因素　在个体生活与工作中遭遇社会环境突然改变，亲人患病或亡故，被冤枉诬陷，被政治迫害，工作劳累与紧张，人际关系紧张等各种因素，使个体情绪改变，全身处于应激状态，增加了儿茶酚胺、肾上腺皮质醇等抗胰岛素分泌作用的激素含量，致使血糖升高而诱发糖尿病。

2. 人格因素　有调查发现，高抑郁，回避痛苦，注意分散，对应激的唤醒水平低，不善于延迟满足等都是糖尿病患者的典型行为特征。

3. 其他因素　糖尿病的发病是多源性的。其中包括遗传、肥胖、感染、缺乏体力活动等因素，都可能是糖尿病的致病因素。

### （二）糖尿病患者的心理护理要点

1. 及时给患者提供积极的情绪支持，在交往过程中让患者充分倾诉自己的忧虑和痛苦，以改善患者的情绪状态，减轻不良情绪对健康的影响。

2. 积极开展健康教育，指导患者科学地安排生活、饮食和体力活动，帮助患者及其家属尽可能多地掌握糖尿病基本知识、注射胰岛素技术和血糖测定技术，成为患者长期的朋友、老师和顾问。

3. 饮食疗法是糖尿病患者的基础治疗和护理措施，必须长期坚持。对不能很好坚持的患者,可采用行为治疗方法,如和患者签订“行为协议”,提高患者的依从性。

4. 对有并发症或病情易反复的患者,可在治疗的全过程中始终采用支持疗法,及时解决患者出现的心理问题,同时建立有效的社会支持系统,消除患者不良情绪的进一步发生发展。

## 本章小结

1. 心身疾病是指心理社会因素在疾病发生、发展过程中起重要作用的躯体器质性疾病和躯体功能性障碍。其致病因素有心理因素、社会因素和生物－躯体因素。

2. 心身疾病的预防措施主要包括:培养健全人格、提高应对能力、建立良好关系、做好社会预防。

3. 心身疾病患者的一般护理要点是:做好情绪护理、减轻心身反应、提高适应能力、做好心理健康教育。

4. 常见的心身疾病主要有冠心病、原发性高血压、消化性溃疡、癌症、支气管哮喘、糖尿病。

## 思考题

作为护理人员,应如何指导人们预防心身疾病?

# 第十二章　人格障碍患者的心理护理

**本章学习要点：**

1. 掌握本章中的有关概念。
2. 熟悉人格障碍的形成因素和心理干预。
3. 熟悉偏执型、反社会型、攻击型和强迫型人格障碍的特征和心理护理。
4. 了解分裂型、癔症型、回避型、依赖型和自恋型人格障碍的特征和心理护理。

人格，又称个性，是一个人固有的行为模式，具有一定倾向性、稳定性的心理特征的总和。人格主要是在社会活动中通过人际关系表现出来，并在社会实践中塑造和发展的。个体表现为社会适应良好的人格为正常人格，否则为不良人格。

## 第一节　人格障碍概述

### 一、人格障碍的概念及特征

#### （一）人格障碍的概念

人格障碍（personality disorder）又称病态人格、变态人格、人格异常等，是指人格发展明显偏离常态，表现为根深蒂固的和持续不变的适应不良行为模式，明显地影响职业和社交能力。人格障碍是在某种不健全的先天素质特点的基础上，在后天不良社会文化环境的影响下形成的人格发展和人格结构的内在不协调，主要表现在认知能力、情绪反应和意志行为三个方面的活动发展的不协调。例如，抽象思维过度和畸形发展，就会变得过分理智化，缺乏“人情味”和应有的情感色彩；形象思维过度和畸形发展，就会陷入幻想之中或情感用事，有较高的受暗示性，显得矫揉造作；情绪、意向活动过度和畸形发展，就会导致理智发展不足，高级情感发展缺陷，自我调控能力过分或缺乏。

与正常人格相比较，人格障碍者的内心体验与常情相悖。其外在行为明显违反社会准则，经常给社会、他人造成损害，也常给自己带来痛苦，用医疗、护理、教育等措施都很难从根本上加以矫正。

#### （二）人格障碍的特征

人格障碍者具有以下特征。

1. 人格严重偏离常态　人格严重偏离正常，危害社会，没有家庭和社会责任感，表现出对自己一切行为的辩解与袒护等。

2. 缺乏自知力　对自身人格障碍缺乏自知力，心理状态紊乱与不定，难以与人相处，表现出偏执、怀疑、自恋等。

3. 智力正常　表现为能正确辨别事物，理解自己行为的后果及社会对这些行为的评价标准，一般能正确处理自己的日常生活与工作。

4. 发病界定难　一般从儿童期或少年期之前开始逐步形成，其发生没有明显的起病日期，此后比较恒定而不宜改变，进入中老年期以后其明显程度有所减弱。

## 二、人格障碍形成的因素

### （一）生物因素

1. 遗传因素　人格障碍患者亲属中人格障碍的发生率较高。Crowe（1972），Hutching（1973）报道人格障碍患者的子女从小寄养出去，与正常组相比，仍有较高的人格障碍发生率。最近的研究显示遗传因素在人格的形成中所起的作用占30%～50%（K L Jang 等，2002；J M Hettema 等，2006）。综上所述，遗传因素在人格障碍的发生中起着一定作用。

2. 大脑发育　一些研究和临床证据提示人格障碍的发生可能与大脑发展成熟延迟有关。如人格障碍患者的脑电图有40%～50%显示与年龄不相称的不成熟性；在反社会型人格障碍患者中，脑电图也显示较大量的皮质电活动爆发等。人格障碍患者到中年以后情况有所改善，可能与大脑皮质成熟程度增加有关。

### （二）心理社会因素

1. 幼年心理应激　儿童早期重大的生活事件在人格发育中起着重要作用，如父母离异或被父母抛弃，早期母爱被剥夺等，均易于使儿童形成人格障碍。

2. 教养方式　教养方式不当易形成人格障碍，如父母过分溺爱、过于严厉、过于放纵；不恰当的学校教育；父母、教师对儿童提出过高要求等。

3. 生活环境　不良的生活环境包括家庭中父母有酗酒、吸毒、打架、斗殴、偷盗、淫乱行为或精神病、人格障碍，学校中班风正气不足，结交具有品行障碍的“朋友”、经常混迹于大多数成员具有恶习的社会圈子等，均易形成人格障碍。

## 三、人格障碍的心理干预

### （一）积极预防

人格障碍的形成始于幼年，一旦形成则矫正的难度很大。因此，早期预防是防止人格障碍发生的关键所在。预防中可采用的方法有以下几种。

1. 注重早期教育　家庭、幼儿园、学校应注重对儿童人格形成的教育和培养，对儿童在生活与学习中所表现出的不良行为及时和家长沟通，采用配合且有效的方法，及时对这些不良行为进行矫正。

2. 创造良好环境　创造一个和谐、友爱、融洽、互助的生活和学习环境，对儿童人格的形成有着重要的意义。作为幼儿园和学校教育工作者，要注重良好环境的建立，创造有利于发扬良好个性的环境、场所和各种活动，建立良好的人际关系，提倡团结友爱、互相帮助，让儿童在平等、和睦、温馨、友好的环境中生活和成长；作为家长要尽量创造和睦的家庭环境，避免有儿童在场的时候互相打骂、争吵，甚至分居、离婚，应不断改善家庭氛围，给儿童以家庭的温暖，培养和发展儿童健全的人格。

3. 开展心理健康教育　保持健康的心理状态是心理健康教育的重要内容，也是预防心理异常、人格障碍的有效方法。虽然每个人所处的环境和成长经历不同，所遇到的问题也各异，但保持健康心理的问题却是一致的。在保持心理健康方面应做到：认识自己，悦纳自己；面对现实，适应环境；结交知己，与人为善；努力工作，学会休闲。

### （二）积极矫正

人格障碍的矫正虽然较难，但并非绝对不可以。对于已有人格障碍的患者，护理人员可以采用的方法有以下几种。

1. 参加社会活动　护理人员应尽量动员人格障碍者多参加一些社会公益活动，并在活动中给予更多的热情、体贴、帮助，做到不歧视、多关怀，正确指导其尊重他人及自己。

2. 做到互相信任　护理人员应与人格障碍者建立良好的信任关系，帮助其重新认识自己，告诉他们不良人格是可以改变的，鼓励他们不断矫正自己的不良行为。

3. 营造良好氛围　护理人员应设法重建人格障碍者的心理社会环境，创造关心、爱护和不受歧视的良好氛围，让周围人给予他们更多的理解与支持，让他们从心里感受到所处环境的友好和融洽，有融入这个环境的欲望，并鼓励他们采取相应的行动。

4. 积极开展心理咨询与治疗　护理人员应根据人格障碍者的具体情况，帮助他们树立坚强的信心与毅力，与医生积极配合，用正确的方法对人格障碍者的不良行为进行矫正。如运用自我控制及自我松弛疗法对他们进行合理的训练，可取得较好的效果。

# 第二节　人格障碍的常见类型及心理护理

由于人格障碍表现复杂，目前尚缺乏明确划分标准。对各类型人格障碍者的心理护理除应坚持上述原则给予积极的干预以外，还应做好每一类型患者的心理护理工作，以使护理工作更具有针对性和有效性。

## 一、偏执型人格障碍

偏执型（paranoid）人格障碍，又叫妄想型人格。在社会生活中占有一定比例，始于成年早期，男性多于女性，以胆汁质或外向型性格的人居多。

### （一）偏执型人格障碍的人格特征

偏执型人格障碍以猜疑和偏执为主要特征。具体表现为以下几点。

1. 过分敏感　无充分依据就预期自己会遭人伤害或摧残。

2. 好胜心强　此类患者有强烈的好胜心，看问题主观片面，工作和学习往往言过其实，遇到挫折时常迁怒于别人。

3. 嫉妒心强　总是过高估计自己的能力，对别人所取得的成绩总是不屑一顾，心胸狭隘，不能正确对待别人所提的问题。

4. 容忍力差　对自己所认为的嘲笑或羞辱决不宽恕，长期耿耿于怀。

5. 怀疑心重　无端害怕别人会利用自己的信任反击自己，常常未经证实便怀疑朋友或同事的忠诚。

6. 无端自卑　情感不稳，很容易感到自己受轻视。

### （二）偏执型人格障碍的心理护理要点

1. 创建良好的人文环境　护理人员应尽量为患者提供安全、安静的环境，鼓励并陪伴患者参加各种力所能及的文艺、体育、劳动等社会活动，使患者感受到自己是被尊重和喜欢的。

2. 采用提高认知法

（1）建立良好的护患关系，提高患者对护理人员及对其他人的信任度。

（2）在相互信任的基础上，指导患者正确认识自己，对自己有一个正确而客观的评价，让患者直面自身人格障碍的性质、特点、危害性及可以采取的矫正方法。

（3）激发患者产生改变自身人格缺陷的愿望。

3. 应用交友训练法　护理人员应鼓励患者积极和外界进行交流，主动开展交友活动。在交友中逐步学会对别人的信任，并消除不安全感。可以采取的措施如下。

（1）真诚相见，真诚交流：让患者明白交友的目的在于克服自己的偏执心理，只有真诚交流，才能达到消除心理障碍的目的。

（2）主动给予，主动帮助：引导患者正确认识交友活动，只有在交往中做到主动，才能真正赢得朋友的信赖并获得真正的友谊。

（3）交友中做到心理相容：如果与交往的对方能在性格、脾气等相似和一致，有助于增大彼此交往中心理相容的空间，处理好朋友间的关系。

4. 帮助患者建立合理化观念　护理人员应注意引导患者正确认识自己的人格缺陷，帮助他们建立合理化观念。

（1）人有好坏之分，我应该相信那些好人。

（2）我不是说一不二的君主，别人偶尔的不忠应该原谅。

（3）我不敢表现真实的情感，这本身就是虚弱的表现。

（4）对别人的攻击马上反驳未必是上策，应该首先辨清我是否受到了攻击。

5. 开展敌意纠正训练指导　帮助患者克服过强的敌意或对抗心理是对此类患者心理护理的重要内容。

（1）帮助他们感受微笑所带来的愉悦感，从而学会对人采用微笑的态度。

（2）遇事冷静处理，有意识地消除自己的敌对意识，经常提醒自己不要陷于“敌对”心理之中。

（3）让患者充分认识“只有尊重别人，才能得到别人尊重”的道理，学会感谢帮助过自己的人。

(4) 培养自己善于忍让和克制的精神,在生活中学会忍让和有耐心。

## 二、分裂型人格障碍

分裂型(schizotypal)人格障碍比较常见,占所有类型人格障碍的近1/3,男性多于女性。

### (一) 分裂型人格障碍的人格特征

分裂型人格障碍以观念、行为、外貌装饰的奇特、情感冷漠、人际关系明显缺陷为主要特征。具体表现为以下几点。

1. 联觉过度　常常毫无道理地将与己无关的事情联系起来并感到心里不安。

2. 言行怪异　常有奇异的信念和想法,如对心灵感应或第六感官等奇异功能特别着迷;有奇怪或特别的外貌,如服饰奇特,不修边幅等;言语怪异,如离题、用词繁简不当、表达意思不清楚等;行为怪僻,如总是单枪匹马行动,没有亲密朋友和知己,行为不合时宜、不符合习俗或目的不明确等。

3. 社会焦虑程度高　如有陌生人时表现出极度不安。

4. 缺乏温情　对人冷淡,难以与别人建立起深厚感情,甚至对亲人也缺乏必要的温暖和体贴。

5. 表情淡漠　缺乏强烈或主动的情感体验。

### (二) 分裂型人格障碍的心理护理要点

1. 开展社交训练指导　开展社交训练指导的目的在于纠正患者孤独不合群行为。可按照以下步骤进行。

(1) 明确目的:向患者讲清此训练的目的、方法、步骤和注意事项,同时讲明孤独不合群或严重内向的危害,引导患者自觉投入训练之中,不断提高认知能力。

(2) 明确标准:护理人员可与患者共同制订社交训练评分表。让患者自我打分,每天小结、每周总结,8~12周为一个疗程。护理人员每周检查并给予评价,可采用自我评分表进行评分(表3-12-1)。

表3-12-1　分裂型人格障碍社交训练自我评分表

| 分值 | 进步程度 | 表现 | 变化程度 |
|---|---|---|---|
| 0 | 无进步 | | |
| 1 | 稍有进步 | 愿意参与社交与人接触交谈 | 过程比较勉强或刻板 |
| 2 | 明显进步 | 能够主动与人接触交谈 | 孤独不合群倾向改变程度在50%以上 |
| 3 | 进步更明显 | 能够融入社交人群 | 孤独不合群表现基本消失 |

(3) 方法正确:护理人员对患者的训练,内容要由简到繁、人数由少到多、时间要由短到长、方法要灵活自然。如交谈时间从5 min开始逐渐延长,交谈对象从1人渐增至5人。

(4) 及时强化:对患者所取得的进步要及时予以鼓励,以强化效果。鼓励方式可选择奖励的方法,如积分奖励、物质奖励、现金或代币奖励、满足个人喜好奖励等。如果进步小或没进步也不可批评指责，以免造成患者心理反感或丧失自信心。

2. 有意识培养患者兴趣　护理人员对此类患者如能激发其某方面的兴趣，将有助于患者克服情感淡漠的人格特征。可采用的方法如下。

（1）提高患者对培养兴趣意义的认识，护理人员可通过阐释患者感兴趣的人或事，来激发患者对生命和生活的追求和重新认识，使其明白人生就像是一次愉快的旅行，每一个人都像是一个旅行家，时刻都在欣赏这一路的美景。

（2）引导患者多参加各种有益的社会实践活动，使自己逐步接纳别人，适应社会。

（3）鼓励患者多参加各种兴趣活动小组，发现或发挥自己所长，使自己的生活丰富多彩。

## 三、反社会型人格障碍

反社会型（antisocial）人格障碍，也称为精神病态或社会病态、悖德型人格障碍。男性多于女性，多在 7 岁以前出现，以行为与整个社会规范相背离而引人注目，是人格障碍中最引起心理学和精神病学专家重视的。

### （一）反社会型人格障碍的人格特征

反社会型人格障碍以行为不符合社会规范，经常违法乱纪，对人冷酷无情为主要特征。具体表现为以下几点。

1. 外表迷人，思维正常　初接触可给人以良好印象，甚至能帮助别人消除忧烦、解决困难。没有幻觉、妄想等思维障碍，焦虑情绪不强，对一般人心神不宁的情感不敏感。

2. 无责任心，善于掩饰　此类患者无视社会规范与义务，对朋友、妻子（丈夫）不忠实。无后悔之心和羞耻之感，即使谎言将被识破也表现得泰然自若，生活无规律，性生活轻浮随便。

3. 鉴别力差，缺乏洞察力　不能从经验中吸取教训，遇事缺乏理智，不能自知问题的性质。

4. 病态自我，人际淡漠　此类患者往往表现为极为自私，心理发育不成熟，没有爱和依恋能力。与人建立人际关系并无困难，但却难以长久保持。

5. 麻木不仁，耐挫折差　对重要事件的情感反应淡漠，对挫折的耐受性极低，微小刺激便可引起攻击，甚至暴力行为。因此，他们的犯罪行为并非在严密计划和准备下进行，而是突然迸发的。

### （二）反社会型人格障碍的心理护理要点

1. 创建良好人文环境

（1）护理人员要尊重关心、主动接触患者，理解其感受，满足其合理要求，取得患者的信任。

（2）帮助患者建立正确的人生观和价值观，树立信心，主动纠正自身的人格缺陷。

（3）对家庭关系恶劣而社会相处尚可的患者，可根据情况选择住集体宿舍或在亲友家生活一段，以减少家庭环境的负面影响。

2. 采用认知领悟疗法

（1）帮助患者提高认识，了解自己的行为对社会的危害，培养患者的家庭和社会责任感，提高道德和法律意识，努力提高控制自己行为的能力。

（2）要求患者尊重他人的人格与权利，学会为别人着想，逐步做到能根据实际情况适当延迟满足个人的欲望。

（3）进行行为治疗时，要了解患者的特长和优点，创造有利于表现其合理行为的环境，当理想行为出现时，及时予以肯定与鼓励，使其逐步学会适当的人际交往并培养正性情感。

3. 特殊情况下的心理护理

（1）对情况较为严重的患者：护理人员可与患者商讨、制订行为限制条例，并告知违规的后果，以增强其自控能力，防止发生冲动行为。

（2）对高度焦虑或愤怒的患者：以他人能够接受的方式宣泄内心的恶劣情绪。

（3）对出现暴力行为先兆的患者：应有相当数量的医护人员出现在患者周围，暗示患者克制自己的行为。当患者出现冲动行为时，要及时用坚定的语调、简明的言语劝说患者，必要时给予患者适当的隔离，或按医嘱给予镇静剂，或采用厌恶疗法，或与相应的教育或教养机构联系采取特殊的教育方式，并和患者家属及时沟通。

4. 做好康复护理　护理人员要为患者提供适宜的环境，制订特定的规则与限制，定期召开会议，开展集体治疗，指导患者按规范进行日常生活、人际交往、从事劳动、参加活动等，以利于建立起新的行为模式。

## 四、攻击型人格障碍

攻击型（aggressive）人格障碍，又称冲动型或爆发型人格障碍，是一种青少年期和青年中期常见的人格障碍，以阵发性情感爆发，伴明显冲动性行为为主要特征，男性明显多于女性。可分为主动攻击型人格障碍和被动攻击型人格障碍。

### （一）攻击型人格障碍的人格特征

1. 主动攻击型人格障碍的人格特征

（1）情绪反复无常、急躁易怒，不可预测，存在无法自控的冲动和驱动力，冲动可以是有意识或无意识的。

（2）性格上常表现出外向攻击、鲁莽和盲动性。

（3）爆发型行为常难以自控，行动之前有强烈的紧张感，行动之后体验到愉快、满足或放松感，无真正的悔恨、自责或罪恶感。

（4）心理发育不健全和不成熟，经常导致心理不平衡。

（5）易于产生不良行为和犯罪倾向。

主动攻击型人格障碍与反社会型人格障碍的不同点。主动攻击型人格障碍者的行为，是以自控能力低下为特征，呈现较为持久的攻击言行，以对他人攻击冲动为主要表现；而反社会型人格障碍则是以感情和意志行为等方面的缺陷为特征，主要表现为对他人和社会的反抗言行，具有屡教难改、明知故犯的特点，常以损人不利己的失败结局而告终。

2. 被动攻击型人格障碍的人格特征

（1）以被动的方式表现其强烈的攻击倾向。

（2）外表表现得似乎被动和服从、百依百顺，而内心却充满敌意和攻击性，如故意晚到、故意不回复电话或信、故意拆别人的台而使工作无法进行;拖延时间,暗地阻挠或破坏。

(3) 他们的仇视情感与攻击倾向十分强烈,但又不敢直接表露于外;虽然牢骚满腹,但心理上又很信赖权威。

### (二) 攻击型人格障碍的心理护理要点

1. 创建良好的人文环境

(1) 建立良好的护患关系,取得患者的信任。

(2) 开展多种文体活动,转移患者注意力,让他们有自己的兴趣和爱好。

(3) 做好安全防范措施,防止各种意外情况的发生。

2. 积极开展心理健康教育

(1) 了解患者人格障碍形成的背景,采取适当的方法给患者以心理上的补偿,引导他们向积极的方向努力。

(2) 开展青春期心理与生理教育,鼓励患者经常反省自己,并不断完善自我。

(3) 引导患者培养各种兴趣与爱好,不断陶冶情操,健康成长。

3. 指导患者正确对待挫折

(1) 帮助患者建立有效的心理防卫机制,如采用升华机制、补偿机制、积极的表同作用等,培养患者的心理承受能力。

(2) 提高修养,对不涉及原则的问题能够包容谅解,宽以待人,避免产生攻击行为。

(3) 提高认识水平,正确认识生活中的各种挫折与冲突,找到适合自己的应对方式。

4. 必要时配合医生采用行为治疗　如可采用系统脱敏技术,帮助患者克服行为的冲动性。

## 五、癔症型人格障碍

癔症型(histrionic)人格障碍,又称戏剧型或表演型人格障碍。其典型表现为心理发育不成熟,特别是情感过程不成熟。患病率两性无明显差异。

### (一) 癔症型人格障碍的人格特征

癔症型人格障碍以过分感情用事或夸张言行吸引他人注意为主要特征。具体表现如下。

1. 情绪带有戏剧性色彩,喜欢引人注意,如常好表现自己,有较好的艺术表现才能,唱说哭笑、演技逼真,有一定的感染力,常常表现出过分做作和夸张的行为。

2. 具有高度的受暗示性和幻想性,常把想象当成现实。

3. 情感丰富、不稳定且易多变,如热情有余而稳当不足,情绪炽热但趋于表浅,常常喜怒无常、无病呻吟。

4. 玩弄别人,高度自我,为达到自我目的常玩弄多种花招使人就范,表面上热情聪明、令人心动,实际上完全不顾他人的需要和利益。合自己心意、自己是中心时,则表现出欣喜若狂,否则会不遗余力地攻击他人。

### （二）癔症型人格障碍的心理护理要点

1. 提高认知法　帮助患者了解自己人格中的缺陷，使其做到扬长避短，适应社会环境的要求。做好周围人的心理协调工作，让他们能够理解此类患者的心理需要，给予更多的配合。

2. 情绪调整法

（1）指导患者认识自己的情绪表现，如让患者收集亲朋好友对自己情绪表现的看法，哪些是别人喜欢的，哪些是别人不喜欢的。

（2）对自己的情绪表现进行分析，如哪些是有意识的，哪些是无意识的，必要时把无意识的表现进行分类并记录下来，并放在醒目之处，随时提醒自己。

（3）护理人员应及时发现并帮助患者调整自己的情绪状态，指出情绪表达的不当方式，让他们逐步控制自己，有意识地采用适当的方法来表达自己内心的情感。

3. 应用升华法　在护理患者的过程中，如果病情允许，可利用座谈会等形式，充分发挥患者的表演才能，让他们把兴趣转移到带给其他患者快乐的过程中去，不仅有利于护理工作的开展，也有利于患者的康复。

## 六、强迫型人格障碍

强迫型（obsessive-compulsive）人格障碍，形成于幼年期，约占心理障碍的5%，常与父母管教过分严厉、苛刻，要求严格，循规蹈矩等有关，男性多于女性约2倍，在强迫症中，约有72%的患者在病前具有强迫性人格。

### （一）强迫型人格障碍的人格特征

强迫型人格障碍以过分严格要求与完美无缺为主要特征。具体表现为以下几点。

1. 过分追求完美以至于无法完成任务。

2. 注重细枝末节，忽略关键要点，当个人没有好处获得时，不能大度地奉献时间、金钱、礼物。

3. 常常将自己的意志强加于人，强令他们按照自己的特殊要求行事。

4. 过分循规蹈矩，变通能力差，常常为工作而放弃娱乐或与朋友交往，情感表达拘束。

5. 处事优柔寡断，总是借故拖延、回避，即使对破旧物品或无价值之物也不愿意轻易抛弃。

### （二）强迫型人格障碍的心理护理要点

1. 帮助患者了解自己人格中的缺陷，引导他们扬长避短，适应社会环境的要求。

2. 对患者进行心理与行为训练可采用的方法如下。

（1）“顺其自然法”：护理人员应明白，对此类患者的行为只要对健康没有很大影响，不必要做刻意的矫正，可让其“顺其自然”。如告诉患者：如果担心门没关好，就让它没关好；桌子上的东西没收拾干净，就让它不干净；字写得不好看，就让它不好看。开始采用这种方法时，患者可能会出现焦虑等情绪反应，但经过一段时间的训练和自己意志的努力，症状就会消除。

（2）“当头棒喝法”：所谓“棒喝”是借用禅宗中的“德山棒，临济喝”的说法，即德山常以大棒惊吓学生,使执迷不悟的学生顿然开悟;临济常以模棱两可的问题问学生,学生犹豫不能作答时,临济则大喝一声以示警示。可见,当一个人过分执着于经典或遵从于某种规矩时,就无法适应多变的现实。因此,心理护理时可告诉患者,要改变自己的强迫状态,就必须打破已有的条条框框,以新的思路和方法来解决问题。

(3)自我"棒喝法":"棒喝法"同样可以用于患者自我训练。① 当感到将要控制不住有些行为时,对自己大喝一声"停"或"不",让自我意识在自己的思维和习惯被打乱时发挥作用。② 当对他人办事不是很放心,而犹豫或迟疑时,可对自己大喝一声"当断则断",抛开所有考虑,把任务下达下去。③ 如果认为自己在有些时候"棒喝"的力量还不足,可以请自己的好朋友或同事在必要时帮助自己"棒喝"一下。

## 七、回避型人格障碍

回避型(avoidant)人格障碍又称逃避型人格。

### (一)回避型人格障碍的人格特征

回避型人格障碍以行为退缩、心理自卑,面对挑战多采取回避态度或无力应付为主要特征。具体表现为以下几点。

1. 易受伤害,很容易因他人的批评而受到伤害。

2. 缺少朋友,此类患者除了至亲之外,几乎没有好朋友。

3. 一般不愿介入他人的事务之中,除非确信自己受欢迎。

4. 行为退缩,一般不愿参加人际交往的社会活动或工作,即使在社交场合也总是缄默无语,害怕在别人面前露出窘态。

5. 惧怕困难,在做那些普通的但不在自己常规范围的事时,总是夸大潜在的困难、危险或可能的冒险。

### (二)回避型人格障碍的心理护理要点

1. 帮助患者正确认识和评价自我　护理人员要帮助患者正确认识自己,提高自我评价,善于发现自己的长处,提高患者自信心。可采用的方法有:让患者自己或请别人帮助,每天找出自己具备但别人没有的一个优点,意识到自己也有别人所没有的长处或优势,以提高自我评价,提高自信心。

2. 消除患者自卑感　① 指导患者正确认识自卑感的利与弊,让他们知道,其实自卑有时也是自身一个特别的优势。因为自卑的人往往谦虚谨慎、体贴善良、不争名夺利、善于思考等,很容易赢得别人的信赖,只要把握好表现和心理体验程度,就同样可以取得成功。② 鼓励并帮助患者进行积极的自我暗示,自我鼓励,体验成功。如在进行某项工作而感自信心不足时,不妨大声喊出"我一定行!""我一定会成功!""豁出去了!"等。③ 鼓励并帮助患者敢于面对工作或生活中的各种应激源,并采用积极的方法和态度进行应对,即使失败也不要采用退缩的方法去躲避。

3. 帮助患者克服人际交往障碍　回避型人格障碍患者往往都存在着程度不同的人际交往障碍,护理人员可根据患者具体情况帮助其制订一个适宜的交友计划。此计划所应遵循的原则是:循序渐进、梯级攀升,任务由简到繁,级别由低到高,时间由短到长。具体方法

（表3－12－2）为：梯级任务作业，此方法进行的关键是坚持，护理人员可与患者家属积极配合，克服各种困难坚持下去，必要时护理人员可成为监督员，随时评定患者及其家属的执行情况，督促其坚持下去。

表3－12－2　克服人际交往障碍的梯级任务作业法

| 周数 | 任务 | 时间 |
|---|---|---|
| 1 | 与朋友或同事、家人、邻居、同学等聊天 | 每天10 min |
| 2 | 与朋友、同事等人聊天 | 每天20 min |
| | 结束后，和其中的一位朋友继续聊 | 每天多聊10 min |
| 3 | 继续第2周交友活动：找一位朋友进行随意谈心 | 同第2周，不计时 |
| 4 | 继续第3周交友活动：和几位朋友周末小聚1次，随意聊天或举行家宴或郊游 | 同第3周，不计时 |
| 5 | 继续第4周交友活动：找机会参加学术交流、经验交流等活动 | 同第4周，不计时 |
| 6 | 继续第4周交友活动：尝试与陌生人或不太熟悉的人交往 | 同第5周，不计时 |

4．充分发挥社会支持系统的作用　护理人员在鼓励和帮助患者的同时，要积极做好周围人的心理调试工作，让他们明白和患者聊天的重要性，给患者创造良好的沟通环境，让患者感受到周围社会对自己的关心与接纳，消除和人交往时的自卑心理和退缩行为。

## 八、依赖型人格障碍

依赖型（dependent）人格障碍，常源于个体发育早期。在儿童心目中，父母亲都是万能的，做任何事情总是离不开这个保护神。这时如果父母过分溺爱，鼓励子女依赖父母，久而久之会在子女心目中逐渐产生对父母的依赖心理。如果成年以后依然如此，则会形成依赖性人格。

### （一）依赖型人格障碍的人格特征

依赖型人格障碍特征是依赖、不能独立解决问题，怕被人遗弃，常感到无助、无能和缺乏精力。具体表现为以下几点。

1．无主见，无独立性　任何事情在得不到他人建议和保证之前都不能做出决策，很难单独做出计划，开展工作。

2．易受伤害，过度容忍　很容易因遭到批评或未得到赞许而受到伤害，常常为讨好人们甘愿做自己不愿做的事。

3．有遗弃感，害怕孤独　经常被遭人遗弃的念头所折磨，为避免被遗弃，常常随声附和明知错误的事情。独处时有无助感，因而竭力逃避孤独。

4．难以接受分离　当亲密的关系中止时常感到精神崩溃。

### （二）依赖型人格障碍的心理护理要点

1．帮助患者纠正依赖习惯　依赖型人格障碍患者的依赖行为已经是一种习惯，纠正这种习惯，是护理人员工作的重点。可采用的方法如下。

（1）明确自己有哪些依赖行为：护理人员可指导患者在一定的时间内，每天记录并列出自己的习惯性行为，每周做一次小结，并审视这些行为中哪些本可以自己完成，而不需要依赖别人。

（2）将每周小结记录按照自主意识强、中等和较差进行归类。

（3）设计改变这些习惯可采用的方法：对自主意识强的事件就坚持自己做，如某一天想穿一件鲜艳的衣服上班，那就去做，不要顾及别人会说什么；对自主意识中等的事件，就积极参与并提出自己的意见，由过去“要我做”变为“我要做”，如过去工作总是听别人安排，现在要自己决定做什么和怎么做；对自主意识较差的事件，可采用诡控制技术，即在别人要求的行为之下增加自我创造色彩，逐步强化和提高患者的自主意识，如从完成任务似的被动给妻子买花到感到快乐后的主动给妻子买花，乃至于到主动带妻子去看插花表演的过程，就证明自己的自主意识大为强化了。

2. 帮助患者强化和培养自己的独立意识

（1）要求患者每天从小事情开始独立完成任务。

（2）鼓励患者对那些自己认为不对的观点或事情，大胆说出自己的看法。

（3）鼓励患者主动破除自己的不良习惯。

3. 帮助患者建立充分的自信

（1）帮助患者消除童年的不良印迹，如和患者一起回忆并逐条列出让自己最受刺激、记忆最深刻的不良话语，从新的角度重新认识。

（2）做好患者周围人的工作，让他们多用鼓励和支持等正性话语对待患者的行为，不用责备或挖苦等负性话语。

（3）及时肯定、不断强化他们的自信行为，增加患者独立自信的勇气和信心。

（4）增强患者勇气和信心，如每周规定一天“自主日”，让患者在这一天无论做什么事情都要独立完成，决不依赖别人；或每周做一件在患者自己看来是带有冒险性的事情，如独自外出短途旅游、独自上街批量购物、独自参加某些娱乐活动等。

## 九、自恋型人格障碍

自恋型（narcissistic）人格障碍，是一种比较特殊的人格障碍，其特点是以自己为中心，言谈举止往往表现为自我重视、夸大、缺乏同情心、对别人的评价过分敏感等。听到别人的赞美则沾沾自喜，反之则会暴跳如雷。

### （一）自恋型人格障碍的人格特征

1. 不能接受批评，对批评往往做出愤怒、羞愧或感到耻辱的反应。

2. 喜欢指使他人，常常需要他人为自己服务。

3. 过分自高自大和自信，对自己的才能夸大其辞，坚信自己关注或考虑的问题是世上独有的。

4. 想入非非，唯我独尊，对成功、权力、荣誉或爱情有非分的幻想，认为自己应享有他人没有的特权。

5. 虚荣心强，缺乏同情心，有很强的嫉妒心。

### （二）自恋型人格障碍的心理护理要点

1. 帮助患者解除自我中心观 ① 护理人员要帮助患者正确认识自己性格中的缺陷，必要时直接指出其存在的自我中心表现，如总渴望持久的关注与赞美，一旦不被注意便会表现出偏激行为等，以改善患者的自恋心理。② 引导患者经常提醒自己：我不再是儿童了，许多事情需要自己去做；我必须努力工作，以取得成绩来得到别人的关注与赞美等。

2. 引导患者尝试着去爱别人 ① 和患者一起探讨如何去爱别人，并帮助患者设计从爱别人中所获得的愉悦感，帮助患者逐步成熟起来。② 让患者去给经济困难的人做捐献，不在乎额度多少，在得到赞美后和患者一起分享获得的快乐。③ 让患者去帮助情绪低落的人，并引导其体会在帮助别人解除困难的同时自己所得到的快乐。④ 引导患者多发现周围人的优点，正确对待自己的才能，遇事多听听别人的意见，并从中体验和别人多交流、多沟通的收获。

3. 充分发挥社会支持系统的作用 做好患者周围人的工作，告诉他们，在得到患者提供的帮助时，给予患者充分的肯定并表示感谢，帮助患者提高爱别人的能力。

## 本章小结

1. 人格障碍是指人格发展明显偏离常态，表现为根深蒂固的和持续不变的适应不良行为模式，明显地影响职业和社交能力。

2. 人格障碍形成的因素主要包括：生物因素和心理社会因素。

3. 人格障碍的心理防治主要从两方面进行。一是积极预防，包括注重早期教育、创造良好环境、开展心理健康教育；二是积极矫正，包括多活动、相互信任、营造良好氛围、积极开展心理咨询与治疗。

4. 人格障碍的常见类型有九种：偏执型人格障碍、分裂型人格障碍、反社会型人格障碍、攻击型人格障碍、癔症型人格障碍、强迫型人格障碍、回避型人格障碍、依赖型人格障碍、自恋型人格障碍。

## 思考题

1. 为什么对人格障碍患者进行心理护理的难度大？

2. 护理人员可采用哪些措施来干预人格障碍的形成？

# 第十三章　神经症患者的心理护理

**本章学习要点：**

1. 掌握神经症相关概念。
2. 掌握常见神经症的心理护理方法。
3. 熟悉常见神经症类型。
4. 熟悉神经症的特征。
5. 了解神经症的产生原因。

随着我国市场经济的发展，竞争越来越激烈，与应激密切相关的神经症的发病率也越来越高。由于神经症常使患者的社会功能受损（如妨碍工作、学习、生活或社交等）和无法摆脱的精神痛苦，以至于主动求医，因此神经症患者主要由精神科医生诊治，其治疗除使用药物治疗外还需心理治疗，护理人员主要是通过心理护理来协助医生完成心理方面的治疗，以促进患者早日康复。

## 第一节　神经症概述

### 一、神经症的概念

神经症（neurosis）旧称神经官能症。我国许又新为神经症下了一个描述性定义："神经症是一种精神障碍，主要表现为持久的心理冲突，患者觉察到或体验到这种冲突并因之而深感痛苦且妨碍心理功能或社会功能，但没有任何可证实的器质性病理基础。"《中国精神疾病分类与诊断标准第三版》（CCMD-3）对神经症的描述是："神经症是一组主要表现为焦虑、抑郁、恐惧、强迫、疑病症状，或神经衰弱症状的精神障碍。"

### 二、神经症的共同特征

#### （一）有一定的人格基础

病前性格在神经症性障碍的发生、发展中起一定作用。Eysenck 认为古板、严肃、焦虑、敏感等性格的人易患神经症。我国学者对神经症患者进行 MMPI 研究结果发现，其人格特征存在着一种较稳定的特异性，表现为焦虑、过分敏感、自我评价过低、悲观、缺乏信心、有强烈的依赖需要，不能坚持自身的权利和决定等。

### （二）起病常受心理社会（环境）因素影响

许多研究表明，神经症患者在病前较他人遭受更多的应激性生活事件，主要以人际关系、婚姻与性关系、经济、家庭、工作等方面的问题多见。我国有人对双亲的教育方式与神经症的关系做了较为详细的研究。他们发现，神经症患者的父母明显缺乏对子女的理解、关心、信任和鼓励，他们更多地表现出冷漠和忽视的态度。对子女缺乏关注、爱心和肯定，这种不当的教育方式将会导致子女对周围人的不信任和有不安全感，这些正是罹患神经症的基础。

### （三）患者对存在的症状感到痛苦和无能为力

由于患者对神经症的体验通常十分痛苦，症状常常与现实处境不相称，患者常能深切地体验到这一点但又无能为力，故常有强烈的求治欲望，而找不到明确病因的诊疗历程可能加重患者的痛苦体验。

### （四）自知力完整或基本完整

多数神经症性障碍的患者在疾病的发作期均保持较好的自知力，他们的现实检验能力通常不受损害，不仅能识别他人的精神状态是否正常，也能判断自身体验中哪些属于病态，因此他们有痛苦感，有改变现状的求治要求。但疾病的加重和病程的慢性化也可能使少数患者丧失自知力。

### （五）社会功能相对完好

社会功能是指个体的生活、学习和工作能力，以及与人交往的能力。神经症患者的社会功能相对完好，可从两个不同角度去理解。

一是对重性精神病而言，神经症患者的社会功能是完好的。他们基本上能生活自理、坚持学习、坚持工作，言行通常都保持在社会规范所允许的范围之内。

二是与正常人相比，神经症患者虽然能坚持学习、工作或与人交往，但是很吃力、效率低、适应性差、痛苦多，因而需要治疗。

### （六）病程多迁延

不同类型的神经症患者其病程也不同，但多迁延。恐怖症和强迫症多数病程迁延，有慢性化趋势；焦虑症病程易波动，转为慢性；惊恐障碍多数无须治疗即能康复；躯体形式障碍中，伴有精神病性症状而急性起病者预后较好，一般认为起病缓慢，病程越长，则预后越差；多数癔症的预后较好，60% ~80% 在 1 年内可自行缓解；神经衰弱通常慢性起病，病程波动或慢性迁延，症状的波动往往与患者的精神压力相关，若为急性起病者，则预后较好。

## 三、神经症产生原因

目前，尚不明确哪些因素是神经症直接的致病因素，但一些相关因素在神经症发病中的作用是肯定的。其病因和发病机制涉及生理、心理和社会等多个方面，但以心理社会因素为主。

### （一）遗传因素

有研究表明，神经症患者的血缘亲属中患神经症的比率高于一般群体。强迫症、广泛性焦虑、惊恐障碍和疑病症均存在家族聚集性，其一级亲属的同病率高于其他亲属，并远高于普通人群。

### （二）社会文化因素

教育方式、生活环境、文化背景等因素会影响神经症的发病。如不良的家庭氛围能明显增加神经症的发病率。社会文明发达的程度不同，本类障碍的发病率、患病率和症状类型亦会不同。在不同文化背景和不同的人群中，神经症的患病率和表现形式也可能有很大差别。农村和城市比较，神经衰弱、强迫症和恐怖症的患病率农村低于城市。与西方国家比较，中国人患神经症时较多的主诉是躯体症状，如头痛、失眠、肌肉疼痛等，因而首先往往就诊于综合性医院内科；而西方人则常心境不佳、焦虑、紧张、惊恐等精神症状。在文化水平较低的人群中，迷信观念，错误传说，不恰当的卫生宣传等，则可成为癔症、疑病症和恐怖症的发病诱因，而在文化程度较高、脑力劳动者之中，神经衰弱和强迫症患病率较高。

### （三）心理应激因素

1983 年我国有人用 Holmes 测量工具进行研究，结果显示，神经症患者发病前 1 年内生活事件频率明显高于对照组。引发神经症性障碍的应激性生活事件常有以下特点。

1. 程度不强、持续时间长　应激性生活事件的应激程度不十分强烈，且是多个事件反复发生，持续时间较长，多是使人牵肠挂肚的日常琐事，这点有别于应激相关障碍。

2. 应激事件对患者特殊　应激生活事件往往对神经症患者具有某种特别的意义，即某些患者对常人看来也许是无足轻重的事情特别敏感。

3. 对应激事件引起的冲突有认识　患者对应激事件引起的心理困境或冲突往往有一定的认识，也知道应该怎样去适应以消除这些事件对心理的影响，但往往不能将理念化为行动，将自己从困境和矛盾中解脱出来。

4. 心理冲突多来自于内心　心理冲突不仅来源于外界，更多地来源于患者内在的心理欲求和对事件的不良认知。他们常常忽略和压抑自己的需求以适应环境，但又总是对他人和自己的行为不满，总是生活在遗憾和内心冲突之中。

### （四）人格特征

自卑、自责、多疑、孤独、依赖等个性特征易发神经症。多数焦虑症、强迫症有明显的个性倾向，因此有学者认为个性特征是神经症的发病基础，甚至有人推测神经症的遗传倾向主要是通过个性特征来体现的。不同的个性特征可能与所患的神经症性障碍亚型有关，如有强迫型人格特征者易患强迫症，有表演型人格特征者易患癔症，有 A 型行为倾向者易患焦虑症等。由于个性因素的存在，致使某些类型的神经症很难彻底痊愈。另外，临床上有些类型的人格障碍几乎很难与相关类型的神经症区分，如强迫症和强迫型人格障碍。

# 第二节 神经症常见的类型

神经症常见的类型有恐怖症、焦虑症、强迫症、躯体化障碍、疑病症和神经衰弱等。

## 一、恐怖症

### （一）概念

恐怖症是指一种以过分和不合理地惧怕外界客体或处境为主的神经症。患者对外界某些处境、物体或与人交往时，产生异乎寻常的恐惧与紧张不安，并常伴有明显的自主神经症状，如脸红、气促、出汗、心悸、血压变化、恶心、无力，甚至昏厥等。患者明知这种恐惧反应是过分的或不合理的，但仍会反复出现，难以控制，以致极力避免导致恐惧的客观事物或情境，或是带着畏惧去忍受，从而影响其正常活动。

### （二）类型及表现

恐怖症主要有以下三种类型。

1. 广场恐怖症　又称场所恐怖症、旷野恐怖症、幽室恐怖症等，是恐怖症中最常见的一种，约占60%。多起病于25岁左右，35岁左右是另一发病高峰，女性多于男性。主要表现为对某些特定环境的恐惧，如广场、密闭的环境和拥挤的公共场所等。患者害怕离家或独处，害怕进入商店、剧场、车站或乘坐公共交通工具，因为患者担心在这些场所出现恐惧感，得不到帮助，无法逃避，因而回避这些环境，甚至根本不敢出门，焦虑和回避行为的程度可有很大差异。恐惧发作时还常伴有抑郁、强迫、社交焦虑、人格解体等症状，若不能有效治疗，会转入慢性。

2. 社交恐怖症　又称社交焦虑障碍，多在17～30岁发病，男女发病率几乎相同；常无明显诱因突然起病，中心症状围绕着害怕在小团体中被人审视，一旦发现别人注意自己就不自然，不敢抬头、不敢与人对视，甚至觉得无地自容，不敢在公共场合演讲，集会不敢坐在前面，回避社交，在极端情形下可导致社会隔离。常见的恐惧对象为异性、严厉的上司和未婚夫（妻）的父母等，或是熟人。可伴有自我评价低和害怕批评，可有脸红、手抖、恶心或尿急等症状，症状可发展到惊恐发作的程度。部分患者常可能伴有突出的广场恐惧和抑郁障碍；一部分患者可能通过物质滥用来缓解焦虑而最终导致物质依赖，特别是酒精依赖。

3. 特定恐惧　患者的恐惧局限于特定的情境，如害怕接近特定的动物，害怕高处、雷鸣、黑暗、飞行、封闭空间、在厕所大小便、进食某些东西、牙科治疗、目睹流血或创伤，害怕接触特定的疾病，促发惊恐的具体情境。特定恐惧一般在童年或成年早期就出现，如果不加以治疗，可以持续数十年。对恐惧情境的害怕一般不易波动，导致功能残缺的程度取决于患者回避恐惧情境的难易程度。

## 二、焦虑症

### （一）概念

焦虑症是指一种以焦虑情绪为主的神经症。它以广泛和持续性焦虑或反复发作的惊恐不安为主要临床特征，常伴有自主神经功能紊乱、肌肉紧张和运动性不安，起病并非由实际威胁或危险所引起，其紧张或惊恐的程度与现实处境并不相称。

### （二）类型及表现

临床上分为广泛性焦虑和急性焦虑发作。

1. 广泛性焦虑　又称慢性焦虑症，是焦虑症最常见的表现形式，是指一种以缺乏明确对象和具体内容的提心吊胆及紧张不安为主的焦虑症，并有显著的自主神经症状、肌肉紧张及运动性不安，患者因难以忍受又无法解脱而感到痛苦。常没有明显诱因，缓慢起病。患者主要表现为精神性焦虑和躯体性焦虑两组症状。

（1）精神性焦虑：持续存在不明原因的恐惧、烦恼、紧张不安，表现为做事时心烦意乱，缺乏耐心；与人交往或谈话时急切紧张、不沉稳；遇到突发事件时，更感到六神无主，惊慌失措；即使休息时，也感到烦躁不安，坐卧不宁，过分警觉，甚至出现惊跳反应；注意力难以集中，有时脑子里呈现一片空白；入睡困难，多梦，易惊醒。

（2）躯体性焦虑：常与精神性焦虑并存，多表现为自主神经功能紊乱的症状，如心悸、心慌、出汗、胸闷、气促、口干、便秘、恶心、尿急、尿频、头晕、皮肤潮红或苍白等。有的还可以出现阳痿、早泄、月经紊乱等症状。自觉肌肉紧张，无法放松，可伴有肌肉紧张性疼痛，疲乏无力，眼睑、面部肌肉抽动，双手指细微震颤等。

2. 急性焦虑发作　又称惊恐发作，是一种以反复的惊恐发作为主要原发症状的神经症。这是一种突如其来的惊恐体验，伴濒死感、失控感及严重的自主神经功能紊乱。在正常的日常生活环境中，并没有恐惧性情境时，患者突然出现极端恐惧的紧张心理，好像死亡将至，为此奔走、惊叫，四处呼救。其自主神经系统症状，如胸闷、心慌、呼吸困难、出汗、全身发抖等，一般持续几分钟到数小时。发作突然开始，迅速达到高峰，发作时意识清楚，高度警觉，一般历时 5 ~ 20 min，很少超过 1 h，即可自行缓解，但不久又可突然再发，发作后仍心有余悸，产生预期性焦虑。不过焦虑的体验不再突出，而代之以虚弱无力，需经若干天才能恢复。惊恐发作作为继发症状，可见于多种不同的精神障碍，如恐惧性神经症、抑郁症等。

## 三、强迫症

### （一）概念

强迫症是指以强迫症状为主的神经症，其特点如下。

1. 自我强迫和反强迫并存　有意识的自我强迫和反强迫并存，二者强烈冲突使患者感到焦虑和痛苦。

2. 强迫观念或冲动源于自我　患者体验到观念或冲动系来源于自我，但违反自己意愿，虽极力抵抗，却无法控制。

3. 意识到强迫症状的异常性　患者也意识到强迫症状的异常性，但无法摆脱。常在青少年期发病，多数缓慢起病，无明显诱因，其基本症状为强迫观念或强迫意向，常伴有强迫动作或行为，可以一种为主，也可以集中症状兼而有之。

### （二）临床表现

强迫症在临床主要表现如下。

1. 强迫观念　为基本症状，也最常见。其特点是有意识的自我强迫与反强迫同时存在，二者的尖锐冲突使患者焦虑和痛苦，患者体验到冲动或观念系来自于自我，但违反他的意愿，遂极力抵抗和排斥，但无法控制。患者意识到强迫症状是异常的，但无法摆脱。常见的有强迫怀疑、强迫性穷思竭虑、强迫回忆、强迫性对立思维等。

2. 强迫动作和行为　强迫动作和行为往往是患者为减轻强迫观念引起的焦虑，而不得不采取的顺应性反应行为。常见的有强迫检查、强迫询问、强迫清洗等，也有的患者表现为重复某一在别人看来不合理、甚至可笑的动作，称为强迫性动作。有的患者做某件事情时必须按照一定的程序进行，丝毫不能违背，如穿衣服时必须先穿左侧或系扣从上到下，一旦有错，必须重新开始，称为强迫性仪式动作，此时精神痛苦可相对减轻，但其社会功能明显受损。

3. 强迫意向　患者体验到想要做某种违背意愿的动作或行为的强烈内心冲动。患者明知道不应该，自己努力控制，但却无法摆脱这种内心冲动。如患者总有拿刀杀自己家人的冲动等，尽管这时内心冲动十分强烈，但却从未付诸行动。

## 四、躯体化障碍

### （一）概念

躯体化障碍是一种以多种多样、经常变化的躯体症状为主的神经症。临床表现为多种、反复出现、经常变化的躯体不适和疼痛；常起病于 30 岁之前，病程持续至少 2 年；各种医学检查均不能证实存在可以解释其躯体症状的器质性病变，患者长期反复就医，有显著的社会功能障碍。

### （二）临床表现

1. 疼痛　其特点是程度较轻、部位不固定，性质不相同。常涉及头部、颈部、腹部、背部、关节、四肢、胸部、直肠等，也可发生于月经期、性交或排尿时。

2. 胃肠道症状　包括嗳气、反酸、恶心、呕吐、腹泻或某些事物引起特别不适。胃肠道检查可见浅表性胃炎或肠易激综合征，难以解释患者经常存在的严重症状。

3. 假性神经系统症状　症状类似神经系统疾病，但检查不能发现神经系统器质性损害证据。常见的有：共济失调、肢体瘫痪或无力、吞咽困难或咽部梗阻感、失音、尿潴留、触觉或痛觉缺失、复视、失明、失聪、抽搐等转换症状。

4. 性功能障碍　包括性冷淡、勃起和射精障碍、月经紊乱、经血过多等。

## 五、疑病症

### （一）概念

疑病症是指一种以担心或相信患严重躯体疾病的持久性优势观念为主的神经症。多数为缓慢起病，常无明显诱因。

### （二）临床表现

该病以疑病症状为主，伴焦虑、抑郁情绪，还常伴有各种疼痛。患者因为这种症状反复就医，各种医学检查阴性和医生的解释，均不能打消其疑虑。即使患者有时存在某种躯体障碍，也不能解释所诉症状的性质、程度，或患者的痛苦与优势观念，常伴有焦虑或抑郁。本障碍男女均有，无明显家庭特点（与躯体化障碍不同），常为慢性波动性病程。

## 六、神经衰弱

### （一）概念

神经衰弱是指一种以脑和躯体功能衰弱为主的神经症。其特征是精神易兴奋和脑力易疲乏，常伴有情绪烦恼、易激惹、睡眠障碍、头痛及多种躯体不适等症状，这些症状不能归因于躯体疾病、脑器质性病变或某种特定的精神障碍。病程迁延，症状时轻时重，病情波动常与心理社会因素有关。多数病例发病于16～40岁，发病率无明显性别差异，从事脑力劳动者占多数。

### （二）临床表现

神经衰弱患者常有以下临床表现。

1. 脑功能失调症状　脑力活动的易兴奋和易疲乏是神经衰弱的核心症状。表现为不由自主地联想和回忆增多，特别是入睡前，非指向性思想异常活跃、不能控制，由于大脑无法得到充分的松弛和休息，致使脑力容易疲劳。患者经常诉精力不足，脑子迟钝，注意力不能集中或不能持久，记忆减退，工作效率下降，即使长时间休息也不足以消除其疲劳感。

2. 情绪症状　主要表现为容易烦恼和易激惹。烦恼的内容指向现实生活中的各种琐事，患者感到困难重重，难以解决。由于患者自制力减弱，稍微受到刺激便易发怒，但事后又感到后悔。部分患者可伴有焦虑和抑郁情绪。

3. 心理生理症状　指心理因素引起的某些生理症状，主要包括紧张性疼痛、睡眠障碍及其他心理障碍。紧张性疼痛常由情绪紧张引起，主要表现为头重、头痛，或颈部、腰背部及四肢肌肉酸痛和不适。睡眠障碍表现为入睡困难、睡眠不深、多梦、易醒，睡后不能消除体力和精力疲劳，有的表现为睡眠节律倒错，缺乏睡眠感。其他心理生理症状还有头昏、眼花、耳鸣、心慌、胸闷、气短、消化不良、尿频、阳痿或月经紊乱等。

# 第三节　神经症患者的心理护理

与其他疾病患者的心理护理相同，神经症患者的心理护理程序也分为心理护理评估、诊断、计划、实施、评价五个步骤，现重点介绍评估、诊断、计划三个部分。

## 一、心理护理评估

神经症患者的诊断有具体的诊断标准(本节后述),诊断前需要收集各方面的信息,以利于分析和诊断,除姓名、性别、年龄等一般信息外,主要包括以下几方面。

1. 个体经历　个体经历是不容忽视的,童年的经历和心理创伤在神经症中可能有重要意义。因此需了解患者的文化背景、教育程度、成长过程、教养方式,询问患者发病前是否经历过重大的精神刺激,或虽不算大但接踵而至、连续不断的精神刺激,了解患者如何应对,事件对患者的影响有多大等。一方面可以根据个体经历与病情的相关性做诊断,另一方面可针对患者的经历进行心理干预。

2. 现行表现　现行表现主要是两个方面的表现。一是了解患者情绪方面是否有异常,包括是否有严重焦虑、抑郁、恐惧等。二是了解患者行为方面是否有异常,包括是否有强迫行为、睡眠障碍、回避行为等。

3. 生存环境　了解患者的家庭、工作环境、经济状况,询问患者是否对自己的生存环境满意等。婚姻状况应详细询问,如未婚、已婚、离婚、再婚、丧偶等,这比简单划为已婚、未婚两种情况更有利于观察婚姻状况对疾病的影响。

4. 人际关系　了解患者的人际关系现状,包括家人、朋友、同事等社会支持来源,通过患者本人和其家属多方面了解,以判断人际关系状况是否对疾病发生有影响。

5. 人格特征　通过观察、调查、测验等方式了解患者人格特征,尤其关注患者是否为容易引起神经症的人格,以利于诊断。

6. 应对能力　了解患者应对应激性事件的方式,应对能力的大小,社会支持系统是否完善等,以判断疾病的病因,并对护理计划的制订有指导意义。

7. 家族史　了解患者的亲属中是否有神经症的患者,最好采集两系三代的有关病史。如果有,与患者是何种关系,患有何种类型的神经症,患者症状与其是否有相似性等。

8. 既往病史　重点是了解有无与神经症相鉴别的其他疾病。如甲状腺功能亢进症可出现典型的焦虑症状;二尖瓣脱垂可表现惊恐发作;癫痫发作可能误诊为癔症发作;慢性消耗性疾病的早期或者恢复期可能出现神经衰弱症状。

## 二、心理护理诊断

各种亚型神经症性障碍,虽然有着各自不同的病因、发病机制、临床表现,使其诊断标准也不尽相同,但在严重程度和病程等方面的标准一般相似。在严重程度标准方面一般以社会功能受损或无法摆脱的精神痛苦,促使其主动求医为达标。在病程标准方面除有特别规定外,如躯体化障碍的症状至少已 2 年;广泛性焦虑的症状至少已 6 个月,一般以符合症状标准至少已 3 个月为达标。现参考 CCMD－3,分别将各类神经症诊断的症状标准和排除标准简介如下:

### (一)恐怖症

1. 症状标准

(1) 对某些客体或处境有强烈恐惧,恐惧和程度与实际危险不相称。

(2) 发作时有焦虑和自主神经症状。

（3）有反复或持续的回避行为。

（4）知道恐惧过分、不合理或不必要，但无法控制。

2. 排除标准　排除焦虑症、分裂症、疑病症。

### （二）焦虑症

1. 症状标准

（1）惊恐障碍：① 发作无明显诱因、无相关的特定情境，发作不可预测。② 在发作间歇期，除害怕再发作外，无明显症状。③ 发作时表现强烈的恐惧、焦虑，及明显的自主神经症状，并常有人格解体、现实解体、濒死恐惧，或失控感等痛苦体验。④ 发作突然开始，迅速达到高峰，发作时意识清晰，事后能回忆。

（2）广泛性焦虑：① 以持续的原发性焦虑症状为主。② 经常或持续的无明确对象和固定内容的恐惧或提心吊胆。③ 伴自主神经症状或运动性不安。

2. 排除标准　① 排除甲状腺功能亢进症、高血压、冠心病等躯体疾病的继发性焦虑。② 排除强迫症、恐怖症、疑病症、神经衰弱、躁狂症、抑郁症等伴发的焦虑。

### （三）强迫症

1. 症状标准

（1）以强迫症状为主，至少有下列 1 项或 2 项：① 以强迫思想为主，包括强迫观念、回忆，穷思竭虑、害怕丧失自控能力等。② 以强迫行为（动作）为主，包括反复洗涤、核对、检查，或询问等。

（2）患者称强迫症状起源于自己内心，不是被别人或外界影响强加的。

（3）强迫症状反复出现，患者认为没有意义，因此竭力抵抗，但不能奏效。

2. 排除标准　① 排除其他精神障碍的继发性强迫症状，如精神分裂症、抑郁症，或恐怖症等；② 排除脑器质性疾病特别是基底核病变的继发性强迫症状。

### （四）躯体化障碍

1. 症状标准

（1）以多种多样、反复出现、经常变化的躯体症状为主，在下列 4 组症状之中，至少有 2 组共 6 项：① 胃肠道症状，如腹痛；恶心；腹胀或胀气；嘴里无味或舌苔过厚；呕吐或反胃；大便次数多、稀或水样便。② 呼吸循环系症状，如气短；胸痛。③ 泌尿生殖系症状，如排尿困难或尿频；生殖器或其周围不适感；异常的或大量的阴道分泌物。④ 皮肤症状或疼痛症状，如疤痕；肢体或关节疼痛、麻木或刺痛感。

（2）体检和实验室检查不能发现躯体障碍的证据，不能对症状的严重、变异、持续或继发社会功能损害做出合理解释。

（3）对上述症状的优势观念使患者痛苦，不断求诊，或进行各种检查，但检查阴性和医生的解释，均不能打消其疑虑。

（4）如存在自主神经活动亢进症状，但不占主导地位 。

2. 排除标准　排除精神分裂症及其相关障碍、心境精神障碍、适应障碍或惊恐障碍等。

### （五）疑病症

1. 症状标准

（1）以疑病症状为主，至少有下列1项：① 对躯体疾病过分担心，其严重程度与实际情况明显不相称。② 对健康状况，如通常出现的生理现象和异常感觉做出疑病性解释，但不是妄想。③ 牢固的疑病观念，缺乏根据，但不是妄想。

（2）反复就医或要求检查，但检查结果阴性和医生的合理解释，均不能打消其疑虑。

2. 排除标准　排除躯体化障碍、其他神经症性障碍（如焦虑、惊恐障碍，或强迫症）、抑郁症、精神分裂症、偏执性精神病。

### （六）神经衰弱

1. 症状标准　以脑和躯体功能衰弱症状为主，特征是持续的脑力易疲劳（如感到没有精神，自感脑子迟钝，注意力不集中或不持久，记忆差，思考效率下降）和体力易疲劳，经过休息或娱乐不能恢复，并至少有下列5项中的2项。

（1）情感症状，如烦恼、心情紧张、易激惹，感到困难重重，难以应付。可有焦虑或抑郁，但不占主导地位。

（2）兴奋症状，精神易兴奋（如回忆和联想增多，因难以控制而感到痛苦和不快），但无言语运动增多。有时对声光很敏感。

（3）肌肉紧张性疼痛（如紧张性头痛、肢体肌肉酸痛）或头晕。

（4）睡眠障碍，入睡困难、多梦、醒后感到不解乏，睡眠感丧失，睡眠觉醒节律紊乱。

（5）其他心理生理障碍。如头晕、眼花、耳鸣、心慌、胸闷、腹胀、消化不良、尿频、多汗、阳痿、早泄或月经紊乱等。

2. 排除标准　排除任何一种神经症亚型、分裂症、抑郁症。

## 三、心理护理计划

### （一）神经症患者的一般心理护理方法

在神经症性障碍的各种治疗措施中，心理治疗有着十分重要的地位。神经症患者的人格特征和其遭受的社会心理因素，对神经症的产生、发展和预后都有着重要影响。因此，药物治疗与心理治疗的联用是治疗神经症性障碍的最佳办法。心理治疗对易感素质和人格类型的矫治，使患者恢复与社会环境的协调；对精神痛苦和行为异常的干预，使患者从疾病的困扰中摆脱出来。此外，心理治疗还可以强化药物的治疗效果，有助于巩固疗效和预防复发。护理人员在对神经症患者进行护理的过程中，一方面要积极协助医生进行心理治疗，另一方面要加强心理护理，以促进患者早日康复。对神经症患者进行心理护理的常用方法有以下几个方面。

1. 与患者建立良好的护患关系　与患者建立良好的护患关系是心理护理的基础，最大程度理解患者，给患者多点关心，获取患者的信任，能在一定程度上提高治疗效果。

2. 指导患者矫正不良人格特征　让患者意识到神经症的发生与不良的人格特征有关，指出患者的人格特征中的问题，并协助矫正。

3. 帮助患者建立良好的人际关系　患者良好的人际关系对疾病的恢复有利，部分患者的症状甚至是由于人际关系不良而引发的，因此，护理人员应指导患者建立良好人际关系，同时发挥其亲友作用，给患者提供一个良好的心理干预氛围，家属、亲友、朋友等同医护人员一起多鼓励支持患者，帮助患者恢复正常生活。

4. 适当应用心理干预技术　不同的心理学流派对神经症发生机制有不同的解释和治疗方法。然而，经过几十年的实践和发展，心理治疗技术逐渐通过整合、折中、合作，融合成较广泛、综合和实用的模式，认知行为治疗和人际关系治疗是目前针对神经症患者较为有效的心理治疗方法。心理干预不但可以缓解症状，而且能帮助患者学会新的应对策略和处理新问题的技巧。在临床工作中，应根据不同的患者，选择合适的心理干预的方法。

（1）支持性心理治疗：在与患者建立良好人际关系的基础上，通过倾听、解释、保证、建议及调整关系等方法，对患者进行神经症相关知识的讲解和宣传，让患者对神经症有更加科学的认识，并建立患者战胜疾病的信心。同时加强患者的社会支持，促进患者的康复。支持性心理治疗是各类其他心理治疗的基础。

（2）认知疗法：大部分神经症患者存在错误认知，通过认知疗法，挖掘和改变患者的不良认知，如错误的信念、错误的逻辑思维等，帮助患者建立正确的认知模式，对疾病恢复有极大作用。

（3）森田疗法：森田疗法的治疗原则为顺其自然、为所当为。具体来讲就是顺应自然地认识情感活动的规律，接受不安等令人厌恶的情感；顺应自然地认识精神活动规律，接受自身可能出现的各种想法和观念；顺应自然地认清症状形成和发展的规律，接受症状；顺应自然地认清主观与客观之间的关系，接受事物的客观规律；忍受痛苦，为所当为。

森田疗法认为改变神经质症状，一方面要对症状采取顺应自然的态度；另一方面要去做应该做的事情。通常症状不会即刻消失，在症状仍存在的情况下，尽管痛苦也要接受。把注意力及能量投向自己生活中有确定意义能够见成效的事情。努力做应做之事，把注意力集中在行动上，任凭症状起伏，有助于打破精神交互作用，逐步建立起从症状中解脱出来的信心。

例如，社交恐怖症，不敢见人，见人就感到极端恐惧。森田疗法要求其带着症状生活，害怕见人没关系，该见的人还要见，带着恐惧与人交往，注意自己要做什么，而不注意自己是否又恐惧了，坚持做下去，恐惧就会逐渐减轻。而这样做的结果，患者自己就会发现，原来自己想方设法要消除症状，想等症状不存在了再与人接触，其实是不必要的。过去为此苦恼，认为不能做，是因为老在脑子里想而不去做。而为所当为要求患者该做什么马上就去做什么，尽管痛苦也要坚持，打破了过去那种精神对行动束缚的模式。

（4）松弛训练：放松训练可以消除人的身体和心理方面的紧张状态，可使正常人提高健康水平，减轻神经症患者的症状。一般使用的放松方法有冥想、进行性肌肉松弛法等，其作用在于减少交感神经系统亢奋，使血压下降，心率、呼吸减慢，肌肉紧张程度降低等，其中以进行性肌肉松弛法使用最广泛。

（5）行为疗法：系统脱敏疗法和满灌疗法是常用的治疗神经症的方法，对于恐怖症、焦虑症、强迫症有较好的治疗效果。另外模仿学习、生物反馈疗法也对神经症的治疗有较好效果。

（6）催眠疗法：催眠疗法能减轻或消除患者的紧张、焦虑、冲突、失眠以及其他的身心疾病，帮助建立乐观积极心态，对神经症的治疗有积极作用。

### （二）常见神经症患者的心理护理要点

在神经症患者的一般心理护理的基础上，将各种类型神经症患者的心理护理要点分述如下。

1. 恐怖症　对其进行心理护理的要点如下。

（1）行为疗法是治疗恐怖症的首选方法：系统脱敏疗法、冲击疗法对恐怖症效果良好。其基本原则为：① 消除恐惧对象与焦虑障碍反应的条件性联系；② 对抗回避反应。

但行为疗法只强调可观察的行为动作，疗效是否持久，结论不一。

（2）社交技巧训练：采用模仿、行为排练、纠正性反馈、社交强化及家庭作业的方式，提高患者的社交能力和技巧，可单独也可与其他疗法合并用于干预社交恐怖症患者。

（3）家庭治疗：一方面能调动家庭的其他成员参与和协助患者的治疗，帮助家庭成员正确理解患者症状和障碍的性质和程度；另一方面，通过改善患者的恐怖症状对家庭其他成员带来的影响，反过来促进患者恐怖症状的改善。

2. 焦虑症　对其进行心理护理的要点如下。

（1）放松训练：当个体全身松弛时，生理警觉水平全面下降，心率、呼吸、脉搏、血压、肌电、皮电等生理指标出现与焦虑状态逆向的变化。松弛不仅有生理效果，亦有相应的心理效果。在对焦虑症患者进行心理护理时，让患者学会放松，同时可以结合音乐疗法，降低患者焦虑程度。

（2）行为疗法：应用系统脱敏疗法、生物反馈疗法等方式，让患者对焦虑对象逐渐适应，焦虑程度逐渐降低，达到较好的治疗效果。

（3）认知疗法：焦虑症患者常有一定的人格基础，对现实不满或期望值过高，对疾病的性质认识不清，凡事往坏处想，总担心结局不妙，长期处于一种高度警觉状态之中，势必对真实的环境和事物产生一些歪曲的认知，而不合理的认知是疾病迁延不愈的原因之一。认知疗法就是改变患者对疾病性质的不合理的认知，以利疾病恢复。

3. 强迫症　对其进行心理护理的要点如下。

（1）支持性治疗：在充分理解患者心理的基础上，对患者进行强迫症的解释，并发挥其亲友的作用，建立良好的心理干预氛围，为患者恢复提供帮助。

（2）行为疗法：如暴露疗法、系统脱敏疗法等，对强迫症的治疗有一定帮助。

（3）精神分析疗法：帮助患者分析患者出现强迫症的原因，并对原因进行合理解释，帮助患者找到疾病产生的根源，最终解决问题。

（4）森田疗法：它的核心是八个字：顺其自然，为所当为。具体就是去做该做的事，不要想着“不要想”，不要去抵制出现的各种想法，让它们自由地存在和消失。否则，将对一些想法起到强化作用，越想越不能不想。

4. 躯体化障碍　心理治疗是主要治疗形式，其目的在于让患者逐渐了解所患疾病之性质，改变其错误的观念，减轻心理因素的影响。

（1）支持性心理治疗：给予患者解释、指导、疏通，令其了解疾病症状有关的知识，对于缓解情绪症状、增强治疗信心有效。

（2）精神分析疗法：帮助患者探究并领悟症状背后的内在心理冲突，对于症状的彻底缓解有效。

（3）认知治疗：了解患者的错误认知，予以认知矫正治疗，有远期疗效。

（4）森田疗法：使患者了解症状实质并非严重，采取接纳和忍受症状的态度，对于缓解疾病症状、提高生活质量有效。

5. 疑病症　建立良好的护患关系，取得患者的信赖，是对疑病症患者进行心理治疗的前提条件。

（1）支持性心理治疗是治疗本病的基础。

（2）认知治疗。在充分了解患者病情后，对其疾病的性质给予科学、合理的解释，使患者正确对待健康和疾病，逐步摆脱疑病观念。

6. 神经衰弱　对其进行心理护理的要点如下。

（1）支持性心理治疗：鼓励患者养成良好生活习惯，适度进行体育锻炼，劳逸结合，多与他人进行交往，强化其社会支持系统，对于患者康复有积极意义。通过向患者讲解有关医学知识，使其充分了解所患疾病的性质，以正确的态度对待疾病，克服不健康的性格特点，转移对疾病的注意力，树立战胜疾病的信心，积极配合治疗。

（2）认知疗法：改变患者的不良认知模式，并帮助患者建立合理的认知方式，降低负性生活事件对患者的影响。

（3）行为疗法：可采用生物反馈治疗等方式对患者进行治疗，让患者学会自我控制。

（4）放松训练：神经衰弱的患者大多有紧张的情绪，也伴有头痛、失眠等。通过放松训练，促进患者放松，缓解紧张，有一定对症效果。

由于不良认知和行为模式对神经症的发生有重要影响，因此，要注意培养儿童健康的行为模式，培养健全的人格，多支持鼓励孩子们去接受各种考验，培养坚毅、顽强、沉着、豁达、坦然、勇于面对现实的性格。

神经症是比较常见的，社会功能基本完好，自知力完整，所以患者的求治欲望也比较强，进行正规的治疗后，效果是比较明显的，但是易受心理社会因素的影响而发生波动，所以在治疗过程中，应重视心理社会因素的影响，并在社会中加强精神卫生知识的宣传，做好健康教育，让更多的人了解神经症的知识，消除歧视，创造更为宽松的环境。

## 本章小结

1. 神经症是一组主要表现为焦虑、抑郁、恐惧、强迫、疑病症状或神经衰弱症状的精神障碍。

2. 神经症的共同特征包括：有一定的人格基础；起病常受心理社会因素影响；患者对存在的症状感到痛苦和无能为力；自知力完整或基本完整；社会功能相对完好；病程多迁延。

3. 神经症产生原因有遗传因素、社会文化因素、心理应激因素和人格特征。

4. 神经症常见的类型包括：恐怖症、焦虑症、强迫症、躯体化障碍、疑病症、神经衰弱。

5. 神经症的一般心理护理包括：与患者建立良好的护患关系；指导患者矫正不良人格特征；帮助患者建立良好的人际关系；适当应用心理干预技术等。常用的心理干预方法有支持性心理治疗、认知疗法、森田疗法、松弛训练、行为疗法和催眠疗法等。

## 思考题

人到中年的老张看到自己的一位同事患胃癌死去，便怀疑自己的胃也出了问题，她觉得自己的胃部有饱胀感、隐痛感，自觉胃部蠕动缓慢，食物似乎很难通过胃肠道。她查阅了许多医学书刊，对照自己的症状，她认为自己是患了胃癌。她吃不下饭、睡不着觉，到不同的医院进行6次检查，诊断结果都没有问题，但她还是整日心神不定，始终觉得自己有病，觉得家人全在瞒着自己，并认为医生可能是怜悯她而不告诉她事实。

问题：针对该患者的症状和检查结果，对其进行心理诊断，并制订一套心理护理计划。

# 第十四章　精神障碍患者的心理护理

**本章学习要点：**

1. 熟悉精神障碍患者的心理护理要点。
2. 熟悉引起精神障碍的主要因素。
3. 了解精神障碍患者的常见临床表现与心理。
4. 了解精神障碍的基本概念。

## 第一节　精神障碍概述

### 一、精神障碍的概念

精神障碍是指精神活动失调，导致认知、情绪、意志、行为等活动出现异常表现。它是目前国际关于精神类疾病通用的分类和诊断系统中正式采用的术语。“障碍”一词虽不够精确，但可以说明患者存在的一系列临床上可以辨认的症状与行为。

精神障碍可分为重度和轻度两种，前者习惯称为精神病，患者有幻觉、妄想等精神病性症状，缺乏检验自我和客观现实的能力，如精神分裂症；后者称心理障碍，患者没有幻觉、妄想等精神病性症状，对自我和客观现实具有检验能力，如神经症。

### 二、精神障碍产生因素

#### （一）遗传因素

研究发现，遗传因素与某些精神障碍的发生有重要关系，如精神分裂症、躁狂抑郁症、人格障碍、精神发育迟滞的某些类型和偏执性精神障碍，都具有明显的遗传倾向。某些精神障碍与病前体型和性格特征有关系，如有50%的精神分裂症患者是瘦长体型和内向性格，有64.6%的躁狂抑郁症都是肥胖型。当然，体质和性格是否与精神疾病的发生有直接关系，还要参考患者后天的家庭、学校教育和社会影响。

#### （二）心理因素

各种应激源刺激和应激反应的发生，与个体某些精神障碍的发生密切相关，如神经症、心因性精神障碍、心身疾病等。应激的致病作用有两种：直接引发某些疾病或诱发某些疾病。判断个体应激反应的强度，可通过三个方面进行。① 应激事件的严重程度，并且在时间上与精神障碍的发生关系紧密。② 精神障碍反映的内容与应激事件本身具有明显的联系。③ 应激事件结束后，精神障碍开始消失，有长期应激因素存在时除外。

### （三）社会文化因素

大气污染、交通混乱、居住拥挤、人际关系紧张、社会巨大变革、宗教信仰改变、生活习惯改变等，均可增加个体心理和躯体应激反应强度，使人长期处于烦闷、紧张、兴奋或焦虑等状态下，易引发各种心身疾病、神经症或精神障碍等。

需引起注意的是，遗传因素、心理因素和社会文化因素等，在精神障碍的发病过程中往往起着共同、而不是单一的作用，护理工作中应结合患者的具体情况进行综合分析，制订出具有针对性的、合理的护理计划。

## 三、精神障碍的评估

### （一）精神障碍共性症状的评估

1. 症状的出现不受意识的控制。

2. 症状的内容与周围客观环境多不吻合。

3. 症状会给患者带来不同程度的社会功能损害。

4. 多数情况下患者因症状存在而感到痛苦。

5. 症状的发生发展可受到患者性别、年龄、文化程度、人格特征、生活经历、社会地位、文化背景等影响。

### （二）精神障碍症状的评估要素及方法

1. 精神障碍症状的评估要素　包括症状的性质、频度、强度、持续时间特点。

2. 精神障碍症状评估的基本方法　包括纵向对比、横向对比、维度分析。

## 四、精神障碍常见症状与患者心理特点

### （一）精神障碍常见症状

1. 仪表障碍　仪表障碍包括外观不洁、着装打扮不符合自己的性别、年龄、身份及身处的气候、场合等，如慢性精神分裂症患者，可表现为衣服脏乱、蓬头垢面；躁狂病患者可表现为浓妆艳抹、男扮女装或同时存在性别认同障碍等。

2. 交往障碍　交往障碍常表现为与人交往的过程中出现过度多疑、戒心、好辩、合作、敌视、幼稚等。如妄想者在和人交往时显得多疑而有戒心，不会轻易回答问题，人们很难与之建立相互信任的关系。

3. 认识障碍

（1）感觉障碍：可表现为感觉增强或感觉减退，如对柔和的灯光感到刺眼难忍，多见于更年期综合征或神经症患者；对强烈的疼痛刺激几乎无疼痛感，多见于抑郁症患者。

（2）知觉障碍：可表现为错觉、幻觉。错觉可见于精神分裂症，而幻觉是精神病患者常见而重要的精神症状，可表现为幻听、幻视、幻嗅、幻味、幻触等。

（3）思维障碍：思维障碍是各种精神障碍的常见症状。可表现为：① 思维形式障碍，包括思维迟缓、思维奔逸、思维中断、思维剥夺、思维插入、思维云集、思维扩散、思维散漫、破裂性思维、病理性象征思维等，多见于精神分裂症。② 思维内容障碍，包括各种妄想，病态人格的超价观念，神经症患者的强迫观念等。

（4）注意障碍：可表现为注意增强、注意涣散、注意转移、注意衰退等。妄想症患者常出现注意增强；精神分裂症患者常表现出注意涣散和注意衰退等。

（5）记忆障碍：各种器质性精神障碍可表现出记忆减退、记忆困难、顺行性或逆行性遗忘症等。

（6）智能障碍：包括精神发育迟滞和痴呆两大类型，是慢性脑病综合征的主要表现之一。

4．情感障碍

（1）情感高涨或情感低落：情感高涨表现为不同程度的病态喜悦，与环境不相符合的过分的快乐，可见于精神分裂症患者；情感低落表现为表情忧愁、语言低微、动作减少，甚至自责自罪，严重时可自杀，可见于抑郁症患者。

（2）情感脆弱或情感爆发：情感脆弱表现为情绪波动、反应迅速，如为无关紧要的事感动流泪；情感爆发表现为哭闹无常、打人毁物、捶胸顿足、号啕大哭，有时又兴高采烈、载歌载舞等，均可见于癔症患者。

（3）情感矛盾或情感淡漠：情感矛盾是患者可同时体验到两种相反的情感，如对同一个人既爱又恨；情感淡漠是患者长时间处于无情感状态，对各种事件既缺乏体验，又没有表情，均可见于精神分裂症患者。

（4）情绪不稳或情感倒错：情绪不稳患者的情绪常突然无缘由地、急剧地变化，往往难以控制，可见于器质性精神障碍或神经症；情感倒错患者常有情感反应与外界刺激不吻合、不协调或相反的表现，如遇到高兴事反而哭，遇到倒霉的事反而喜悦，可见于精神分裂症患者。

（5）欣快或焦虑：欣快患者可表现为出现快乐心情但说不出快乐原因，面部表情给人以呆傻、愚蠢的感觉，可见于器质性精神病。焦虑是患者预感某种危险所表现出的一种紧张不安，可见于神经症患者或更年期抑郁症患者。

（6）恐怖症：患者不明原因的对物品、环境或某种活动产生紧张或疑虑感，且自知不正常也无法摆脱，可见于精神分裂症早期患者或精神衰弱患者。

5．意志障碍

（1）意志增强：患者表现为病态动机的顽强意志活动，如坚持无缘由地反复上诉控告，可见于偏执性精神病患者。

（2）意志减退：患者表现为意志活动减少，如对任何事不感兴趣，意志消沉，工作学习缺乏主动性，生活懒散等，可见于抑郁症患者和精神分裂症患者。

（3）意志缺乏：患者表现为对任何活动缺乏动机，严重时孤独退缩，没有本能要求，整日呆坐或卧床，可见于精神分裂症晚期患者和器质性精神障碍患者等。

（4）意志矛盾：患者表现为对同一事物同时产生相互对立或矛盾的意志活动。

6．行为障碍

（1）精神运动兴奋：患者表现为整个精神运动增强。

（2）精神运动抑制：患者表现为整个精神运动降低，如精神分裂症患者可出现木僵；紧张型精神分裂症患者可出现蜡样屈曲、违拗症、刻板动作、强迫动作，有些还可表现出冲动行为。

### （二）精神障碍患者的心理特点

精神障碍患者除有最常见的抑郁、恐惧、焦躁、紧张不安等一般患者的心理表现外，发病时还表现出独特的病理心理。

1. 拒绝心理　拒绝心理也称为抗拒心理。精神障碍患者往往为防止被送进医院、离开亲人而拒绝承认患病，从心理或情感上去除不愿接受的病名，以此来减轻自己的心理负担。严重者可伴有强烈的反抗行为。

2. 负罪心理　恢复期的精神障碍患者往往会出现明显的负罪心理，为自己给家庭和社会所带来的影响而感到内疚和自责。严重者会由于有罪恶感而使疾病症状复发或产生轻生的念头或行为。

3. 入侵行为　患者常把妄想当真，在妄想和幻觉的影响下，出现许多不合情理的行为，如精神分裂症妄想型患者会出现自杀、行凶等行为，而恐怖症、强迫症等可出现"迁怒"行为。

# 第二节　精神障碍患者的心理护理

## 一、一般精神障碍患者的心理护理要点

### （一）热情友好接待，真诚关怀患者

我国目前多数精神病院尚属封闭式管理，患者一进入病房即会产生禁闭感，加之无陪员，又会产生陌生、孤独、恐惧、不安全感等。心理护理时应做到以下几点。

1. 患者入院时要热情接待，态度和蔼，不可因为是精神患者而嘲弄或嫌弃。

2. 对可以合作的患者要仔细地做好入院介绍，如作息制度、活动娱乐、探视规则等。

3. 尽量满足患者归属感和安全感的需要，介绍患者与相关医务工作者和其他病情稳定的患者认识交往，以使患者感到被关心、被爱护，减少陌生和孤独感。

### （二）动员支持系统，满足合理需要

患者常因住院时间长思念亲人，不安心住院，表现为整日愁眉不展、忧虑、悲观等。心理护理时应做到以下几点。

1. 在不影响治疗的情况下，根据患者病情安排家人来院探视照顾或定时准假让患者与家人共度节假日，以安慰思念之情。

2. 经常和患者谈心交往，尽量满足患者合理要求与需要，使其安心、愉快地接受住院治疗。

3. 满足患者基本生活需要和心理需要，住院期间可通过安排丰富多彩的活动来排解患者的孤独感。

### （三）激发患者信心，努力抗击疾病

对反复发作的精神障碍患者，病情缓解、自我意识比较清晰期间，往往会感到十分自卑、内疚、绝望，感到自己给家庭、单位带来了麻烦、经济困难等，认为自己一切全完了，痛不欲生。心理护理时应做到以下几点。

1. 用多种方式表示对其疾病与心理状态的理解，减轻患者的负罪感。

2. 给予同情、帮助、恰当的解释和全力的支持，帮助患者树立坚强的信心与疾病做斗争。

3. 鼓励患者的自信心，帮助他们拿出彻底治愈疾病的信心和勇气，全面配合医疗护理工作，以取得最好的护理效果。

### （四）减少不良刺激，创造温馨环境

由于精神障碍患者有时存在程度不同的意识障碍等情况，因而心理护理时应做到以下几点。

1. 护理人员在服务态度及一切言行中要尊重患者并做好家属及所在单位的工作，争取他们给患者以最大限度的关怀与爱护。

2. 处理好人际关系中存在的各种诱发疾病的矛盾，减少不良刺激，以培养患者康复的信心和积极的情感。

3. 充分考虑环境对患者可能造成的心理影响，创造优雅温馨的环境，让患者有宾至如归的感觉。

## 二、特殊精神障碍患者的心理护理要点

### （一）急性期或反复发作的精神障碍患者的心理护理要点

此类患者往往具有较严重的精神障碍和心理紊乱，丧失社会适应能力，人际交往过程唯我独尊，自省力减弱，拒绝治疗，可出现幻觉、妄想等。在发作期或无自知力期间，由于无法与患者沟通，心理护理效果往往欠佳，此时应给予患者更多的人文关怀，并从人道主义的角度出发，以稳定其情绪为主，使其安全顺利地度过急性期。心理护理时应做到以下几点。

1. 选择合适的方法接近患者，防止发生正面冲突和情绪激化。

2. 对拒绝承认有病而不接受治疗的患者，护理人员可采用迂回方式进行交谈或劝解，以避免激怒患者。

3. 对有幻觉、妄想的患者可采用缓冲让步的方式进行交谈，以先稳定其情绪，再进行相应护理，可取得更好的护理效果。

### （二）躁狂状态的精神障碍患者的心理护理要点

此类患者常表现为兴奋躁动、情绪激动、言多好动、容易激惹，行为上表现为整日忙碌不停、做事有始无终、好表现和夸大自己、食欲强、睡眠差等。心理护理时应做到以下几点。

1. 循循善诱、劝说督促、因势利导。

2. 可以根据患者具体情况，在保证安全的情况下，组织患者参加不同的运动、娱乐、游戏、阅读等集体活动。

3. 建立适合患者充分释放自己情绪的途径,让其过剩的心理能量得到疏泄和发散。

### (三)抑郁状态的精神障碍患者的心理护理要点

此类患者常表现为情绪低落、悲观抑郁、不思饮食、少言不动、思维迟缓、毫无自信、唉声叹气,对一切不感兴趣并丧失信心,严重者还可有自罪、自责和自杀企图等。心理护理时应做到以下几点。

1. 加强心理支持,为患者制订一些简单易行、易于达到的目标、以增强患者治愈疾病的信心。

2. 鼓励患者尽量与大家一起活动,集体进餐等。

3. 创造良好的人际氛围,动员社会支持系统成员,保持轻松愉快的情绪,多与患者接触交谈,以影响和感染患者。

4. 对此类患者要随时提高警惕,关注其各种举动,严防自伤、自杀等意外发生。

### (四)偏执状态的精神障碍患者的心理护理要点

此类患者常表现为幻觉和妄想,无中生有、恶毒中伤、暴露隐私、怪异无常的味幻觉、嗅幻觉,还可见被迫害、被控制、罪恶、疑病等妄想。在幻觉、妄想的作用下,患者处处自卫或攻击他人,变得紧张、激动、恐惧。心理护理时要做到以下几点。

1. 高度同情,认真耐心倾听患者述说。

2. 采用合适的方法接近患者,避免与其进行争论,不要直接否定或试图解释患者的一些怪念头。

3. 设法消除患者敌意感,采用渐进的方法与患者进行沟通或有针对性的解释。

4. 根据患者的具体情况,采用有效的方法,逐渐改变其病态观念,稳定患者情绪,为其他治疗和护理创造条件。

### (五)木僵状态的精神障碍患者的心理护理要点

此类患者常触之不动、呼之不应,“蜡样屈曲”,小便潴留,意识清晰。心理护理时应做到以下两点。

1. 用肯定积极的治疗性语言支持鼓励患者。

2. 注意自身行为,不可在患者面前随意谈论或窃窃私语。

### (六)拒食的精神障碍患者的心理护理要点

此类患者拒食的原因多种多样,护理中应明确其原因和特点,采用不同的方法,有针对性地进行心理护理。

1. 对木僵型拒食患者,可将食物放在床旁,当患者独处无任何干扰时,常会自己主动进食。

2. 对被害妄想型拒食患者,除努力劝食外,还可亲自品尝或让患者参加集体开饭,以解除患者疑虑。

3. 对罪恶妄想拒食患者,除努力劝导进食外,可将饭菜搅拌在一起,示意患者通过吃这份剩饭可以弥补自己“罪恶”,以督促患者进食。

### (七)有自杀企图的精神障碍患者的心理护理要点

此类患者多表现为自责自罪、抑郁状态或被幻觉妄想支配。心理护理时应做到以下几点。

1. 营造轻松的环境,对此类患者的心理护理应看似轻松自然,但实际需常备不懈、严加防备。
2. 深入了解患者自杀的原因,设法消除这些原因,采取有效措施加以防范。
3. 密切观察此类患者的情绪及行为表现,及时发现并加以阻止。
4. 加强人文关怀与护理,让患者从心理上逐步认识到生命的意义所在,逐步消除自杀心理的产生。

### (八)有逃跑行为的精神障碍患者的心理护理要点

此类患者多因自知力缺乏否认有病,拒绝治疗和社会支持,妄想有人害他、暗杀他或和医院串通而陷害他等。常因强烈思家、害怕住院,故千方百计地对抗住院,寻机逃跑或偷偷溜掉或公开逃跑。心理护理时应做到以下几点。

1. 做好沟通工作,对患者多关心、多谈心,态度诚恳,避免争论,做好解释。
2. 提高患者对疾病的认识,承认有病才能安心住院或让患者参加集体户外活动。
3. 给予更多的人文关怀,减少患者疑虑,请家属多来探视,让患者时刻感受到别人的关心。

### (九)恢复期的精神障碍患者的心理护理要点

此类患者自省力得到不同程度的恢复,将产生复杂的心理冲突。心理护理时应做到以下几点。

1. 做好家庭和社会支持系统的工作,让他们理解和关怀患者,安排适当的工作。
2. 指导并帮助患者改善和充实生活内容,减少各种社会紧张刺激。
3. 指导患者了解精神障碍的知识及预防方法,做好出院指导。
4. 培养患者乐观性格,维护心理平衡,提高其心理免疫能力和社会适应能力。

## 本章小结

1. 精神障碍是指精神活动失调,导致认知、情绪、意志、行为等活动出现异常表现。
2. 引起精神障碍的主要因素是遗传因素、心理因素和社会文化因素。
3. 精神障碍患者独特的心理表现是拒绝、负罪和入侵。
4. 一般精神障碍患者的心理护理措施是:热情友好接待,真诚关怀患者;动员支持系统,满足合理需要;激发患者信心,努力抗击疾病;减少不良刺激,创造温馨环境。

## 思 考 题

讨论并举例说明特殊精神障碍患者常见的临床表现及心理护理要点。

# 第十五章　不同年龄段患者的心理护理

**本章学习要点：**

1. 掌握婴幼期患儿和老年患者的心理护理要点。
2. 熟悉童年期和青少年期患者的心理护理要点。
3. 了解少年期和成年期患者的心理护理要点。

患者心理活动的发生、发展，也遵循个体心理发展的规律，患者在不同年龄阶段产生的心理活动与个体此阶段心理发展的特点有关。不同年龄阶段的患者由于年龄差异，会使他们对疾病采取不同的认识、行为和情绪活动。因此，护理人员应了解和掌握不同年龄阶段患者的心理特征，运用心理学理论知识和技能，根据不同年龄患者的心理特点，采取相应的心理护理措施。

## 第一节　儿童患者的心理护理

儿童患者的年龄分布比较广，从出生到12岁，包括婴儿期(0～3岁，包括乳儿期)，幼儿期(3～6、7岁)和童年期(6、7岁至11、12岁)。儿童在不同阶段的心理发育不一，因此，不同阶段儿童对疾病的心理反应也不一样。

### 一、婴儿期患者的心理护理

#### (一) 婴儿期患者的心理特征

婴儿期患者除了因疾病造成的不适而哭闹不止外，其心理活动的能力也十分有限。在医院，患儿可能因病情不允许或其他原因使其母亲不能陪伴，患儿会因母亲或照顾者的离开感到不安而产生恐惧，对陌生人的出现感到紧张和焦虑，表现为哭闹、烦躁、不安、焦虑、孤独、食欲不振等。患儿表现出来的对母亲的依恋、“皮肤饥饿”等心理现象，并非是他们在疾病过程中所特有的心理活动，所有的患儿离开母亲都会产生分离性焦虑和恐惧。但孩子与母亲分离产生的焦虑会在孩子心灵上产生悲剧性变化，影响生长发育和人格发展。

#### (二) 婴儿期患者的心理护理要点

1. 鼓励母乳喂养　这不仅提供营养丰富、容易消化的营养，而且通过母乳喂养可以促进母子在感知觉和情感方面的沟通，使患儿获得安全感，有利于患儿神经系统的发育和健康情感的发展。因此，在护理此期患儿时，应对暂时不能进行母乳喂养的患儿，护理人员应抱着喂奶和多给抚触。

2. 根据患儿心理发展特点，提供有针对性的护理和训练　为患儿创造一个温暖和有适当刺激的环境，以促进婴儿期患者感知觉、动作和语言的发展。如在病室内悬挂色彩丰富图片、可活动的玩具等。通过给予适当的感观信息，既可使患儿获得直观的感知觉经验，又发展了智力。

3. 关注患儿的情感需要　1个月至1岁的患儿对情感的需要十分迫切，他们需要陪伴、玩耍、爱抚和情感交流等。因此护理人员要以爱抚式的护理方式护理患儿，在打针、发药、治疗等护理活动中要注意患儿的情感需要，多争取时间亲近患儿，经常搂抱、抚摸、逗引、玩耍等。

4. 减少患儿的分离焦虑和皮肤饥饿感　患儿在与照顾者间的相互交往中，不但能够以自己的情绪变化作为基本的交往信号，而且逐渐学会辨认他人的情绪和表情，并与照顾者建立"爱"的联系，形成依恋。护理人员应尽量不使患儿与母亲分离，建立母亲陪护制度。如果是无母亲陪伴的患儿，护理人员应承担起母亲角色，尽可能为患儿提供母爱，经常与患儿交谈、玩耍、抚摸、搂抱等，一般可采取全身搂抱，抚摸背部、上肢、头等方法满足患儿皮肤的需要。

## 二、幼儿期患者的心理护理

### （一）幼儿期患者的心理特征

随着个体自我意识的增长，当患儿有了主体与客体的概念后，便逐渐开始了自我保护意识，有了对死亡的恐惧。但此时疾病对他们所产生的健康危机的影响比较抽象，比较模糊，所以他们因疾病而产生的心理活动也比较单纯，如看到与自己同龄的患者死去时，可能以为自己的同伴是睡着了；稍微大点的患儿看到同伴的死亡可能产生短暂的恐惧，并出现相应的行为反应，但是他们无法真正理解"死"的概念，儿童无忧无虑的天性比较容易恢复。此期患儿的心理反应主要表现为焦虑、恐惧、反抗和依赖性增强。幼儿期患者同样容易产生与母亲分离的焦虑和对陌生环境、陌生人，疾病和各种治疗性疼痛的恐惧，有的患儿甚至拒绝治疗、逃跑等。部分患儿在住院期间可出现依赖性增强，行为退化，自己过去能做的事情也不愿去做，完全依赖父母和护理人员，尤其是独生子女，长期在家中受到溺爱，患病后家长更是有求必应，更加强化了患儿的依赖心理。

### （二）幼儿期患儿的心理护理要点

1. 适当开设幼儿游戏　游戏是幼儿期的主要活动，可使住院患儿的生活充满愉快的情趣。在不影响患儿病情、休息和睡眠的情况下，应在患儿每日的生活日程中适当安排一些游戏活动，以消除患儿对住院各种事物的反感，减少对陌生环境的恐惧和不安。

2. 正确对待幼儿独立的愿望　幼儿期是培养生活习惯自主的时期，应为患儿提供机会做决定并加以赞赏和鼓励。如让患儿自己穿衣、吃饭、大小便等，使其能力得以增长，并体验独立的乐趣。另外，患儿的自我照料能力有限，当患儿不能独立达到自己的目的时，要给予适当帮助，并对危险的因素加以防范。

3. 熟练应用幼儿的沟通语言　幼儿期是幼儿口头语言发展的关键时期，护理人员应了解幼儿惯用的词汇、表达需要和要求的特殊方式。非言语方式是和患儿沟通的一条重要途径，护理人员应熟悉患儿面部表情、态度、动作、语调等变化提供的信息，同时也要熟练应用自己的非言语语言对患儿进行积极的影响。

4. 减轻患儿的恐惧感　护理人员应耐心向患儿介绍同病室的其他患儿和住院的生活安排，使患儿对新伙伴和环境有所了解，减少其对陌生环境的焦虑情绪，同时护理人员在各种检查或治疗前，应向家长和患儿解释清楚，减轻他们的不安并取得合作。护理人员在操作前应多与患儿说笑、抚摸、搂抱等分散注意力，以减轻其恐惧感与不适感。

### 三、童年期患者的心理护理

#### （一）童年期患者的心理特征

童年期患者自我意识进一步发展，患儿因疾病产生的心理活动也逐渐地复杂起来。他们开始懂得关注自己疾病的预后，重视自己的健康问题，会根据自己的疾病知识做各种推测，担忧未来等。但是多数童年期患儿的心理活动仍然围绕自己与疾病这个中心，一般不太复杂。童年期患者开始进入学校学习，因生病住院，多数都担心学习落后于别人，害怕与学校和同学分离，怕孤独。特别是一些年龄比较大的患儿，因患慢性疾病、长期住院或有可能预后比较差，容易产生抑郁情绪。另外，童年期患者对疾病和本身身体的认识缺乏，常常忧虑自己是否会变残障或死亡，因而产生对住院和治疗的恐惧。有的患儿怕羞，对体格检查等可能不能很好配合，如对肛门、阴部、胸部等的检查。

#### （二）童年期患者的心理护理要点

1. 提供患儿学习的机会　在患儿的日常生活安排中，应根据患儿的病情适当安排学习和娱乐活动，特别是对住院时间比较长的患儿，应有教师指导其学习和娱乐，减少患儿对可能落后于他人的担心，同时通过学习，培养孩子的学习态度和学习习惯，可帮助患儿出院后能够很快地适应学校生活。

2. 耐心解释和灵活掌握制度　在医院应建立必要的规章制度以保证患儿的安全，但必要时应灵活掌握，以减轻患儿住院的心理压力，创造条件使患儿有活动的机会。在进行各种检查和治疗前，护理人员应耐心解释，简单讲解疾病知识、治疗检查目的和过程，在做有关教育和指导时要注意照顾到患儿的自尊心，多给予正性的鼓励。

## 第二节　青少年患者的心理护理

青少年患者的年龄跨度大，包含了少年期（12～15岁）和青年期（16～35岁）。这个阶段生理和心理都发生着巨大的变化，是个体发育过程中重要的时期，也是求学、就业、成家的重要阶段。此阶段个体对健康和疾病十分关心，对身体的任何变化都异常敏感，了解此阶段患者的心理特点，进行有针对性心理护理十分重要。

### 一、少年期患者的心理护理

#### （一）少年期患者的心理特征

1. 对身体变化敏感，易产生紧张和不安　少年期是个体青春发育的时期，面对身体的变化，他们可能感到无所适从，紧张不安，如果在此阶段患病，将更显得格外紧张、恐惧和焦虑等。他们对疾病的治疗和预后非常关心，常常会翻阅各类医学书，向医务人员或亲友打听所患疾病。

2. 情绪变化大，自我控制能力较弱　少年期的情绪特点就是激烈、外露、易激动和受外界影响。在此情绪背景下，他们一旦患病很容易情绪不稳、暴躁，好发脾气，容易走极端等。对疾病的态度常常表现为开始对医生的诊断持否定态度，不认真执行医疗护理计划，不按时服药等，当治疗效果不佳或有可能留下后遗症时，又容易自暴自弃，悲观失望，情绪抑郁或不稳定。

3. 自尊心强，容易受到伤害　少年期患者自尊心强，特别害羞、好强，对接触异性存在顾虑。在护理人员接触他们进行身体检查或打针时，应注意尊重他们，做检查时应征求患者的同意，不能让患者感到生病就是倒霉，身体任医护人员摆布，这样会增加患者的抵触情绪。

4. 深切重视自己的学习能力和学业成绩　中学生的学习能力和成绩一直影响他们对自己的能力和在群体中社会地位及自尊等情感的认识，并逐渐影响着自我评价。少年期患者一旦患病，常常因担心影响自己学业和能力而产生自卑和抑郁。

### （二）少年期患者的心理护理要点

由于少年期患者心理活动复杂，容易变化，对少年患者的心理护理应注意以下几点。

1. 进行有关身体变化的指导　对少年患者进行有关生长发育的教育，减少其对身体变化的不安和焦虑。

2. 进行有关疾病的健康指导　避免少年患者对疾病的一知半解而产生紧张和恐惧，指导他们以恰当方式释放情绪，避免走极端。

3. 尊重少年患者的独立意识　在护理中应尊重少年患者的意见和想法，接受和支持少年合理的意见，让少年患者积极参与自己疾病的治疗过程。

## 二、青年期患者的心理护理

### （一）青年期患者的心理特征

青年期也称为成年初期，是个体从不成熟逐步走向一个相对成熟的发展时期。在此期其生理和心理的发展达到成熟水平，并进入社会，承担社会义务，开始恋爱、结婚等。总之，此期个体面临着一系列繁重、艰苦和复杂的发展任务，维护心理健康非常重要。此期的患者通常表现出：① 对患病的震惊，多数人否认患病，对医生的诊断怀疑，但当症状明显时或确诊后又非常紧张、焦虑和不安。② 主观感觉异常，关注身体变化。青年期患者正处于学业、就业、婚姻等的关键时期，一旦患病，他们特别担忧疾病会耽误和影响其学习、工作和婚姻。因此，对身体变化尤其敏感。③ 情绪不稳定，对疾病的反应强烈而不稳定，当疾病有好转时容易盲目乐观，不认真遵从医疗护理计划；当疾病波动或病程较长或可能留下后遗症时容易自暴自弃，不信任护理人员，甚至走极端或放弃治疗等。

### （二）青年期患者的心理护理要点

1. 提供积极的心理支持　恋爱、结婚、就业是青年期个体重要的发展任务，护理人员应理解患者的担忧、焦虑、抱怨和不满，并给予积极的心理支持，包括鼓励家庭成员的情感支持，医生、护理人员和单位同事、朋友等的关心。

2. 提供相关信息　包括疾病治疗、护理和预后等信息。护理人员应主动征询患者的疑问，及时给予解答，满足患者对疾病探索心理的需要，正确的信息能够减少患者对疾病影响的担忧和焦虑，同时也能增加患者对治疗、护理的依从性，有利于疾病的康复。

3. 学习应对压力的能力　青年患者有很好的理解和接受能力，护理人员应提供正确的疾病信息，鼓励患者学习和应用恰当的应对挫折的技巧和方法，并指导患者学习缓解焦虑的放松技术，提高患者应对压力的能力。

# 第三节　中老年患者的心理护理

中年期(35～60岁)是人生历程中的中间阶段，个体的观察力、思维能力、记忆力等均较强，生理成熟、心理稳定，是人生的鼎盛时期。老年期(60岁以后)也称为晚年期，这一时期走向人生的完成阶段，也是实现作为人的生活价值的最后时期。老年期个体的生理、心理和社会各方面都会出现一系列的变化。

## 一、中年患者的心理护理

### (一) 中年患者的心理特征

1. 心理压力大，心理冲突明显　中年人不论在社会、还是在家庭，都处于一个承上启下的中坚地位。由于他们在家庭、社会中的特别角色，往往使他们对疾病的不良后果所带来的各种影响考虑特别多，因而疾病使他们产生的内心冲突也尤其强烈，他们因疾病而承受的心理压力也特别大。尤其是那些在事业上“如日中天”，距成功仅“一步之遥”的患者，常常陷入“要事业还是要健康”的冲突中。又如，有幼小孩子的重症患者，他们有为了孩子而求生的强烈愿望，又有担心发生意外而撇下孩子的极度恐惧；他们既有根治疾病的决心，又有担心“人财两空”的惶恐不安。

2. 疑心重，对身体变化过于担心　中年期是生理成熟的延续阶段，也是生理功能从鼎盛逐渐走向退化的转变期，这一时期各种感觉器官及功能也在发生变化，特别是更年期是生理和心理有明显变化的阶段。因此，一旦患病，中年患者的心理变化加剧，深感衰老已经来临，担心自己患有严重的疾病或不治之症，对医生的各种检查和治疗疑虑重重。

3. 行为退缩，自我中心　中年人在患病后，有的患者可出现行为退缩和自我中心，他们表现为依赖性增强，希望护理人员多照顾自己，对护理人员要求多，而且将注意力转向自己的疾病，情感脆弱，好发脾气。

### (二) 中年患者的心理护理要点

1. 充分调动患者自身的能动作用　中年人对现实和自我有比较成熟的理解，对躯体疾病和挫折的容忍力一般比较坚强，应让患者参与自己的治疗和护理活动中，他们应该是护理计划制订的参与者和实施者。

2. 学习更年期生理心理知识　对更年期患者应指导正确认识更年期生理心理的变化，消除顾虑，减少不必要的紧张和焦虑，同时应尽量减少和避免不必要的刺激，让患者保持精神愉快、心情舒畅，这将减轻身体不适感和顺利度过更年期。另外，应鼓励患者维护良好的人际关系，扩大交往，保持有规律的生活。

3. 鼓励患者合理安排时间，注意劳逸结合　护理人员应主动与患者家属或单位取得联系，帮助患者妥善处理所牵挂的人和事情，尽量减少患者在治疗期间的后顾之忧，使患者能够安心接受治疗和休息。

## 二、老年患者的心理护理

### （一）老年患者的心理特征

由于进入老年期后，个体生理功能逐渐衰退，躯体的适应能力和抵抗能力也日趋降低，各种疾病的发生率增加，而且恢复比较慢。同时，其心理活动也相应有所衰退。

老年患者对待疾病的态度相对其他年龄段患者要单纯一些，当他们认为自己基本完成对家庭和社会应尽的人生义务时，通常能比较平淡地对待病痛，对疾病的风险也比中年患者有心理准备。但是，随着现代人们健康水平的提高，老年患者也越来越重视生活质量，不再满足多活几年的愿望。他们希望医生能够解除他们的病痛，渴望拥有更健康愉快的晚年。所以，老年人一旦患病，存在以下心理变化。

1. 否认心理　老年人因害怕自己年老体弱遭家人嫌弃而拒绝承认有病，拒绝就医。

2. 恐惧心理　老年患者对疾病的估计大多比较悲观，对治愈的信心不大，病情变化或加剧时容易产生焦虑、恐惧情绪，有的老年患者还表现出易激惹和发脾气等。

3. 自尊心强　老年人一般在家庭中处于重要位置，自我中心意识比较强，喜欢别人恭顺服从，比较固执、坚持己见。在患病住院时，对年轻医生或家人的某些劝告或指导不易接受，不愿听他人的安排，如坚持原来的饮食习惯等。有时，老年患者为了显示自己的独立性，表现得争强好胜，做一些力不从心的事情，如独自上厕所，走路不要别人搀扶等。

4. 自卑和抑郁　多数老年患者住院后有孤独感和疏离感，尤其是失去配偶或无子女者更为严重。老年患者常常自卑自怜，无价值感，认为自己是多余的。有子女的老年患者，其子女探望比较少时，也容易产生被抛弃感，因而自卑和抑郁，甚至有的老年患者还产生自杀念头。

### （二）老年患者的心理护理要点

1. 尊重、重视　老年人在社会、家庭中地位失落感明显，他们需要被关注和重视，因此护理人员应亲切和尊敬地称呼他们；在不违背原则的情况下，对他们的要求应尽量满足；对他们的建议，不论正确与否，都必须仔细听取，认真对待。对无法满足的要求应和善、耐心地解释。

2. 耐心、关心　对老年患者的感觉下降和反应迟钝，如看不清、听不清、记不清、理解慢、动作迟缓等应有耐心，多体贴、多关心，要做到细致、周到。

3. 接触、沟通，消除孤独感　护理人员应花时间与老年患者沟通，鼓励家人和朋友来院探视患者，减轻患者的孤独感。针对老年人远记忆好，喜欢回忆往事的特点，组织老年患者集体活动，提供机会让老年患者回忆过去岁月中值得珍惜的事件，重温过去的成功和快乐，从而激发有利于康复的积极乐观情绪。

4. 维持生理、心理上适度的紧张　过度紧张、焦虑和恐惧影响老年患者的身体健康，但缺乏适当刺激，全部生活起居由他人替代，反而使老年患者感到整天无所事事，产生多余感和末日感。因此，应鼓励老年患者参加集体活动和做一些力所能及和日常生活中的事，这样不仅增加老年患者生活的乐趣和对生活的热爱，又能锻炼身体功能，维持老年患者神经系统的兴奋性，有利于身心健康。

5. 正确面对死亡　帮助老年患者认识死亡是每一个人最终的归宿，也是生活组成的一个部分，只有对死亡做好思想准备，不回避、不幻想，才能克服对死亡的恐惧心理，从容不迫地生活。同时，也要多给予老年患者关心和体贴，特别应鼓励老年患者的子女和亲人多陪伴老年患者，多给予情感支持，让老年患者感觉家庭和社会的温暖和生活的安全。

## 本章小结

1. 不同年龄阶段的患者对疾病的心理反应存在差异。

2. 婴幼儿期的患者应注意处理他们与母亲分离的焦虑，满足情感需要。

3. 童年和少年期的患者应关注孩子自我意识的发展，尊重和引导孩子学习和应用应对压力的方法。

4. 成年患者应充分理解和尊重，提供正确的治疗护理信息和健康指导，减轻工作、生活压力。

5. 老年患者应多关心体贴和给予情感支持。

## 思考题

1. 对 4 岁患者在诊疗阶段、住院治疗阶段应如何进行心理护理？

2. 对 70 岁老年患者在住院治疗期间应如何进行心理护理？

# 第十六章　特殊患者的心理护理

**本章学习要点：**

1. 掌握疼痛的心理因素和疼痛患者的心理护理要点。
2. 掌握临终患者的心理护理要点。
3. 熟悉危急重症患者、手术患者和传染病患者的心理护理要点。
4. 了解特殊患者的心理特征。

## 第一节　危急重症患者的心理护理

危急重症患者是指临床病情急骤危重，救治困难，随时都处于死亡威胁之中的患者。临床上常见的原因有心搏骤停、休克、昏迷、大出血、主要器官衰竭、各种急性中毒等。危急重患者除了一般患者的心理问题外，还有其特殊的心理特点，在护理过程中应高度重视。

### 一、危急重症患者的心理特征

危急重症患者由于起病急骤、病势凶猛，患者对突然发生的变故缺乏心理准备，常会导致强烈而复杂的心理反应。有关危急重症患者心理问题的研究发现，多数患者存在紧张、恐惧、焦虑、抑郁、激惹性高、敏感、多疑等心理问题，有的患者还会出现幻听、妄想及轻生念头等。危急重症患者产生强烈心理反应的原因与疾病的威胁和环境等因素有关。当患者意识清楚，目睹医护人员严肃的表情、紧张的抢救过程、各种器械如监护仪器发出的声音等都会对患者产生巨大压力，患者常常处于恐惧抢救治疗的痛苦和对生命渴望的矛盾中，产生严重的心理冲突。另外，由于疾病所致各器官功能障碍及治疗过程等都会带来脑功能的损害，也会导致心理方面的改变。危急重症患者的心理反应还根据其具体情况不同，表现出各自的特点。

#### （一）起病急且严重的患者

起病急且严重的患者，如急性心肌梗死的患者，因持续剧烈疼痛和骤然起病，常会产生严重的恐惧和紧张。患者表现为不敢移动、翻身、冷汗、惊慌失措等。患者的焦虑和恐惧常使病情加重，不利于治疗与康复。所以，及时给予心理护理非常重要。

#### （二）突然遭遇意外事故的患者

突然遭遇意外事故的患者，由于严重的急性心理创伤，疾病初期常表现为“情绪休克”状态，患者表现为惊慌、恐惧面容、缄默、木僵、表情淡漠，有时会出现愤怒和拒绝治疗等。

### （三）经过抢救生还的患者

当急危重症患者经过抢救生还，由于迫切渴望生存和康复，常会表现为以自我为中心，对其家属和医护人员产生依赖，患者角色可能出现强化。

### （四）病情重、病程长、常反复的患者

病情重、病程长、常反复的患者，如慢性心力衰竭、尿毒症等，因病情反复，有求生困难，求死不能的感觉。患者常处在一方面惧怕死亡，另一方面又怕疾病折磨和麻烦家人的心理冲突中。

## 二、危急重症患者的心理护理

### （一）沉着冷静处理患者的情绪反应

危急重症患者情绪反应激烈，求医心切，而且情绪直接影响病情，因此，在患者入院初期，特别是入院后的 48 h 内，护理人员应及时给予干预，缓解患者的紧张、恐惧和焦虑情绪，护理人员对患者关心，并与医务人员默契配合，做好心理支持和调适。

### （二）加强保护性医疗制度

对危急重症患者切忌在患者面前讨论病情，应向患者家属或单位领导交代病情，特别是预后不好的，应交代家属或其他人员不要在患者面前流露，以免影响患者的情绪。同时应做好家属的工作，使家属有充分的心理准备。

### （三）做好心理支持和调适

护理人员对危急重症患者应给予恰当的安慰和耐心指导，让患者感受到医院的温暖和安全，从而减轻患者的恐惧、紧张和焦虑不安的情绪反应。另外对患者的过激行为，如拒绝治疗、愤怒、多疑等应给予充分的理解，不能够讽刺和训斥。对患者不恰当的行为可用认知行为治疗技术，改变患者对疾病的错误认知和应对方式，使患者能够主动配合治疗与护理，充分调动患者自身的能动性。

### （四）创造舒适的治疗环境

为患者创造舒适、安全、优美的治疗环境，减少环境中的不良刺激，如各种仪器的声音，邻床患者的影响等，如遇到抢救患者时，应用屏风遮挡患者。

# 第二节　手术患者的心理护理

手术是临床上治疗疾病的一个重要手段，但同时也给机体造成一定的创伤，对接受手术的患者而言，手术无疑是一种比较严重的应激反应，这种刺激可能引起消极的心理反应，可直接影响手术的实施及预后。如果手术前过度紧张、焦虑和恐惧，可能导致呼吸心搏加快、大汗、颤抖、睡眠障碍等，影响患者血压和手术过程，严重焦虑的患者手术后疼痛和伤口的愈合等也会

受到影响。因此，护理人员应及时了解手术患者的心理特点，采取相应的心理护理措施，减轻患者的消极心理反应程度，使患者能够顺利渡过手术难关。

## 一、手术患者的心理特征

### （一）手术前患者的心理特征

手术前患者的心理反应主要是担忧、焦虑和恐惧。国内学者相关研究表明，大多数择期手术的患者术前存在明显的焦虑（76%），而必须手术和病情严重者术前焦虑比较少（24%）；另外患者入院后 24 h 的焦虑最明显，焦虑的程度和持续时间与患者的人格特点有关。艾森克人格调查（EPQ）显示情绪不稳定者焦虑程度高，持续时间比较长。患者手术前焦虑和恐惧的主要原因包括：① 患者对手术的安全性的顾虑，特别是对麻醉，害怕手术中发生意外；② 担心手术效果，对医务人员的职称、年龄、工作经验等不放心；③ 担心手术费用、家庭关系和将来的工作等；④ 惧怕手术疼痛，害怕手术环境等。

### （二）手术后患者的心理特征

手术后的心理反应与手术前的心理反应有关，一般手术前心理反应水平比较高的患者，手术后的心理反应仍维持在比较高的水平。手术后患者的心理反应特点主要包括以下几点。

1. 焦虑　术前焦虑水平高的患者，手术后焦虑仍较高；另外对手术结果期望过高的患者表现烦躁，渴望知道手术情况和效果。

2. 悲观、抑郁　一般重大手术有可能引起部分生理功能丧失、体象改变或留下后遗症等，常常使患者产生愤怒、自卑、焦虑和人际关系障碍。患者还可能因手术后疼痛、一时不能生活自理、长期卧床，难以工作、孤独等产生悲观抑郁情绪，表现为抑郁失望、自我评价降低，睡眠障碍，缺乏动力，自责，甚至出现自杀念头和行为。

3. 依赖性增强　患者术后恢复过程中可能出现依赖性增强，行为退缩等现象，表现为迟迟不敢下床活动、生活自理能力下降。

## 二、手术患者的心理护理

### （一）手术前患者的心理护理

手术前患者的心理反应水平影响手术过程和预后，而且心理反应个体差异大，护理人员应根据个体心理反应的程度和种类，进行有针对性的心理护理。术前心理护理主要包括以下几点。

1. 建立信任关系　耐心听取患者的倾诉，理解患者的担忧和烦恼。

2. 提供相关信息　手术前患者的许多心理反应多与缺乏有关信息或信息不正确有关，所以，护理人员应在手术前和术后及时提供相关信息。如耐心介绍病情，阐明手术的重要性、必要性，同时应向患者及家属介绍手术的复杂、风险性和手术方案的制订和实施的主要过程，使他们感到护理人员对其疾病和亲人的认真负责态度，增加其安全感，减少焦虑和恐惧。

3. 学习行为控制技术　指导患者学习行为控制技术，如深呼吸、放松疗法、转移注意力法等，以增加患者自我控制和调节行为的能力，减轻焦虑和身体不适。

4. 增强患者的社会支持　通过安排已经手术成功的患者同住一室,加强患者与病友之间的沟通,通过手术成功病友的现身说法,提高患者对手术的自信心和安全感。同时,应调动患者的生活支持系统,如同事、亲友等的关心、鼓励。

5. 减少环境对患者的影响　理想的手术环境应安静、清洁、整齐,各种手术器械应掩蔽,避免增加患者的恐惧和紧张。在患者手术等待过程中,应安排护理人员陪同在患者身边,不能将患者单独放在手术室等待。

#### (二) 手术后患者的心理护理

手术后患者的心理护理包括以下几点。

1. 及时反馈信息　及时向患者反馈手术情况及效果,减轻患者的顾虑。对手术是否顺利、病灶是否切除等都应及时客观地告知患者及家属,并有针对性地解除患者的疑虑。

2. 正确处理疼痛　护理人员应及早告知患者手术后几天伤口可能出现的疼痛,让患者对疼痛有思想准备。另外,应主动关心对疼痛忍受力比较差的患者,给予理解和同情,指导患者使用深呼吸、放松和转移注意力等方法减轻疼痛的不适感受,必要时可以加用镇痛药。

3. 加强手术后的康复指导　讲解有关手术后康复的知识和方法,调动患者的主观能动性,对患者的进步应及时给予鼓励。

4. 促进手术后形体部分缺失者的自我悦纳　此时的患者由于生理功能被破坏或残缺,应及时给予心理支持。鼓励患者勇敢面对现实,以积极态度看待人生,迎接生活的挑战。并主动帮助患者提出一些补救方法,使患者看到生活的希望,接纳现实。

## 第三节　疼痛患者的心理护理

疼痛是一种由急性或潜在组织损伤引起的,或以这些损伤来描述的不愉快的感知及情感体验。该定义强调疼痛不仅是一种感知现象,而且是一种多维度现象,包括认知、情感、动机和环境等。因此对疼痛的认识、评估应从多方面考虑,护理人员应了解疼痛患者的心理特点,进行有针对性的心理护理。

### 一、疼痛患者的心理特征

疼痛引起心理行为改变。疼痛不仅引起自主神经系统的反应,如心率加快、血压升高、呼吸急促、出汗、瞳孔散大、血糖升高、恶心呕吐等外,还经常伴发情绪改变和防卫反应。如患者出现烦躁、焦虑、恐惧、抑郁、容易激惹等。不同性质的疼痛所伴发的情绪反应存在很大差异。心绞痛、难产痛、严重外伤性出血、急症、危重症等疼痛引起的情绪反应以恐惧、焦虑、紧张为主要表现,生理上主要以心血管、呼吸系统症状为主;慢性疼痛如头痛、持续的腰背痛、不典型的面部痛、不明原因的腹腔痛和盆腔痛等引起的情绪反应以抑郁为主,生理症状主要为自主神经功能紊乱,如食欲减退、失眠、心悸、出汗等。

### 二、心理因素对疼痛的影响

疼痛的程度与损伤的程度或刺激的强度并不一定成正比关系,有许多研究证实了人们在完全清醒有意识状态下，损伤并不一定都感受到疼痛，切断传入神经也不一定完全使疼痛消失，如幻肢疼痛。产生疼痛的原因很多，影响疼痛的因素也很多，许多心理学家和生理学家认为疼痛并不完全是躯体问题，有很大的心理成分。心理活动可以夸大也可以缩小疼痛的强度和耐痛阈，安慰剂常能缓解疼痛的事实也证明疼痛存在心理成分。影响疼痛的心理因素如下。

#### （一）人格特征

个体的气质、性格能够影响人对疼痛的态度，进而影响人对疼痛的耐受性，有报道认为性格外向、稳定型的个体痛阈值高，对疼痛的耐受性较强。

#### （二）注意

个体对疼痛感觉的严重程度与注意力集中的方向和程度有关，如果把注意力集中在疼痛的部位，疼痛会更加剧烈，反之，转移注意力，疼痛会减轻。

#### （三）情绪状态

情绪与疼痛有明显的关系，负性情绪常和疼痛之间形成恶性循环。临床研究证实，紧张、焦虑、恐惧、抑郁等情绪是疼痛的强化剂。抑郁常引起慢性疼痛和持续性疼痛，慢性疼痛患者常伴有抑郁状态。急性和慢性疼痛均伴有焦虑、紧张和不安。紧张性头痛就是因情绪焦虑导致肌肉紧张、供血不足，代谢产物不能排除而刺激神经末梢所致。

#### （四）早期的经验

幼年时期对疼痛的经验能够影响人对疼痛的态度，从而对其成年后疼痛的感知和耐受有很大影响。如父母对小孩轻微的损伤就感到紧张、惊慌，关心过度，孩子成年后常常是一个容易焦虑和对疼痛敏感的人。

#### （五）个体对处境的认知评价

个体对疼痛的理解不同，对疼痛的感受就会发生差异。如一个认为自己毫无生存希望的癌症患者，常常表现出异乎寻常的疼痛，而一个庆幸自己死里逃生的人因欣喜若狂时，会表现出对疼痛比较高的耐受性。

### 三、疼痛患者的心理护理

疼痛产生的原因和影响因素很多，因而对疼痛患者的心理护理应采用综合的方法。

#### （一）解释与支持

耐心倾听患者对疼痛的主诉，对患者表示同情、理解和关心是对患者的重要心理支持，有利于帮助患者释放疼痛所带来的不愉快情绪，缓解患者的疼痛，另外在接受和理解患者基础上给予适当解释和指导，帮助患者认识疼痛的原因及规律性，以减轻患者对疼痛的紧张、恐惧和焦虑、抑郁的情绪。

### （二）增强自我控制和对情绪的调节能力

通过小组活动帮助患者认识自己的情绪，学习释放不良情绪的方法，如自我意志法、幽默自我开导法等，从而提高患者对情绪的自我调节能力和行为的控制能力。

### （三）转移注意力

分散对疼痛的注意力可有效地缓解疼痛，护理人员可通过与患者谈话，听轻音乐，使用分心法，重新聚焦等转移患者对疼痛的注意力，以减轻患者的疼痛。

### （四）生物反馈和松弛训练

利用生物反馈可以帮助患者认识自己的情绪与疼痛的关系，并通过松弛训练学会放松肌肉、调节焦虑情绪。

### （五）暗示治疗

实验证明暗示（包括语言、药物等）作用能明显提高个体对疼痛的耐受性，有报道称，手术后疼痛使用吗啡的镇痛效果为75%，而安慰剂的镇痛效果也达35%。医疗环境、医护语言、患者之间以及患者自身和亲属对患者疼痛的耐受性和痛阈值都有影响。护理人员应通过减少环境中的不良刺激，如拥挤、凌乱、嘈杂等减少患者烦躁不安的情绪，并通过正性言语鼓励和暗示患者，使其对控制疼痛和情绪的自信心增强。另外，还可通过语言暗示、安慰剂暗示等方法缓解患者的疼痛。

# 第四节　传染病患者的心理护理

传染病是一类受到某种病原体感染，并可以作为传染源把病原体传给其他人群的疾病。患者患病后，不仅要忍受疾病的痛苦，还要承受自己成为威胁他人的传染源的心理压力。传染病患者除了有一般患者患病后的心理反应外，还有与传染病有关的心理特点。护理过程中应当考虑传染病患者的心理特点，进行有针对性的护理。

## 一、传染病患者的心理特征

### （一）愤怒不平心理

不少传染病患者得知自己患某种传染病后，常常表现出愤怒、不平。患者一方面悔恨自己大意染病，另一方面又怨天尤人，憎恨别人把疾病传染给自己，甚至迁怒于他人，个别患者可能还产生憎恨和报复心理。

### （二）自卑

患者一旦因病需要隔离，再加上周围的人因害怕被传染而疏远患者，患者有一种被抛弃感，会感到自卑，无价值感。

### （三）孤独

由于医院对传染性疾病的隔离要求，患者自己和亲人之间都担心发生传染，由于客观和主观的原因，都会使患者感到被疏远，其社会交往的需要和爱、归属的需要得不到满足，患者会产生孤独感。同时，患者表现为不敢对人直说自己患什么病或回避一些社交活动等。

### （四）敏感多疑

由于某些传染性疾病病程长，根治比较困难，这类患者往往会产生悲观、失望、敏感和多疑，对别人的言行容易产生联想，常常主观揣度病友对自己的看法。另外他们格外关注自己身体情况，对各种化验检查结果、药物疗效、不良反应等都十分敏感和在意。

## 二、传染病患者的心理护理

### （一）尊重、理解患者

充分理解患者的苦恼和愤怒，传递对患者的尊重。护理人员在工作中的言语行为对患者影响较大。因此，护理人员在工作中应注意不能够流露出害怕被传染或对传染病患者有歧视的态度、言语或表情。护理人员的尊重、理解和接纳可减少患者的愤怒和不平。

### （二）引导患者科学认识疾病

护理人员应主动向患者及家属讲解所患传染病的性质、传播途径和预防措施。指导患者采取科学的态度认识传染病的危害性和隔离的意义，使患者能够自觉遵守隔离制度。

### （三）创造良好的环境

创造良好的修养、治疗环境，使患者在隔离治疗期间生活尽可能方便，特别是需要进行严格隔离的患者，应提供良好的家属探视条件，如电视探视等，满足其社交和爱的需要，从而减少患者的孤独感和自卑感。

### （四）树立战胜疾病的信心

某些传染性疾病根治比较困难、病程长、维持治疗时间长、易留后遗症等，容易使患者产生对治疗无信心，治疗依从性差等。护理人员应关注患者对自己疾病的看法，积极安慰和鼓励患者，帮助患者树立战胜疾病的信心。

# 第五节　临终患者的心理护理

生老病死是人生的一个自然规律。在老年病房、重症监护病房、肿瘤病房等，我们经常会看见各种各样的临终期患者，他们处于生命中最痛苦的阶段，饱受疾病折磨，强忍心理的无助、悲愤和遗憾。如何帮助临终患者安详、舒适地走完生命的最后历程，是护理人员一个重要的工作内容。护理人员应当认识临终患者的心理特点，给予积极的支持，让临终患者能够有尊严地离开人世，无憾地与亲人告别。

## 一、临终患者的心理特征

美国精神病学家 Kiibler-Ross 认为临终患者一般要经过五个心理阶段，即否认期、愤怒期、讨价还价期、抑郁期和接受期。

### （一）否认期

当患者得知病情严重时，都会感到怀疑、不承认，他们难以接受既成的事实，抱有侥幸心理，希望是医生诊断错了或仪器发生了故障，检查结果有误。患者表现为心事重重，烦躁不安，注意力不集中，四处求医或查询，患者表面上可能装得坚强，暗地里也会伤心哭泣，容易莫名其妙地发火。

### （二）愤怒期

当病魔进一步加重和侵蚀身体，患者的基本生理功能受到威胁，出现呼吸、循环、代谢、排泄等功能紊乱时，患者开始意识到自己疾病的严重性，往往会出现怨天尤人，抱怨老天为什么这样不公平，他们常常会将愤怒发泄在家属和医护人员身上，抱怨家人照顾不周，医护人员技术不精等。

### （三）讨价还价期

此阶段患者已经明确知道自己疾病的严重性和可怕性，心理特点是求生、畏死与希望。他们对家人和护理人员也不再发火，表现平静、合作。他们开始祈求上苍、多做善事，希望能够得到上天的宽恕，扭转死亡的命运。

### （四）抑郁期

病情向恶化方向发展，症状也越来越重，患者清楚自己的处境，认为死神已经接近自己，因此陷入深深的抑郁和极度的悲哀中。他们表现唉声叹气，多愁善感，认为自己病重，周围的人都要抛弃他，儿女不够孝顺等，对周围事物漠不关心，心事重重，反应迟钝等。

### （五）接受期

患者明确认识死亡即将来临，不抱任何幻想和希望，并开始在心理上做好准备。患者此时身体多半很衰弱，大部分时间都是在嗜睡状态，有的还出现幻觉、谵妄等症状。患者清醒后多希望与亲人见面，了却未了的心愿，见想念的亲人等。面对死亡的现实，患者无可奈何地接受和默认了，当患者认为自己重要的事情都安排好了，于是等待与亲人最终分别，等候死亡。许多患者对死亡有了准备，可表现出一种平和心态，但依然留恋人生，依依不舍。

## 二、临终患者的心理护理

临终患者的心理极其复杂，应因人施护，因势利导，创造条件给予患者最大的支持和安慰。

### （一）用“心”去理解患者

临终患者即将走到人生的终点，回忆一生历程的坎坷、辛酸、幸福、荣辱，患者会感到酸甜苦辣同时涌上心头，对未来的恐惧，使他们失去自尊和自信。护理人员应主动接近患者，与患者谈心，耐心倾听患者的述说，鼓励患者把心里话说出来，对患者的唠叨不能有丝毫反感，只有用心去理解患者，将心比心，才能帮助患者稳定情绪。

### （二）用“爱”去关怀患者

细心、体贴、周到的护理，亲切的话语，能让患者感到自己未被抛弃和疏远，护理人员应尽量满足患者的需要，让其感到社会、家庭、医护人员仍然像以往一样尊重他、爱护他、亲近他，这样可帮助其克服悲观、抑郁和绝望的心理。

### （三）用“情”去感化患者

1. 对否认期的患者　护理人员应耐心倾听，不要揭穿患者的心理防卫，也不要对患者撒谎。谈话时，应让患者述说他所知道的情况，护理人员应保持一种坦率、诚实和关心的态度，应使患者维持适当的希望感。

2. 对愤怒期的患者　护理人员应认识到这是临终患者正常的反应，容许患者发泄愤怒情绪，当患者发泄完毕、心情平静后再用安慰的语言对患者进行安慰和劝解。

3. 对抑郁期患者　护理人员应鼓励患者倾诉内心不愉快的情绪，多给予支持和鼓励，护理人员应多抽出时间与患者交流，多陪伴患者，对严重抑郁有自杀倾向的患者应专人陪伴，随时安慰和鼓励患者，同时要鼓励患者亲属和朋友多来探视患者。

4. 对接受期患者　护理人员可根据情况与患者公开讨论病情，帮助患者保持平静心态对待治疗和死亡，并努力减轻疾病给患者带来的痛苦，鼓励患者接受恰当的治疗，树立与疾病斗争的顽强精神。

## 本章小结

1. 危急重症患者心理反应强烈、复杂，面对疾病的突然和严重，紧张、恐惧、焦虑、抑郁明显，而且激惹性高。

2. 手术前患者对手术、麻醉、疼痛顾虑多，手术后对预后、残疾担心多，特别是有生理功能受损的患者，容易出现抑郁。

3. 疼痛是临床常见症状，其产生和变化受多种因素影响，特别是心理因素对疼痛的感受性和痛阈值有影响，通过心理护理和治疗，能够有效地减轻患者的疼痛。

4. 传染病患者患病后愤怒、孤独和自卑心理明显。

5. 临终患者一般经过五个心理阶段，即否认期、愤怒期、讨价还价期、抑郁期和接受期。护理人员应根据患者不同阶段的心理特征进行有针对性的心理护理。

## 思考题

1. 危急重症患者的心理特征是什么？如何进行心理护理？

2. 手术前后患者有哪些心理特征？该如何做好心理护理？

3. 影响疼痛患者的心理因素包括哪些？如何应用心理护理技术帮助疼痛患者？

4. 传染病患者的心理特征有哪些？该如何应用心理护理技术？

5. 临终患者各期的心理特点是什么？如何在各期应用心理护理技术？

# 第十七章　护理人员心理

**本章学习要点：**

1. 掌握护理人员心理中的有关概念。
2. 掌握护理人员应具备的心理素质。
3. 熟悉护理人员角色的权利、义务及角色失调。
4. 熟悉护理人员的应激事件及应对。
5. 熟悉护理人员的角色任务与期待。
6. 了解护理人员良好心理素质的培养。

在由“以疾病为中心”向“以人为中心”的整体护理模式的转变过程中，护理人员的作用十分明显地表现出来。护理人员的心理素质的高低、好坏直接影响着整体护理的水平和质量，进而影响患者的治疗和康复，同时，也会影响护理人员自身的身心健康。因此，要全面提高护理质量，必须首先了解和提高护理人员的心理素质。

## 第一节　护理人员心理概述

### 一、护理人员角色的概念

护理人员角色(the role of nursing staff)是指社会对护理人员所期望的行为模式及相应的心理状态。护理人员是医疗卫生系统中受过护理专业教育，掌握护理理论、技能和病房管理知识，并具有卫生保健、预防工作能力的人员。个体一旦按社会对护理人员所期望的行为模式行为，履行了其应有的权利和义务，就进入了护理人员角色。

### 二、护理人员角色的权利与义务

任何社会角色都有一定的角色权利和义务。随着医学护理模式的转变，护理已由传统的功能制护理转变为以人为中心的系统化整体护理。这就使护理人员角色的权利与义务又有了更加丰富的内涵。

#### （一）护理人员角色的权利

1. 有要求护理工作同一性的权利　护理工作的同一性是指工作的对象都是饱受疾病痛苦的患者，由于忍受病痛而常常伴有焦虑、恐惧、抑郁等心理，他们希望患病期间的治疗最好，护理最好，一切以自己为中心。又由于知识差别，理解能力的个体差异和心理活动、思维方式的不同，患者提出的要求也不同。这要求护理人员要针对不同的个体，根据不同的疾病特点在差异中求同一，选择有利于患者康复的护理方案。拒绝患者不合理要求。要求同行合作，共同满足不同层次患者的护理需求。

2. 有要求患者配合操作和维护自身职业形象的权利　患者与医护人员本身就是两个不可分割的部分，疾病的康复需医护人员与患者的共同参与，患者配合的程度直接或间接地影响到治疗效果。护理人员有要求患者听从护嘱并给予配合的权利。同时，护理人员在其工作过程中，也有权利维护自己的职业形象。护理人员的职业形象，是护理人员在护理工作中表现出来的外表、思想、语言、行为、知识等，不仅对患者的身体健康起着积极作用，而且也对护理专业的生存与发展起着至关重要的作用。

3. 有提出合理化建议并拒绝不合理治疗措施的权利　现代的护理摆脱了靠医嘱加常规的被动工作局面。护理工作不再从属于医疗工作。护理作为恢复患者健康的手段与医生的治疗目的相同而方法不同。两者既有区别又相互联系，是一个为患者康复共同合作的过程。护理人员在护理过程中有对患者的康复提出合理化建议的权利，对于医生用药，要做到认真核对，对于不合理用药，有权提出质疑，对于危害患者的行为有权拒绝操作。

4. 有享受继续教育和科研的权利　由于科学技术的迅速发展，引起了知识更新周期的缩短。护理人员为了适应社会发展，需要不断更新知识。护理人员有要求继续教育和科研的权利，以提高护理队伍的素质，使其终身接受继续教育。

### （二）护理人员角色的义务

护理人员角色的义务是其对患者、集体和社会所承担的责任，也是患者、集体和社会对护理人员的护理活动中行为的基本要求。护理人员角色的义务如下。

1. 忠于护理事业，为患者提供最佳护理的义务　护理人员既然选择了这个职业，就要忠于这个职业，忠于患者。人的生命是宝贵的，患者将自己的生命托付给了护理人员，那么护理人员就要热爱护理工作，忠诚对待患者，一切从患者利益出发。不论患者身份、社会地位、文化、经济等有何不同，护理人员均应全心全意为其提供最佳的护理服务。

2. 维护患者权益的义务　护理人员是患者的天使，被赋予了温柔、善良的职业形象。因此，在护理活动中，护理人员应当将患者的病情、护理措施等如实告知患者，及时解答其咨询，并注意谈话的艺术性、病情介绍的真实性、用药治疗的合理性，让患者明明白白看病。而当出现有损患者权益的行为时，护理人员应挺身而出，维护患者的合法权益不受侵害。

3. 尊重患者和为其保密的义务　护理人员在执业中既要遵守职业道德和医疗护理工作的规章制度及技术规范，观察患者的身心状态，对患者进行科学的护理，出色地完成本职工作，做到正规、严谨、无菌、轻柔、熟练，又要尊重患者的尊严和权利，尊重患者个人的信仰、价值观和风俗习惯。严格执行医疗性保护制度，保护患者的隐私和秘密。

4. 提高业务，积极参与社会公益活动的义务　作为一个合格的护理人员，不但要有高尚的职业道德，还要有精湛的护理技术。因此，护理人员有努力钻研业务，更新知识，不断提高专业技术水平的义务。同时，护理人员有承担预防保健工作、宣传防病治病知识、进行康复指导、开展健康教育、提供卫生咨询的义务，以及参与国家和社会公益救助活动并服从调遣的义务。

总之，护理人员角色的权利与义务是相互联系的，是保护生命、减轻痛苦、维持健康、促进康复的基础。

## 三、护理人员角色的任务

自20世纪以来，随着医学模式的转变，护理逐步确立了以人为中心的整体护理思想。护理人员除了承担执行医嘱、照顾患者的职责外，还担负着多种任务。

### （一）照顾与关怀的任务

“照顾、人道、帮助性关系”道出了护理的内涵与核心，无论社会、医学、护理发展到哪一个阶段，照顾都将是护理人员最基本的任务。护理人员用自己所掌握的专业知识与精湛的专业技术为护理对象提供最为人性化、科学的照顾。正是这一点，护理人员才被认为是天使，护理工作才被看作是崇高的职业。

现代护理，提倡在高质量照顾的同时，以“关怀”为核心，提供心理支持与关怀，通过态度和言行来表达对患者的关心。在满足其生理需要的同时，满足其心理的需求，最大限度地发挥他们的主观能动性，恢复健康，返回社会。

### （二）执行与监督的任务

医生的治疗计划中有很多是通过护理人员的协助配合完成的。为了患者的安全和权益，护理人员在执行医嘱的同时，应监督诊疗措施的准确性和合理性。

### （三）沟通与保护的任务

沟通在护理工作中至关重要，现代护理学要求护理人员与医生、患者及其家属及其他从事健康专业的人员紧密合作，并有效地协调各专业人员之间的关系，共同完成患者的治疗与康复工作，满足患者的生理、心理和社会的需要。尤其是与患者，在照顾、安慰、指导、决策等工作中，无一不存在沟通。沟通的质量在一定程度上决定了护理的效果，没有有效的沟通交流，就不能保证良好的医疗秩序和护理措施的有效实施。

我国尚处于人权、道德与伦理逐渐发展完善的过程中，人们的自我保护意识在不断加强，随着医学的发展，各种新技术、新仪器、新药物的应用，患者权益受到伤害的可能性就会加大，作为保护者的护理人员，就要为患者创造一个安全的环境，采取适当的措施避免伤害，保护患者的人权与法定权利。

### （四）决策与管理的任务

护理人员在实施任何护理行为前，如对患者进行评估，做出护理诊断，评价护理效果等，均需运用决策技能，根据每个患者的具体情况，制订出最适合患者的护理计划。做决策的形式有护理人员独立完成、与其他护理人员共同完成、与患者及其家属共同完成。

医疗、护理工作是否能够顺利进行，离不开每一个护理人员的管理与协调。如有计划、有组织地合理分配和利用各种人力、物质资源，满足患者的需要。此外，为服务对象安排病房、制订护理计划、组织诊疗和实施护理措施等，均要运用到管理知识。

### （五）咨询与指导的任务

随着自我保健意识的增强，人们更加重视促进健康和维持健康的能力，特别是患病的人更迫切希望了解有关自己疾病、治疗、预后的信息。由此，在护理领域中，又增设了健康促进、健康教育等学科，以适应现代社会发展的需要。也就是说，护理人员不仅要对患者的躯体疾病提供治疗性服务，告诉患者有关疾病、治疗和预后的情况，还要进行有关健康和疾病知识的咨询与指导，帮助他们识别和应对心理应激或社会问题，提供心理关怀服务。

### （六）教育与学习的任务

在帮助患者恢复健康的过程中，护理人员承担着教育的任务。一方面，护理人员向患者及家属解释健康的概念、疾病发展情况，自理活动等，传授疾病的预防和康复等知识；另一方面，护理人员之间要互相学习，并向下一级护理人员传授自己实践中的经验。同时参与临床带教，帮助实习护生、新护理人员尽快进入护理角色，更好地完成护理工作。随着社会的进步，医学的发展，护理人员只有不断更新护理知识及提高专业技术水平，才能巩固和提高护理的专业地位。因此，护理人员要不断接受在职训练和继续教育，增进对护理新知识的理解与应用，学习的重点主要是临床护理职业技能，同时学习各种理论作为发展技能的基础，如参加各种业务学习班、学术活动等，以达到知识全面化。

### （七）研究与改革的任务

任何学科的发展离不开研究工作，运用科学研究的方法解决护理实践、护理管理、护理教育、护理伦理等各领域的问题是护理人员的任务。护理研究在促进护理专业发展的同时，也为护理实践提供了理论基础。在从事护理工作时，护理人员可以帮助专门的研究人员收集资料，以完成研究工作；也可以在实践中通过应用来检验护理研究成果，以推动护理事业的不断发展。

## 四、护理人员角色的期待

从心理学角度讲，角色期待是人们在特定的社会环境或历史条件下，对人们内在素质之外行为上的主观愿望，具有鲜明的时代特征。护理人员角色与其他社会角色一样都有社会期待，而护理人员的角色期待主要来自于工作中的合作伙伴医生及护理服务对象患者。随着社会的进步、医疗技术的发展和整体护理的实施，医生及患者对护理人员角色的期待也会不断地发展和变化。

### （一）患者对护理人员角色的期待

随着社会的进步，人们对护理人员个体的角色要求会越来越高。护理人员不仅要负责治疗操作，而且要宣传健康及防病治病知识，了解患者的心理需要，做好患者的心理疏导，努力改善患者的心理状态，使患者保持乐观的情绪，树立战胜疾病的信心。所以护理人员角色的期待，被患者赋予了更丰富的内涵。

1. 对护理人员思想品质的期待　护理人员的职业是倡导爱心、奉献的职业。一名合格的护理人员除了要有专门的医学、护理学知识和精湛的技术外，还必须具有良好的思想品质，这样才能取得患者的信任和充分合作，才能使患者把护理人员当成朋友、当成亲人，才能建立良好的护患关系。因此，患者期待护理人员具有良好的政治思想素质，热爱专业，具有爱心、耐心、细心和高度的责任心，尊重患者的人格、尊严，随时为患者着想，对患者体贴入微、服务周到，当患者需要时，能随时给予关心和支持。

2. 对护理人员职业形象的期待　形象是指能引起人的思想或情感活动的具体形状和姿态。形象美是形式和意向的有机结合所呈现出来的美。患者期待身边的工作人员衣着、颜色、式样应大方、简洁，给人以舒适、稳重、美的享受。期待护理人员语言谨慎、讲文明、懂礼貌、文雅有度、举止端庄大方、经常面带微笑，给人以亲切、温暖的感觉。

3. 对护理人员业务能力的期待　随着现代化诊疗技术的迅速发展，各种先进治疗仪器的使用，大大提高了患者的临床治愈率和身心健康质量。如果设备虽然先进，但操作不熟练或不精通，条件虽然优越但不能科学、有效地运用，都会给患者造成一定的困扰。因此患者期待护理人员有熟练的护理操作技能，有扎实的专业理论知识，有较强的临床应变能力，有强烈的求知欲望，刻苦钻研，勤奋学习，做到博学多闻，工作中精益求精、一丝不苟、勇于探索、敢于创新，去探求最佳的治疗护理方法。

4. 对护理人员心理素质的期待　护理人员的心理素质包含职业道德、善良、爱心和同情心。一个没有同情心的护理人员有可能在一定情况下产生过激行为，一个没有爱心的护理人员，在自身与他人发生利益冲突时，更易表现出自私，甚至发生损人利己的行为。因此患者期待护理人员心胸开朗豁达，富有感染力，善于观察病情，有同情心，自强、自尊、自爱，性情沉稳，思维敏捷，干练果断，不把工作及个人生活中的不愉快发泄到患者身上。

### （二）医生对护理人员角色的期待

医疗和护理是两个不同的学科，有着各自独立的体系，但在临床医疗过程中两者是密不可分的，在治疗疾病整个过程中发挥同等重要的作用，两者缺一不可，二者是建立在一种“并列－互补”的新型医护关系下的合作伙伴。因此，医生对护理人员角色也有着不同的角色期待，以满足患者恢复健康的各方面的需求。

1. 对护理人员思想品质的期待　在工作中护理人员与医生接触最密切，护理人员的一言一行都会影响医生的工作、心态和行为，尤其是护理人员的道德品质、敬业精神及对待工作的态度和责任心，会给医生的诊疗工作造成极大的影响。因此，医生期待护理人员有高尚的道德情操，热爱护理专业，有为护理事业无私奉献的精神；尊重、爱护患者，能想患者之所想、急患者之所急，无论贫富贵贱，均一视同仁；对工作精益求精，极端负责，具有高度的责任心；乐观向上，开朗，能给医生以心理上的支持。

2. 对护理人员专业技能的期待　专业技能包括专业理论知识和专业操作技能，是评价护理人员专业水平的重要指标。只有护理人具备了良好的护理专业知识，才能及时、准确、有效地与医生合作，只有护理人员具备了高超的护理操作技能，才能在为患者提供各种技术操作时实现舒适、安全、有效。因此，医生期望护理人员有扎实、丰富的医学理论知识，敏锐的观察能力，娴熟的护理操作技能，及时发现患者的病情变化，及时通知医生，有能力对患者的治疗提出合理化建议。

3. 对护理人员人文科学知识的期待　护理学的发展与人类社会的发展和人类社会的文明进步息息相关。随着医学模式的转变，护理人员不仅要在医院为患者提供护理服务，还需要将护理服务扩展到社区和社会，为健康的人群提供保健。因此，医生期望护理人员除具有较丰富的医学知识外，还要具有社会科学、人文科学等多学科的知识，如美学、心理学、社会学、人际交际学等方面的知识，能够运用整体观评估、分析和满足个体和群体的生理、心理、社会、精神、文化、发展等方面的需要，帮助服务对象获得最大的健康。

4. 对护理人员沟通技巧的期待　护理人员是医疗保健机构中的重要成员，在进行护理服务时，既需要与服务对象及其家属建立起良好的专业性人际关系，也需要与医疗保健机构中的其他医务人员保持良好的人际关系，以增进彼此之间的合作。因此，医生期望护理人员具有良好的人际沟通能力，能够解决在医疗、护理过程中出现的各种可预测及不可预测的问题，尤其是能与医生建立起良好的合作关系，在患者面前尊重医生的工作，注重树立和维护医生的形象与威信，为医生的诊疗活动创造一个和谐的环境。

5. 对护理管理能力的期待　护理管理是医院管理的重要组成部分，其作用可以使护理子系统得到最佳运转，提高护理质量，保证医疗任务的完成。使病房井然有序、整洁安静，各种设备、物资保持在随时备用和性能良好状态，为患者创造良好的治疗环境，保证患者身心在最佳状态接受准确、及时而连续的治疗和护理。因此，医生期望护理人员要敢于和善于管理，能够充分地发挥病区人、财、物、时间和信息的作用，以保证医疗护理活动的正常进行。

## 五、护理人员的角色失调

现代医学和护理学的高速发展给护理工作提出了更高的要求，面对新的挑战、面对高难度的技术与理论要求、面对新的伦理道德冲突与困扰，常使护理人员身心疲惫、力不从心，逐渐陷入角色的矛盾与困惑当中，产生角色失调。

### （一）护理人员角色失调的类型

护理人员从事护理工作就要进入护理人员的角色，要求其自身的行为模式和文化习惯适应护理工作的需要，符合置身于护理对象的地域环境并能与他们相互共处，实现在心理上容纳护理对象，在行为上适应护理工作。但有的护理人员在角色适应和转变过程中会受到各种因素的影响，产生一些不适应护理人员角色的行为，发生角色失调。

1. 角色缺如　是指护理人员不能以其角色行为对待患者和工作。可发生在患者不配合、提出不合理要求时，或发生在患者因角色转换不当而出现异常行为表现时。有时也发生在护理人员个人身心健康状态欠佳等情况时。如一位刚住院被诊断为癌症的患者，当他对护理人员述说夜间因癌性疼痛及对疾病的恐惧，难以入睡时，患者的本意是希望得到护理人员的同情和心理支持，但护理人员却说："得病哪能不痛苦，癌症是世界性疑难病症，害怕也没用，谁也没办法。"这位护理人员在此时就没有表现出与其角色相适应的行为。

2. 角色冲突　角色冲突是指个人难于满足不同角色的各种要求时的心理矛盾。由于每一个护理人员在特定的社会环境中扮演着不同的角色，而每一角色又都承担着一定的责任和义务，因此在履行角色行为时，角色与角色之间或在角色内部常发生冲突，并引起角色紧张。

如一位护理人员正在病房抢救一位生命垂危的患者，突然接到孩子生病的消息，要她迅速回家。此时，抢救患者是她护理人员角色赋予的职责，而立即回家照顾生病的孩子是她做母亲不可推卸的另一角色责任。

3. 角色不完善　主要是指科学文化知识、护理学专业理论与技能、人际交流与护患沟通技巧等知识的缺乏，而导致护理人员的角色行为未达到预期的角色期望。如在给一位高血压患者做出院指导时，告知患者出院后要建立良好的生活方式，但却不能详细告知患者良好的生活方式都包括哪些内容，又该如何建立，从而使这位患者在出院后的不久，因高盐饮食、饮酒过度致血压居高不下，再次住院治疗。

4. 角色强化　由于长期从事护理患者的工作，有的护理人员会不自觉地出现一种定势心理。视自己为“母亲”或“照顾者”，把护理对象视为“弱者”和“被照顾者”。例如，对于慢性病患者，护理人员本应调动其积极性和主动性，让他们主动参与护理与自护。而有的护理人员则认为患者“什么都不懂”“什么都不知道”。把自己当成是护理活动的决定者、主宰者，患者应完全听从护理人员的安排和处理，被动服从，这是角色行为增强的一种表现。

### （二）护理人员角色失调的原因

1. 社会低期望值与职业高发展目标间的差距　“社会低期望值”是指人们因受传统习俗、社会偏见等影响，而对现代护理人员角色的社会职能做出的较低评价。“职业高发展目标”则是指当今护理人员、尤其是接受了高等护理教育的护理人员，她们对自己所从事专业未来的发展有着充分认可。如果上述两者相距甚远，就可能对护理人员角色的发展造成不利影响，如目前社会上仍有相当一部分人认为，护理工作只是简单的打打针、发发药而已。而在实际工作中，受过高等护理教育的护理人员，却对自己这个职业的未来发展有着设定的目标，由衷希望得到社会公众的广泛认同，反感他人对护理专业的误解或低估。面对来自于社会低期望值的各种议论，会使一些护理人员产生消极心理，而发生角色失调。

2. 专业取向与现实的差异　从我国护理人员的从业来看，许多护理人员刚开始是带着对“白衣天使”的神圣形象的向往和美好憧憬而投身于护理工作中的，她们对护理工作的内涵尚缺乏足够的认识。当她们置身于实际护理工作，做着一些不易被他人所理解的日常琐事时，就容易对专业价值产生困惑、动摇、矛盾，甚至后悔。因此，护理人员的专业取向与现实的差异是导致护理人员角色失调原因之一。

3. 角色期待下的心理压力　医学心理学、医学伦理学及其相关学科对临床医学护理的渗透，给护理工作提出了更高、更难的要求，使护理人员压力增多，已经成为现代社会又一高压力人群。这种长期高强度的体力与脑力劳动在使护理人员身心疲惫的同时，也使很多临床护理人员的个体感觉、态度、动机与期望等内在的负性心理经验和感受方面发生改变，导致焦虑、紧张、急躁、精神疲劳、注意力分散、自信心不足、与患者的交流能力降低等而出现护理人员角色行为的失调。

4. 社会心理支持不足　护理人员每天面对的是患者、患者家属、医生、后勤人员等，由于经验上、认识上的差别，时有矛盾发生，尤其是受到误解，甚至受到人身攻击时，很容易产生委屈、压抑等心理问题。此时，如得不到同事、家人、亲戚、朋友等的宽慰、理解和支持，就会引发护理人员角色行为的失调。

### （三）护理人员角色失调的防范

护理工作的特殊性决定了护理人员面临的压力事件较多，可来自于自身人生价值观受挫、专业知识体系不完善、情感缺失、意志匮乏、身体不适及人际沟通能力欠缺，等等，这些都会导致护理人员角色失调。因此，应注重从以下几方面防范护理人员角色失调的发生。

1. 加强职业道德建设，树立正确的人生价值观　人生价值观是人生观的基本内容之一，它是指人们对各种人生目的和社会行为意义的认识。护理工作是一项平凡而高尚的职业，其职业特点决定了护理人员一生都要把患者的利益和人类健康放在第一位。然而由于护理工作繁忙，责任重大，不被理解，特别是随着市场经济的发展，受市场经济负面因素及医院内部各种复杂因素的影响，使一部分护理人员在人生观和价值观上产生偏差，表现为服务意识薄弱，缺乏同情心，态度生硬，工作主动性差，严重影响了护理质量。因此，护理人员的人生价值观，是促进其角色行为适应的前提。护理人员应端正自己的人生价值观，树立起崇高的为人类健康服务的理想，以积极的态度，指导自己的行为，努力地适应护理人员角色，为自己所选择的目标而奋斗终生。

2. 加强人际沟通与交流，建立有效的社会支持系统　人具有社会属性，一个人不能脱离社会群体而独自生活，他每时每刻都需要与群体中其他成员进行语言、思想、观点、感情等方面的沟通与交流，以建立和谐、愉快的人际关系，激发工作热情，提高工作质量。因此，应努力建立起广泛的人际沟通网络，给予护理人员更多的理解与肯定，为护理人员营造良好的人际沟通环境，以增进护理人员之间、各科室之间的理解和沟通，使护理人员在轻松、愉悦的状态下工作、奉献，为人类的健康撑起一片蓝天。

3. 加强业务素质培养，提高应对的能力　适当的压力是一种催化剂，是前进的重要动力，但压力事件如果过强、过久地存在，就会导致护理人员发生角色失调。护理工作对象是病情复杂多变的患者，工作内容是不断发展的学科知识，服务手段是日新月异的高新技术，这些都会给护理人员造成很大的压力，如仅依靠在校期间的学校教育，是不能满足实际工作需要的。因此，要加强护理人员业务素质的培养。如增加护理人员继续教育和深造的力度，提供学习再教育的机会，营造良好的学术氛围，提供不同形式的学习交流平台。任何一种收获都需要付出辛勤的劳动，只要钻研业务，积极学习护理学知识，就能适应现代医学与护理的需要，变压力为动力，提高应对压力事件的能力。

4. 加强情感教育，完善护理人员的人格　一名护理人员具备了必需的护理学知识，并不能保证真正扮演好护理人员这一社会角色，只有具备了护理人员的职业情感，才能为扮演好护理人员这一角色提供有效的保证。积极的情感可以激发出惊人的力量去战胜困难，消极的情绪则会妨碍工作的完成。护理人员要把自己的情感控制到热爱护理专业、热爱本职工作、热爱人民当中，提高对护理工作社会意义的认识，以激发积极的情感去做好工作。正确对待负性情绪。因此，要提高护理人员的心理承受能力，改变自己原有人格某些特点，建立完整、健康的人格，使其正确对待工作、生活和学习中的压力，以满足护理对象和护理工作的需要。

## 第二节　护理人员的心理应激

许多研究表明，护理人员工作中发生的应激事件常高于医师、药剂师及一般人群。持续高水平的应激事件对护理人员的身心健康和工作质量均有明显的影响。因此，护理人员有必要了解护理工作中存在的应激事件，掌握有效的应对措施，在工作中保持健康钓心态，以便胜任护理人员角色。

### 一、护理人员常见的应激源

人在一生中会经历各种各样的应激事件。护理人员常见应激源来自以下几个方面。

#### （一）生理方面

以患者为中心的护理模式使护理人员工作从单纯执行医嘱转移到为患者提供生理、心理、社会和文化的全面照顾。护理人员既是患者治疗的执行者、医疗活动的管理者，又是患者日常生活的照顾者和支持者，这就需要护理人员既要有创造性的工作能力、不断进取的学习能力，还要有独立解决问题的判断能力和良好的沟通协调能力，从而使护理人员付出了更多的劳动和精力，加之目前国内护理人员严重缺乏，致使护理人员处于超负荷工作状态，特别是“三班倒”工作方式，日常生活没有规律，没有周末和法定节假日的定时休息，导致护理人员心神疲惫，精力匮乏，是引起护理人员心理应激的重要原因之一。

#### （二）心理方面

护理工作是一项具有较大挑战性的职业，护理人员是“职业暴露”的高危人群。每天面对的是深受病痛折磨的患者，听到的大多是痛苦呻吟，看到的是抑郁悲伤的面孔，尤其是危重濒死者、伤残者，面对各种病痛折磨和死亡的残酷现实，护理人员难免会有一种对自身价值否认的无可奈何之感，继而产生痛苦和忧伤的心境。

这种不良心理因素及职业环境造成的高度紧张易使护理人员出现心理应激。

#### （三）社会方面

随着医学的发展和医学模式的转变，社会对护理工作的要求越来越多、越来越高，要求护理人员在完成本职工作的同时，要搞好家务，参加继续教育，提高知识水平，掌握服务礼仪，熟悉相关的法律知识等，否则将面临被淘汰的危机，这些均可使护理人员产生应激。如护理队伍以女性为主体，目前在岗护理人员半数以上为已婚者，其生理特点和事业、家庭、社会中的不同角色，使她们肩负工作与家庭的双重压力。既要承担家务，培养儿女成长，赡养老人，当好贤妻良母，又要努力做好自己的工作，加之部分家属对护理工作不理解、不支持，也使部分护理人员承受很大的心理压力。又如高期望的个人价值和不相称的社会地位，使护理人员认为自己的付出得不到肯定和认可，加之部分医院管理者“重医轻护”意识根深蒂固，认为护理人员是吃青春饭的，年龄大的护理人员应当裁减掉，从而给年龄偏大的护理人员带来了一种巨大的心理压力。与同年资的医生或其他专业人员相比，护理人员晋升机会也微乎其微，使护理人员在心理上失去了平衡，产生“失落感”，造成心理不平衡，而产生心理应激。

### （四）文化方面

如风俗习惯、宗教信仰、文化差异等。护理人员在工作中建立的人际关系错综复杂，包括护理人员与患者、患者家属、同事、医生等之间的关系，这些关系如不能很好地处理，就会陷入人际关系冲突的困境，而产生心理应激。护理对象因风俗习惯、宗教信仰、文化教育等差异而千差万别，他们与护理人员之间易造成矛盾冲突，尤其是在发生冲突时，即使遇到歪曲事实护理人员也必须保持冷静、平和的心态帮助解决问题，从而使自身的感受受到压抑，做出精神妥协，产生心理应激。

## 二、应激后的常见心理问题

在临床工作中，护理人员因患者不理解、工作负荷大、社会地位较低及工资待遇差等原因，尤其是自《医疗事故处理条例》颁布以后，患者的维权意识增强，稍有不慎就可能遭遇患者及家人的语言伤害、人身纠缠、暴力侵害，甚至医疗问题的诉讼等使护理人员心理问题日益突出，表现为抑郁、焦虑、沮丧、不满、厌倦、心理疲惫、自卑、怨恨等，甚至产生冲动行为，导致人际关系更加恶化。常见的有以下几种心理问题。

### （一）抑郁、焦虑心理

护理工作强度大，突发事件多，经常接受濒死状态和死亡现象的刺激，加上夜班时要单独处理危急事件，给护理人员造成一系列生理、心理及行为的应激反应。在生理方面常表现为头痛、乏力、心慌、胃肠道不适、全身肌肉酸胀；心理方面常表现为焦虑、紧张、沮丧、不满、厌倦、心理疲惫等。

### （二）厌倦心理

因行业特点、工作性质、服务对象等诸多因素的影响，决定了护理人员沿袭几代人的传统工作模式。一部分护理人员由于常年封闭于静态环境中，重复单调、烦琐、无创意的护理工作内容，而另一部分有较高文化层次的护理人员则认为自己在这里工作是浪费青春年华，于是产生了厌倦心理。

### （三）自卑、冷漠心理

护理人员整天工作在病房，看到的是患者冷漠无情的面孔，听到的是患者絮叨失常的语言，有时还得忍受患者的侮辱。使护理人员产生“人前矮三分，在社会上低人一等”的想法，导致护理人员在外办事不愿说出自己的职业，对患者缺少爱心，认为自己对患者无论如何关爱，也得不到他们情感上的回报。因此，工作中只满足于完成日常护理工作任务，不愿与人交往，并在情感上缺乏温存、亲切、热情，产生了自卑、冷漠心理。

### （四）利己心理

在商品价值规律的作用下，在有的护理人员心目中，价值取向趋于重经济、重实惠等，便产生了利己心理。利己心理支配着他们与患者之间的情感和行为。少数道德意志薄弱者由于经不住金钱与物质的诱惑,出现了护理人员接受患者家属"吃、请、红包"等现象,败坏了医院的声誉和护理人员的形象。

## 三、护理人员应激事件的应对

当人遇到压力时,会有不同的应对方式。其应对能力因人而异。轻微的压力刺激使机体处于轻微紧张状态,可提高人们的工作业绩。而持续高强度的压力则使机体内用以适应和调节压力的能量耗竭,造成机体平衡失调,导致心身疾病。因此,应当正确地帮助护理人员应对应激事件。

### (一)帮助护理人员减轻和消除心理压力

能承受心理压力的护理人员才能够适应紧张、辛苦、复杂的护理工作,才能担负起保护人类健康卫士的责任。因此,应从以下几方面帮助护理人员减轻和消除心理压力。

1. 医院应增加护理人员编制,实行弹性排班,改变超负荷工作状态,为护理人员创造良好的工作环境和条件。

2. 护理管理者要根据工作性质制订一套切实可行的工作程序,合理安排日班、夜班工作量。并且创造一个积极向上、团结、互助,心理相容的团队,帮助护理人员达到工作的最佳状态。

3. 举办各种文体活动,增加护理人员之间的社会交往,提供心理支持,释放心理压力。

4. 当护理人员产生无法解除的不良情绪时,要帮助她们寻找正确的宣泄方式和寻求外在的支持,如向家人、亲朋好友倾诉,以调节情绪。

5. 对护理人员取得的成绩及时给予正确评价,使护理人员能充分认识自己,相信自己的能力,对前途充满信心,提高护理人员的自信心,消除挫折感。

### (二)提高护理人员自身应对能力

护理人员在工作中不可避免地会遇到各种压力,只有不断地提高自身的适应能力,才能从根本上解决问题。

1. 提高自我调控能力　护理人员自身在工作中要善于调整自己的心态,培养积极稳定的情绪,加强意志锻炼,提高自我心理调控能力,避免盲目的注意力集中和心理紧张状态。做到纠缠不烦、悲喜有度,以饱满的激情应对瞬息万变的病情变化。

2. 提高自身的业务水平　护理人员要不断加强业务学习,掌握疾病的特点及发展变化的规律,提高自身的业务水平,做到有预见性的护理,这样在夜间独自值班遇到紧急情况时就可以从容应对,从而有效地减轻处理急危患者的精神压力和紧张心理,减少差错事故的发生,以避免诱发应激。

3. 提高沟通技巧　由于患者患病以后特殊的心理变化,对护理工作比较挑剔,加重了护理人员与患者交往的紧张心理,使护患关系紧张化,因此,护理人员要掌握与患者心理沟通的一些技巧,充分理解患者的情感、心理及对护理人员的期望,与患者产生心理上的共鸣,使护患关系和谐,避免矛盾激化。

4. 提高独立思考能力　护理人员要提高自身独立思考的能力。在工作中要运用评判性思维,及时发现问题的实质,并采取切实有效的措施,为患者提供真正的优质服务。如在观察患者病情时,要善于发现患者潜在的一些危险因素,并主动采取预防措施,而不是坐等医生的命令。护理人员只有善于独立思考,才能解决好护理工作中面临的各种问题。

## 第三节　护理人员的心理素质及培养

心理素质是护理人员整体素质的一个重要组成部分。随着医学模式的转变,护理职业对护理人员素质的要求越来越高,不仅要求护理人员具有良好的身体素质和专业素质,还必须具备良好的心理素质。当护理人员的心理素质适应护理专业需要时,才能充分发挥作用。

### 一、护理人员应具备的心理素质

护理人员的心理素质(mental quality)又称为护理人员的心理品质,是个体在生理条件基础上,受护理人员职业角色化环境影响,逐渐形成适应护理职业比较稳定的综合心理品质。可表现出护理人员个体独特的精神风貌,反映护理人员个体对己、对人和对事的态度、情感及行为模式。它包含心理能力、心理品格、心理动力、自我和环境适应能力等几个方面。

#### (一)良好的心理能力

1. 敏锐的观察能力　护理人员是否具备敏锐的观察力,是衡量护理人员心理素质的首要标准。准确的诊断、良好的疗效、优质的护理均离不开对患者病情的观察。如瞳孔的大小、呼吸的气息等微小的改变均反映着病情的变化,提示着诊疗的信息。若能及时捕捉,会有重大发现并做出正确决策。护理人员要善于从患者的言谈、行为、情绪极微小的变化中去发现他们的内心活动,及时帮助患者解决问题。

2. 准确的记忆能力　良好而准确的记忆力是完成护理任务的重要条件,是每个护理人员必须具备的能力。护理工作是极其繁杂而又紧张的,需要有很好的准确的记忆力方能胜任工作,如护理人员不仅要记住所负责患者的病情变化和所有药物的名称、剂量、配伍禁忌,还要记住患者做检查或治疗过程的每一细节步骤等。一旦记忆有错,轻则贻误病情,重则造成事故。

3. 创造性的思维能力　思维能力是人能力结构的核心,也是能力水平的标志。是对事物分析、综合、归纳、推理、判断和解决问题的能力。如在临床工作中,患者千差万别,病情千变万化,要做出准确诊断、有效护理,护理人员必须要有独立的创造性思维,为患者提供个性化的护理活动。而不是盲目地、机械执行医嘱,在病程、病情的动态变化中发现问题,运用求异思维的方式去独立分析,然后提出自己的观点。如此,才能做到心中有数、适时应变、堵住漏洞。

4. 优良的注意能力　护理工作头绪繁杂,患者的病情又变化多端,护理人员应具备"注意"的全部素质。既要有注意的稳定性和灵活性,还要有注意的分配性和广阔性,这样才能聚精会神、沉着稳定地为患者长时间地做某项护理,才能"眼观六路、耳听八方",把自己繁杂的工作内容"尽收眼底",心中有数。

### （二）高尚的心理品格

护理人员要乐观、开朗，情绪稳定，以热情、愉快、饱满的态度面对患者，使患者产生亲切感、信赖感，使患者产生愉快的情绪体验。对人要真诚、正直，对己要自信、自尊、自强，严于律己和谦虚谨慎，并具有较高的慎独修养和诚实的品格。要有高度的同情心和责任感，对待工作认真负责、一丝不苟，满腔热情地去关怀、体贴患者，把患者的痛苦当作自己的痛苦，竭尽所能解除患者的痛苦。

### （三）积极的心理动力

热爱祖国、热爱护理事业，是护理人员产生积极心理动力的源泉，是出色完成护理工作的内在推动力。一名优秀的护理人员必须具有献身护理事业的崇高理想和信念。有了它，护理人员才能主动关心患者，满腔热情地为患者服务，并从中体验到乐趣，为从事救死扶伤的工作而感到自豪。只有具备了积极的心理动力，护理人员才能把患者的生命和痛苦看得高于一切，才能无私奉献，也才能在工作中视患者如亲人，设身处地为患者着想，才能千方百计地解除患者痛苦。

### （四）良好的自我和环境适应能力

自我和环境适应能力是维持护理人员心理健康、顺利完成护理工作的重要因素。积极而稳定的情绪是护理人员良好自我和环境适应能力的体现，是做好护理工作的重要条件。护理职业要求护理人员不仅要富有爱心和同情心，而且对自己的情绪和情感能做到适时的调节和控制。一个有很好情绪调适能力的护理人员，遇事会不慌、纠缠会不怒，悲喜会有节和激情会不露等。

## 二、护理人员心理素质的培养

根据护理人员心理素质的五个方面，在培养护理人员时应该将心理品格塑造、心理能力培育、心理健康维护、心理动力的激发统一起来，全面实施，以便形成合力，发挥出整体心理教育的效能，培养出适合新世纪的合格护理人才。

### （一）护理人员心理素质培养的原则

1. 学校教育与社会实践相结合　医学院校是对护理人员进行职业教育的场所。教师应在教学活动中始终贯穿职业道德与价值观的教育，使学生在学校期间就有明确的人生目标，树立正确的世界观、人生观和价值观。同时，引导学生在正确理论指导下，不断加强实践的锻炼，使其在学习和社会生活中不断提高自己的认知水平，调控自己的情绪、情感，坚定其择业信念，培养自己的坚强意志，塑造自己的健全人格，适应社会的需要。

2. 规范教育与自我调控相结合　在护理人员心理素质培养的过程中，严格的规范教育是基本训练的核心。“没有规矩，不成方圆”，要教育护理人员严格遵守职业道德、操作规范，使之在执业行为中成为护理人员习惯化的行为。同时应结合自我调控的培训，调整自己的心态，控制自己的行为，适应环境的要求。积极培养自我调控的能力是良好心理素质的基础。

3. 理想模式与现实榜样相结合　护理人员心理素质的培养是以最终符合社会需求为目标的。应注重对护理人员进行职业理想教育，使之成为护理人员奋斗的目标。但护理人员角色的现实形象与理想模式间的距离，容易给护理人员造成职业价值的困惑。因此，应结合临床实践中涌现出的一些先进人物，以他们高度敬业爱岗精神、高尚品格、良好的心理素质、踏实的工作作风来引导、教育护理人员树立献身护理事业的坚定信念，使之成为护理人员追求职业理想目标的现实楷模，使周围护理人员学有榜样，赶有目标，达到找出差距、制订目标、不断修炼、完善自我的目的。

4. 严于律己与宽以待人相结合　护理人员应从平凡小事做起，虚心接受别人的批评，“闻过则喜”，谦虚谨慎，自尊自强，在个人独处时也能遵守道德原则与规范，做到“慎独”。对待他人，则要真诚，以宽大的胸怀去理解和接纳别人。

### （二）护理人员心理素质培养的方法

护理人员良好的心理素质不是天生的，而是通过接受教育和自我学习，在护理实践中逐步培养和形成的。要培养良好心理素质，塑造正确的执业行为，培养高尚的道德修养，还需要多方面支持。

1. 塑造崇高的理想，完善心理品格　有了献身护理事业的崇高理想，才能理解护理工作的价值和意义。只有形成护理人员是世界上最宝贵生命和健康的守护者，为患者服务是自己的天职的信念，才能爱护、关心和同情患者，为从事这一神圣的工作而感到光荣和自豪；才能对护理工作产生浓厚的兴趣，热情、主动地工作，力求把护理工作做得精益求精，获得自我实现的满足感；才能像护理前辈那样，把毕生的精力奉献给护理事业，视维护人类健康为已任，全心全意为患者服务。在心理品格塑造中注意加强专业思想教育，融入现代护理专业创始人南丁格尔及我国护理前辈敬业爱岗精神，强调社会只有分工不同，没有职业的高低贵贱，只要自己努力，行行出状元，激发爱专业、学专业的动机，从而树立起献身护理事业的崇高理想。

2. 结合临床实践，提高心理能力　良好的心理能力是合格护理人员的必备条件。心理能力包括思维能力、调控力和记忆力等。心理能力的培养除了通过护理新知识、新业务和新技术的学习及护理课题的探索和研究外，还要不断地寻求临床护理实践的支持，挖掘和开发护理人员应对心理冲突的心理潜能。因理想与现实相结合才能实现，理论在实践运用中才得以验证，心理能力在提供护理服务中才能得到冶炼。所以，临床护理实践是培养护理人员良好心理能力的重要途径，培养护理人员的心理能力必须注重与实践相结合，在实践中有意识地锻炼护理人员的心理适应能力，使其能够适应和处理各种复杂的问题，能够在抢救患者时，忙而不乱、沉着冷静、有序。

3. 开展心理健康教育，完善个性特征　心理健康是指个体能够适应当前和发展着的环境，具有完善的个性特征，认知、情绪反应、意志行动都处于积极状态，并保持正常的调控能力。可通过心理健康讲座、报刊、网络、咨询门诊等方式，开展多层次、多形式的心理健康教育，把心理健康知识普及到每个层面，使护理人员从中学会应对挫折的各种策略，提升心理健康水平，提高心理适应能力。在心理健康教育中，应强调不合理认知对心理健康的影响，注意引导护理人员转换角度看问题。“横看成岭侧成峰，远近高低各不同”，这句古诗表述的就是对同一件事从不同角度考虑,结果就会大不相同。“天下本无事,庸人自扰之”,心理的不愉快多是自己造成的。因此,看问题要从好的一面去看,对待现实要乐观,要学会自我调控心态,减轻或消除不良情绪,维护自己的心理健康。

4. 学习放松和交流技巧,提高适应能力 一个人的心情是高兴还是悲哀,取决于个体对待事物的态度,事物本身并不能直接影响个体的心情。面对护理工作中的种种不尽如人意,护理人员应努力寻找工作中的乐趣,选择积极情绪和积极的生活动力,不要抱怨工作的艰辛和紧张,埋怨不能解决实际问题,只会有害心身健康。要努力工作,争取成绩,以获得成就感,同时也要劳逸结合,积极参加一些自己喜欢的文体活动,放松心情,调节自己紧张的生活。掌握调节不良情绪的技巧,保持良好心境。每个人都希望能在一个和谐舒心的人际环境中工作和生活,而要营造这样的环境,护理人员在与他人交往中除了要树立良好的交往动机外,态度要真诚、适度,不虚情假意及过度恭维和傲慢,要善于发现和赞扬他人的长处,宽容、豁达,体谅他人。还应多做有益于发展人际关系的事,多开展谈心活动,缩短人与人之间的心理距离。通过自己的努力,实现人际交流,达到人际和谐,使自己融入集体中,获得归属感。

5. 学习人文知识,激发心理动机 培养护理人员良好的心理素质,仅凭热爱护理工作、有兴趣从事护理职业、有顽强的探求知识的欲望及不断探索护理领域奥秘的决心和为护理事业献身的高尚心理品格激起的热情是远远不够的,还要求护理人员应掌握心理学知识、社会学知识及伦理学知识。只有掌握了心理学的知识,掌握心理活动变化、发展的规律才能有效地加强自身锻炼,提高自己的心理素质。只有掌握了伦理学的知识,才能了解在现实社会里人们的言行和品德应受哪些规范的约束,才能培养自己的护理道德修养。只有掌握了社会学知识,才能懂得社会中人与人、人与社会交往的联系及相互影响的规律。

## 本章小结

1. 护理人员角色是指社会对护理人员所期望的行为模式及相应的心理状态。

2. 任何社会角色都有一定权利和义务的行为模式,护理人员角色也有其相应的权利和义务。

3. 护理人员角色担负着照顾与关怀、执行与监督、沟通与保护、决策与管理、咨询与指导、教育与学习、研究与改革等多种任务。

4. 护理人员角色的期待包括:患者和医生对护理人员角色的期待两大方面。

5. 护理人员由于受多种因素(压力大、社会偏见等)的影响,出现各种角色失调(角色缺如、角色冲突、角色不完善、角色强化),护理人员应正确面对,调适自己的心态,努力适应护理人员角色。

6. 导致护理人员应激事件的因素很多,既有客观因素,又有主观因素。

7. 护理人员因其工作对象、工作环境、社会地位、社会风险、压力等原因,不可避免地使护理人员产生各种心理问题,常见的有抑郁、焦虑、厌倦、自卑、冷漠和利己心理。

8. 作为护理人员应掌握控制应激的方法,增进身心健康,提高护理工作质量。

9. 心理素质是指做好护理工作必须具备的心理状态和个性特征。护理人员应具备的心理素质有:良好的心理能力、高尚的心理品格、积极的心理动力、良好的自我和环境适应能力等。其培养方法有：塑造崇高的理想，完善心理品格；结合临床实践，提高心理能力；开展心理健康教育，完善个性特征；学习放松和交流技巧，提高适应能力；学习人文知识，激发心理动机等。

## 思考题

1. 假如你是一位护理人员，你将如何面对护理工作中的压力？

2. 患者住院期间，一位护理人员对他态度冷淡，漠不关心，使患者心理上很不舒服。这个护理人员缺乏的是什么？

# 参考文献


[1] 曹海威,李铁.心理学基础.北京:科学出版社,2004.
[2] 曹枫林.护理心理学.2版.北京:人民卫生出版社,2007.
[3] 陈力.医学心理学.北京:北京大学医学出版社,2003.
[4] 车文博.西方心理学史.杭州:浙江教育出版社,1998.
[5] 戴晓阳.护理心理学.北京:人民卫生出版社,1999.
[6] 杜文东,张纪梅.医用普通心理学.北京:北京科学技术出版社,2003.
[7] 杜文东,吴爱勤.医学心理学.南京:江苏人民出版社,2004.
[8] 杜志敏.心理素质与综合能力训练教程.北京:化学工业出版社,2001.
[9] 方芸.护理心理学.石家庄:河北教育出版社,1996.
[10] 郭念锋.心理咨询师培训教材.北京:民族出版社,2005.
[11] 龚维义,等.发展心理学.北京:北京科学技术出版社,2004.
[12] 郭少三.医学心理学.北京:高等教育出版社,2006.
[13] 郝伟.精神病学.4版.北京:人民卫生出版社,2001.
[14] 侯玉波.社会心理学.北京:北京大学出版社,2002.
[15] 胡佩诚.医护心理学.北京:北京医科大学出版社,2002.
[16] 季建林.医学心理学.3版.上海:复旦大学出版社,2001.
[17] 蒋继国.护理心理学.北京:人民卫生出版社,2004.
[18] 姜乾金.医学心理学.4版.北京:人民卫生出版社,2004.
[19] 江中立.人体发育学.修订版.北京:华夏出版社,2005.
[20] 金盛华.社会心理学.北京:高等教育出版社,2005.
[21] 井西学,刘隆祺.医学心理学.北京:科学出版社,2006.
[22] 李百珍.青少年心理卫生与心理咨询.北京:北京师范大学出版社,1998.
[23] 李晓松.护理概论.北京:人民卫生出版社,2002.
[24] 李显凤.精神科护理学.北京:人民卫生出版社,2000.
[25] 李心天.医学心理学.11版.北京:中国协和医科大学出版社,2001.
[26] 梁宝勇.医学心理学.天津:南开大学出版社,2005.
[27] 梁宝勇.医学心理学.3版.长春:吉林科学技术出版社,1998.
[28] 梁光霞.护理心理学.3版.上海:复旦大学出版社,2003.
[29] 林崇德.发展心理学.杭州:浙江教育出版社,1998.
[30] 林崇德,等.心理学大辞典.上海:上海教育出版社,2003.
[31] 刘新民.医学心理学.2版.北京:人民军医出版社,2003.
[32] 吕武平,等.心理门诊.天津:天津人民出版社,1997.
[33] 马存根.医学心理学.2版.北京:人民卫生出版社,2003.
[34] 彭聃龄.普通心理学.2版.北京:北京师范大学出版社,2001.
[35] 邱鸿钟.护理心理学.广州:广东高等教育出版社,2002.

[36] 全国十二所重点师范大学联合编写. 心理学基础. 北京:教育科学出版社,2002.
[37] 沙莲香. 社会心理学. 北京:中国人民大学出版社,2002.
[38] 史密斯·麦基. 社会心理学. 台北:艺轩图书出版社,2001.
[39] 时蓉华. 新编社会心理学概论. 上海:东方出版中心,1998.
[40] 沈渔村. 精神病学. 3 版. 北京:人民卫生出版社,1996.
[41] 孙时进. 社会心理学. 上海:复旦大学出版社,2005.
[42] S. E. Taylor, L. A. Pwplau, D. O. Sears. 社会心理学. 10 版. 北京:北京大学出版社,2004.
[43] 王长虹,丛中. 临床心理治疗学. 北京:人民军医出版社,2000.
[44] 王颖,张金玲. 护理心理学. 北京:中国医药科技出版社,2005.
[45] 吴玉斌. 护理心理学. 北京:高等教育出版社,2003.
[46] 吴玉斌. 心理学基础. 修订版. 北京:科学出版社,2005.
[47] 萧会军,王慧. 医学心理学. 2 版. 上海:第二军医大学出版社,2003.
[48] 徐俊冕. 医学心理咨询方法. 上海:上海医科大学出版社,1995.
[49] 徐斌,王效道. 心身医学. 北京:中国医药科技出版社,1990.
[50] 徐斌,吴爱勤. 护理心理学. 北京:中国科学技术出版社,1999.
[51] 徐宗良. 心理学概论. 上海:上海医科大学出版社,1997.
[52] 杨德娣. 护理心理学. 长沙:湖南科学技术出版社,2000.
[53] 杨德森. 中国精神疾病诊断标准与案例. 长沙:湖南科学技术出版社,2000.
[54] 易法建,等. 心理医生. 重庆:重庆大学出版社,1995.
[55] 张伯源,陈仲庚. 变态心理学. 北京:北京科学技术出版社,1986.
[56] 张春兴. 现代心理学. 上海:上海人民出版社,1994.
[57] 张俐. 护理心理学. 北京:中国协和医科大学出版社,2004.
[58] 张树森. 护理心理学. 北京:人民卫生出版社,2001.
[59] 张小乔. 心理咨询的理论与操作. 北京:中国人民大学出版社,1998.
[60] 张银玲. 护理心理学. 西安:第四军医大学出版社,2003.
[61] 赵学华,葛玲. 医护心理学. 太原:山西科学技术出版社,2005.
[62] 郑雪. 社会心理学. 济南:济南大学出版社,2004.
[63] 中华医学会精神科分会编. CCMD-3. 济南:山东科学技术出版社,2001.
[64] 中国就业培训技术指导中心. 心理咨询师. 北京:民族出版社,2005.
[65] 周郁秋. 护理心理学. 2 版. 北京:人民卫生出版社,2006.
[66] 朱红. 实用心理护理技术. 太原:山西科学技术出版社,2006.
[67] 朱启臻,张春明. 社会心理学原理及其应用. 北京:中国社会出版社,2000.

# 附录一　参考实验

## 实验一　记忆广度实验

方法一

【实验目的】　了解自己短时记忆的广度。

【实验材料】　4 ~ 11 个数字的数字串。

【实验步骤】

1. 主试者于实验前先准备好 4 ~ 11 个数的数字串各一组，如：

$$\begin{cases}8、9、2、5,\\3、7、4、6,\\2、6、1、4。\end{cases}\cdots\begin{cases}7、4、9、6、1、3、9、6、8、2、5,\\6、9、4、7、9、1、7、4、2、5、9,\\1、8、2、5、1、9、8、6、8、4、3。\end{cases}$$

（4 个数字 1 串）　…　（11 个数字 1 串）

2. 主试者从 4 个数字的数字串开始念，要求 1 s 念 1 个数字，念完一串后让受试者立即复述，接着进行下一串。一组完成后，再继续下一组，实验至某一组都未能完成为止。

3. 结果计算：每通过一组为 1 分，(从 1 个数算起)，一组中的一串为 1/3 分。

例如，某一受试者通过 6 个数的全部(3 串全通过)，7 个数通过 1 串，8 个数通过 2 串，9 个数未能通过，而 10 个数又通过 1 串，那么，记忆广度 = 6 + 1/3(7 个数) + 2/3(8 个数) = 7，而因 9 个数未能通过，则不记 10 个数的成绩。

方法二

【实验材料】　记忆广度测试数字表。

| 顺背部分 | | | 倒背部分 | | |
|---|---|---|---|---|---|
| 组数 | 数字串 | 得分 | 组数 | 数字串 | 得分 |
| 1 | 3、8、6<br>6、1、4 | 3 | 1 | 2、5<br>6、3 | 2 |
| 2 | 3、5、1、7<br>6、1、5、8 | 4 | 2 | 5、7、4<br>2、5、9 | 3 |
| 3 | 8、4、2、5、9<br>5、2、1、8、6 | 5 | 3 | 7、2、9、6<br>8、4、9、3 | 4 |
| 4 | 3、8、5、1、9、2<br>7、9、6、4、8、3 | 6 | 4 | 4、1、3、5、7<br>9、7、3、5、2 | 5 |

续表

| 顺背部分 | | | 倒背部分 | | |
|---|---|---|---|---|---|
| 组数 | 数字串 | 得分 | 组数 | 数字串 | 得分 |
| 5 | 5、1、7、4、2、6、8<br>9、8、5、2、1、6、3 | 7 | 5 | 1、6、5、2、9、8<br>3、6、4、1、9、4 | 6 |
| 6 | 1、6、7、2、9、4、6、3<br>2、7、9、6、3、7、5、1 | 8 | 6 | 8、5、9、2、6、4、2<br>4、8、7、9、2、8、1 | 7 |
| 7 | 5、3、8、7、1、8、4、6、9<br>4、2、6、9、1、5、8、3、7 | 9 | 7 | 6、9、1、6、3、7、5、8<br>3、1、7、9、5、6、8、2 | 8 |
| 8 | 7、3、6、1、5、2、9、3、8、6<br>2、5、3、7、4、8、9、6、1、3 | 10 | 8 | 9、3、5、7、4、1、3、8、2<br>6、9、7、5、8、4、7、1、5 | 9 |
| 9 | 3、7、9、5、2、1、8、6、4、1、6<br>7、5、2、4、3、8、4、1、2、6、9 | 11 | 9 | 5、8、4、2、7、9、4、1、6、3<br>4、7、5、1、3、9、6、4、7、1 | 10 |
| 10 | 8、5、2、7、3、6、9、4、8、5、7、4<br>1、5、7、3、5、9、4、6、3、8、1、7 | 12 | 10 | 3、6、1、7、4、8、2、5、7、2、9<br>2、8、5、9、6、4、7、1、3、9、4 | 11 |
| 11 | 4、9、1、5、2、8、3、7、5、9、4、3、6<br>9、2、7、3、1、5、4、6、9、2、7、5、8 | 13 | 11 | 7、1、9、4、6、3、8、2、7、4、6、8<br>5、9、2、4、7、6、1、8、3、5、9、6 | 12 |

【实验步骤】

1. 主试者 1 s 念 1 个数字，念完一串后让受试者立即复述，接着进行下一串。一组完成后，再继续下一组，实验至某一组都未能完成为止。

2. 表中数字分为顺背和倒背两部分，每部分有 11 组，每组 2 个数字串。顺背部分主试者和受试者分别按正常顺序读出和复述；倒背部分，主试者按正常顺序读出，受试者按从后至前的顺序倒着复述。

3. 结果计算：以正确复述的最高组的组数得分为受试者得分（不累加）。倒背得分一般低于顺背得分，因为倒背不仅测验听觉记忆广度，还测验了数字储备及翻转能力。

4. 实验判断：5 分及格；7 分中等；9 分优秀；12 分超常。

【实验报告】 写出自己测试的结果，并结合记忆规律分析如何提高短时记忆效果。

# 实验二 注意广度实验

【实验目的】 通过舒尔特表的练习来锻炼末梢视觉、拓展视野、提高注意广度。

【实验材料】 ① 舒尔特表；② 纸、笔、秒表。

| | | | | | |
|---|---|---|---|---|---|
| 12 | 21 | 4 | 13 | 8 | 20 cm |
| 1 | 10 | 17 | 19 | 2 | |
| 23 | 16 | 5 | 15 | 9 | |
| 7 | 24 | 22 | 18 | 25 | |
| 11 | 20 | 3 | 14 | 6 | |
| 20 cm | | | | | |

【实验步骤】

1. 制表（如上图所示）每份表都画成25个小方格，全表为20 cm×20 cm的正方形。在小格内，无顺序或随机地填上1~25的数字。可按这个样式自己制作许多这样的表。

2. 在每个单独的表中，按递增的顺序迅速找全1~25个数字。

3. 用秒表计算所用时间。

【实验报告】 比较各人所用时间长短的不同。

## 实验三 气质调查实验

【实验目的】 通过气质问卷调查，了解自己气质的类型。

【实验材料】 见附录三中气质问卷调查表。

【实验步骤】

1. 仔细阅读气质问卷调查表的指导语。

2. 按指导语中的评分等级进行逐项评分。

3. 按题号将得分值记入下表，然后计算总分。

| | | | | | | | | | | | | | | | | |
|---|---|---|---|---|---|---|---|---|---|---|---|---|---|---|---|---|
| 胆汁质 | 题号 | 2 | 6 | 9 | 14 | 17 | 21 | 27 | 31 | 36 | 38 | 42 | 48 | 50 | 54 | 58 | 总分 |
| | 得分 | | | | | | | | | | | | | | | | |
| 多血质 | 题号 | 4 | 8 | 11 | 16 | 19 | 23 | 25 | 29 | 34 | 40 | 44 | 46 | 52 | 56 | 60 | 总分 |
| | 得分 | | | | | | | | | | | | | | | | |
| 黏液质 | 题号 | 1 | 7 | 10 | 13 | 18 | 22 | 26 | 30 | 33 | 39 | 43 | 45 | 49 | 55 | 57 | 总分 |
| | 得分 | | | | | | | | | | | | | | | | |
| 抑郁质 | 题号 | 3 | 5 | 12 | 15 | 20 | 24 | 28 | 32 | 35 | 37 | 41 | 47 | 51 | 53 | 59 | 总分 |
| | 得分 | | | | | | | | | | | | | | | | |

4. 根据四个总分值按以下方法判断自己的气质类型。

（1）如果某一类型气质得分比其他三种类型得分高出4分或4分以上，则可评定为该气质类型。如果该气质类型得分超过20分，则为典型型，在10~20分为一般型。

（2）两种气质类型得分相等或差异不大于3分，而且又比其他两种类型得分高出4分或4分以上，则可评定为这两种气质的混合型。

（3）三种气质得分均高于第4种，而且接近，则为三种气质的混合型。

【实验报告】 写出调查结果的实验报告（包括自己的气质类型、主要特点及如何克服该气质的消极方面和培养积极方面）。

## 实验四 心理健康调查实验

【实验目的】

1. 了解自己近段时间的心理健康状况。

2. 掌握症状自评量表（SCL－90）的使用，为今后在心理护理的工作中正确应用奠定基础。

【实验材料】 见附录三中症状自评量表（SCL－90）。

【实验步骤】

1. 仔细阅读症状自评量表（SCL－90）的指导语。

2. 按指导语中的评分等级进行逐项评分。

3. 按题号将得分值记入下表，然后计算因子分。

| | | | | | | | | | | | | | | | |
|---|---|---|---|---|---|---|---|---|---|---|---|---|---|---|---|
| 躯体化 | 题号 | 1 | 4 | 12 | 27 | 40 | 42 | 48 | 49 | 52 | 53 | 56 | 58 | | 因子总分 |
| | 得分 | | | | | | | | | | | | | | |
| 强迫症状 | 题号 | 3 | 9 | 10 | 28 | 38 | 45 | 46 | 51 | 55 | 65 | | | | 因子总分 |
| | 得分 | | | | | | | | | | | | | | |
| 人际关系敏感 | 题号 | 6 | 21 | 34 | 36 | 37 | 41 | 61 | 69 | 73 | | | | | 因子总分 |
| | 得分 | | | | | | | | | | | | | | |
| 抑郁 | 题号 | 5 | 14 | 15 | 20 | 22 | 26 | 29 | 30 | 31 | 32 | 54 | 71 | 79 | 因子总分 |
| | 得分 | | | | | | | | | | | | | | |
| 焦虑 | 题号 | 2 | 17 | 23 | 33 | 39 | 57 | 72 | 78 | 80 | 86 | | | | 因子总分 |
| | 得分 | | | | | | | | | | | | | | |
| 敌对 | 题号 | 11 | 24 | 63 | 67 | 74 | 81 | | | | | | | | 因子总分 |
| | 得分 | | | | | | | | | | | | | | |
| 恐怖 | 题号 | 13 | 25 | 47 | 50 | 70 | 75 | 82 | | | | | | | 因子总分 |
| | 得分 | | | | | | | | | | | | | | |
| 偏执 | 题号 | 8 | 18 | 43 | 68 | 76 | 83 | | | | | | | | 因子总分 |
| | 得分 | | | | | | | | | | | | | | |
| 精神病性 | 题号 | 7 | 16 | 35 | 62 | 77 | 84 | 85 | 87 | 88 | 90 | | | | 因子总分 |
| | 得分 | | | | | | | | | | | | | | |
| 其他 | 题号 | 19 | 44 | 59 | 60 | 64 | 66 | 89 | | | | | | | 因子总分 |
| | 得分 | | | | | | | | | | | | | | |

4. 统计结果。

| 因子分 | | | | 阳性项目数 | 总分 | 总均分 |
|---|---|---|---|---|---|---|
| 躯体化; | 强迫症状; | 人际关系敏感; | 抑郁; | | | |
| 焦虑; | 敌对; | 恐怖; | 偏执; | | | |
| 精神病性; | 其他。 | | | | | |

5. 依据全国常模对结果进行判断。

【实验报告】 将全班结果汇总进行分析。

# 实验五 放松疗法实验

【实验目的】

1. 掌握放松疗法的过程和方法,为今后在心理护理的工作中正确应用奠定基础。

2. 体验紧张、放松的感觉,学会自我放松。

【实验材料】

1. 松弛训练前段 (开始语)“我现在来教你怎样使自己放松。为了做到这一点,我让你先紧张,然后放松全身的肌肉。紧张与放松的意义在于使你体验到放松的感觉,从而学会如何保持松弛的感觉。好,我先让你体验一下肌肉紧张的感觉。”

“请用力弯曲你的前臂,(用手握对方手腕)与我的拉力形成对抗,体验紧张的感觉”(持续10 s);“好,请放松,尽量放松,体验感受上的差异”(停5 s);“这就是感觉与放松的基本体验。下面我将使你全身的肌肉逐渐紧张和放松,从手部开始,依次是上肢、肩部、头部、颈部、胸部、腹部、臀部、下肢,直至双脚,顺次对各组肌群进行先紧张后放松的练习,最后达到全身放松的目的。”

2. 松弛训练中段 (共分12步)

第一步:“深吸进一口气,保持一会儿”。(停10 s)

“好,请慢慢把气呼出来,慢慢把气呼出来”。(停5 s)

“现在我们再做一次。请你深深吸进一口气,保持一会儿,保持一会儿”。(停10 s)

“好,请慢慢把气呼出来,好,请慢慢把气呼出来”。

第二步:“现在,请伸出你的前臂,握紧拳头,用力握紧,体验你手上紧张的感觉”。(停10 s)

“好,请放松,尽力放松双手,体验放松后的感觉。你可能感到沉重、轻松、温暖,这些都是放松的感觉,请体验这种感觉”。(停5 s)

第三步:“现在,弯曲你的双臂,用力绷紧双臂的肌肉,保持一会儿,体验双臂肌肉的紧张”。(停10 s)

“好,现在放松,彻底放松你的双臂,体验放松后的感觉”。(停5 s)

第四步:“现在开始练习如何放松双脚”。(停5 s)

“好,紧张你的双脚,脚趾用力绷紧,用力绷紧,保持一会儿”。(停10 s)

“好,放松,彻底放松你的双脚”。(停5 s)

第五步:“现在开始放松小腿部的肌肉”。(停 5 s)

“请将脚尖用劲向上翘,脚跟向下向后紧压,绷紧小腿部的肌肉,保持一会儿,保持一会儿”。(停 10 s)

“好,放松,彻底放松”。(停 5 s)

第六步:“现在开始放松大腿部的肌肉”。(停 5 s)

“请用脚跟向前向后紧压,绷紧大腿肌肉,保持一会儿,保持一会儿”。(停 10 s)

“好,放松,彻底放松”。(停 5 s)

第七步:“现在,我们开始注意头部肌肉”。(停 5 s)

“请皱紧额部的肌肉,皱紧,皱紧,保持一会儿,保持一会儿”。(停 10 s)

“好,放松,彻底放松”。(停 5 s)

“现在请紧闭双眼,用力紧闭,保持一会儿,保持一会儿”。(停 10 s)

“好,放松,彻底放松”。(停 5 s)

“现在,转动你的眼珠,从上,到左,到下,到右,加快速度;好,现在从相反的方向转动你的眼珠,加快速度;好,停下来,放松,彻底放松”。(停 10 s)

“现在咬紧你的牙齿,用力咬紧,保持一会儿,保持一会儿”。(停 10 s)

“好,放松,彻底放松”。(停 5 s)

“现在请用力将头向后压,用力,保持一会儿,保持一会儿”。(停 10 s)

“现在收紧你的下巴,用颈向内收紧,保持一会儿,保持一会儿”。(停 10 s)

“好,放松,彻底放松”。(停 5 s)

第八步:“现在请注意躯干部的肌群”。(停 5 s)

“好,请向后扩张你的双肩,用力向后扩展,保持一会儿,保持一会儿”。(停 10 s)

“好,放松,彻底放松”。(停 5 s)

第九步:“现在上提你的双肩,尽可能使你的双肩接近你的耳垂,用力上提,保持一会儿,保持一会儿”。(停 10 s)

“好,放松,彻底放松”。(停 5 s)

第十步:“现在,向内收紧你的双肩,用力内收,保持一会儿,保持一会儿”。(停 10 s)

“好,放松,彻底放松”。(停 5 s)

第十一步:“现在请向上抬起你的双腿,用力上抬,弯曲你的腰,用力弯曲,保持一会儿,保持一会儿”。(停 10 s)

“好,放松,彻底放松”。(停 5 s)

第十二步:“现在,请紧张臀部的肌肉,会阴部用力上提,用力,保持一会儿,保持一会儿”。(停 10 s)

“好,放松,彻底放松”。(停 5 s)

3. 松弛训练后段 (结束语)“这就是整个放松过程。现在,请感受你身上的肌群,从上向下,全身每一组肌肉都处于放松状态。你的脚趾、脚部、小腿、大腿、臀部、腰部、胸部、双手、双臂、肩部、颈部、下颌、眼睛、额部。最后,你身体的全部肌肉都处于放松状态”。(停 10 s)

“请进一步注意放松后的感觉,此时你有一种温暖、愉快、舒适的感觉,并将这种感觉尽量保持 1 ~ 2 min。然后从 1 数到 5,当我数到 5 时,你睁开双眼,会有一种平静、安详、舒适、愉快、

精神焕发的感觉”。(停 1 min)

“好,我开始计数,‘1’感到平静;‘2’感到非常安详平静;‘3’感到舒适愉快;‘4’感到精神焕发;‘5’请睁开双眼”。

【实验步骤】

1. 每两个学生为一组,一人充当治疗人员,另一人充当治疗对象。

2. 充当治疗对象的同学坐在椅子上,尽量使自己感到舒适愉快,并轻轻地闭上眼睛。

3. 充当治疗人员的同学按实验材料中的内容和顺序,以低沉、轻柔和愉快的言语进行指示。

4. 完成整个过程后两人互换角色。

5. 全部完成后,在老师的指示下,请同学进入全身放松状态,并记录放松时间。

【实验报告】 写出自己全身放松持续的时间和对放松疗法的体会。

## 实验六　对应激事件的应对实验

【实验目的】 学生通过对护理过程中,护患之间冲突的情境表演,体会护理人员在面对压力源时的心理变化,掌握应对措施。

【实验内容】 结合该章节的学习,让同学自己设计几个护患之间的冲突情境,然后由同学扮演其中的患者和护理人员,共同完成整个应激事件的解决过程。

【实验步骤】

1. 学生分组,每组 6 ~ 7 人。

2. 每组由一位学生扮演患者,其他学生扮演护理人员。

3. 小组讨论,设计出体现护理过程中的几种应激事件的情境。

4. 情境表演。由扮演患者的学生表现压力事件,由扮演护理人员的学生来分别应对。

5. 以小组为单位讨论总结。

6. 教师点评。

【实验报告】 写出自己对观看护患间冲突情境表演的感受。

# 附录二　心理咨询师申报条件

根据《心理咨询师国家职业标准(2005 年版)》,心理咨询师申报条件如下。

1. 心理咨询师三级(国家职业资格三级)具备以下条件之一者:

(1) 具有心理学、教育学、医学专业本科及以上学历。

(2) 具有心理学、教育学、医学专业大专学历,经心理咨询师三级正规培训达规定标准学时数,并取得结业证书。

(3) 具有其他专业本科以上学历,经心理咨询师三级正规培训达规定标准学时数,并取得结业证书。

2. 心理咨询师二级(国家职业资格二级)具备以下条件之一者:

(1) 具有心理学、教育学、医学专业博士学位。

(2) 具有心理学、教育学、医学专业硕士学位,经心理咨询师二级正规培训达规定标准学时数,并取得结业证书。

(3) 取得心理咨询师三级职业资格证书,连续从事心理咨询工作满三年,经心理咨询师二级正规培训达规定标准学时数,并取得结业证书者。

(4) 具有心理学、教育学、医学中级及以上专业技术职业任职资格,经心理咨询师二级正规培训达规定标准学时数,并取得结业证书,连续从事心理咨询工作满三年。

3. 心理咨询师一级(国家职业资格一级)具备以下条件之一者:

(1) 具有心理学、教育学、医学专业博士学位,经心理咨询师一级正规培训达规定标准学时数,并取得结业证书,且连续从事心理咨询满三年者。

(2) 具有硕士学位,取得心理咨询师二级职业资格证书,连续从事心理咨询满三年,经心理咨询师一级正规培训达规定标准学时数,并取得结业证书者。

(3) 凡具有心理学、教育学、医学副高或以上专业技术职业任职资格,经心理咨询师一级正规培训达规定标准学时数,并取得结业证书,且连续从事心理咨询满三年者。

# 附录三　问卷与量表

## 一、气质问卷调查表

指导语：下面60题可以帮助您大致确定自己的气质类型，在回答这些问题时，您认为符合自己情况的记2分；比较符合的记1分；介于符合与不符合之间的记0分；比较不符合的记 -1分；完全不符合的记 -2分。

1. 做事力求稳妥，不做无把握的事。
2. 遇到可气的事就怒不可遏，想把心里话全说出来才痛快。
3. 宁肯一个人做事，不愿很多人在一起。
4. 到一个新环境很快就能适应。
5. 厌恶那些强烈的刺激，如尖叫、噪声、危险的情境等。
6. 和人争吵时，总是先发制人，喜欢挑衅。
7. 喜欢安静的环境。
8. 善于和人交往。
9. 羡慕那种善于克制自己感情的人。
10. 生活有规律，很少违反作息制度。
11. 在多数情况下情绪是乐观的。
12. 碰到陌生人觉得很拘束。
13. 遇到令人气愤的事，能很好地自我克制。
14. 做事总是有旺盛的精力。
15. 遇到问题常常举棋不定，优柔寡断。
16. 在人群中从不觉得过分拘束。
17. 情绪高昂时，觉得干什么都有趣；情绪低落时，又觉得什么都没意思。
18. 当注意力集中于一事物时，别的事很难使我分心。
19. 理解问题总比别人快。
20. 碰到危险情景，常有一种极度恐怖感。
21. 对学习、工作、事业怀有很高的热情。
22. 能够长时间做枯燥、单调的工作。
23. 符合兴趣的事情，干起来劲头十足，否则就不想干。
24. 一点小事就能引起情绪波动。
25. 讨厌那些需要耐心、细致的工作。
26. 与人交往不卑不亢。
27. 喜欢参加热烈的活动。

28. 爱看感情细腻、描写人物内心活动的文学作品。
29. 工作学习时间长，常感到厌倦。
30. 不喜欢长时间谈论一个问题，愿意实际动手干。
31. 宁愿侃侃而谈，不愿窃窃私语。
32. 别人说我总是闷闷不乐。
33. 理解问题常比别人慢些。
34. 疲倦时只要短暂的休息就能精神抖擞，重新投入工作。
35. 心里有话宁愿自己想，也不愿说出来。
36. 认准一个目标就希望尽快实现，不达目的，誓不罢休。
37. 学习、工作同样长时间后，常比别人更疲劳。
38. 做事有些莽撞，常常不考虑后果。
39. 老师讲授新知识时，总希望他讲慢些，多重复几遍。
40. 能够很快地忘记那些不愉快的事情。
41. 做作业或做一件事情，总比别人花的时间多。
42. 喜欢运动量大的剧烈体育运动，或参加各种文艺活动。
43. 不能很快地把注意力从一件事转移到另一件事上去。
44. 接受一个任务后，就希望把它迅速解决。
45. 认为墨守成规比冒风险要强一些。
46. 能够同时注意几件事物。
47. 当我烦闷的时候，别人很难使我高兴。
48. 爱看情节起伏跌宕、激动人心的小说。
49. 对工作抱认真严谨、始终一贯的态度。
50. 和周围人们的关系总是相处不好。
51. 喜欢学习学过的知识，重复做自己掌握的工作。
52. 希望做变化大、花样多的工作。
53. 小时候会背的诗歌，我似乎比别人记得清楚。
54. 别人说我"出语伤人"，可我并不觉得这样。
55. 在体育活动中，常因反应慢而落后。
56. 反应敏捷，头脑机智。
57. 喜欢有条理而不甚麻烦的工作。
58. 兴奋的事使我失眠。
59. 老师讲新概念，常常听不懂，但是弄懂以后就很难忘记。
60. 假如工作枯燥乏味，马上就会情绪低落。

## 二、症状自评量表(SCL－90)

指导语：以下表格中列出了有些人可能有的疾病或问题，请仔细阅读每一条，然后根据最近1星期以内(或过去——)下列问题影响您或使您感到苦恼的程度，选择最合适的一个方格，画一个"√"。请不要漏掉问题。

| 项目 | 从无 0 | 轻度 1 | 中度 2 | 偏重 3 | 严重 4 |
|---|---|---|---|---|---|
| 1. 头痛 | □ | □ | □ | □ | □ |
| 2. 神经过敏,心中不踏实 | □ | □ | □ | □ | □ |
| 3. 头脑中有不必要的想法或字句盘旋 | □ | □ | □ | □ | □ |
| 4. 头晕或晕倒 | □ | □ | □ | □ | □ |
| 5. 对异性的兴趣减退 | □ | □ | □ | □ | □ |
| 6. 对旁人求全责备 | □ | □ | □ | □ | □ |
| 7. 感到别人能控制您的思想 | □ | □ | □ | □ | □ |
| 8. 责怪别人制造麻烦 | □ | □ | □ | □ | □ |
| 9. 忘性大 | □ | □ | □ | □ | □ |
| 10. 担心自己的衣饰整齐及仪态的端正 | □ | □ | □ | □ | □ |
| 11. 容易烦恼和激动 | □ | □ | □ | □ | □ |
| 12. 胸痛 | □ | □ | □ | □ | □ |
| 13. 害怕空旷的场所或街道 | □ | □ | □ | □ | □ |
| 14. 感到自己的精力下降,活动减慢 | □ | □ | □ | □ | □ |
| 15. 想结束自己的生命 | □ | □ | □ | □ | □ |
| 16. 听到旁人听不到的声音 | □ | □ | □ | □ | □ |
| 17. 发抖 | □ | □ | □ | □ | □ |
| 18. 感到大多数人都不可信任 | □ | □ | □ | □ | □ |
| 19. 胃口不好 | □ | □ | □ | □ | □ |
| 20. 容易哭泣 | □ | □ | □ | □ | □ |
| 21. 同异性相处时感到害羞、不自在 | □ | □ | □ | □ | □ |
| 22. 感到受骗,中了圈套或有人想抓住自己 | □ | □ | □ | □ | □ |
| 23. 无缘无故地突然感到害怕 | □ | □ | □ | □ | □ |
| 24. 自己不能控制地大发脾气 | □ | □ | □ | □ | □ |
| 25. 怕单独出门 | □ | □ | □ | □ | □ |
| 26. 经常责备自己 | □ | □ | □ | □ | □ |
| 27. 腰痛 | □ | □ | □ | □ | □ |
| 28. 感到难以完成任务 | □ | □ | □ | □ | □ |
| 29. 感到孤独 | □ | □ | □ | □ | □ |
| 30. 感到苦闷 | □ | □ | □ | □ | □ |
| 31. 过分担忧 | □ | □ | □ | □ | □ |

续表

| 项目 | 从无 0 | 轻度 1 | 中度 2 | 偏重 3 | 严重 4 |
|---|---|---|---|---|---|
| 32. 对事物不感兴趣 | □ | □ | □ | □ | □ |
| 33. 感到害怕 | □ | □ | □ | □ | □ |
| 34. 您的感情容易受到伤害 | □ | □ | □ | □ | □ |
| 35. 旁人能知道您的私下想法 | □ | □ | □ | □ | □ |
| 36. 感到别人不理解您、不同情您 | □ | □ | □ | □ | □ |
| 37. 感到别人对您不友好，不喜欢您 | □ | □ | □ | □ | □ |
| 38. 做事必须做得很慢以保证做得正确 | □ | □ | □ | □ | □ |
| 39. 心跳得很厉害 | □ | □ | □ | □ | □ |
| 40. 恶心或胃部不舒服 | □ | □ | □ | □ | □ |
| 41. 感到比不上他人 | □ | □ | □ | □ | □ |
| 42. 肌肉酸痛 | □ | □ | □ | □ | □ |
| 43. 感到有人在监视您、谈论您 | □ | □ | □ | □ | □ |
| 44. 难以入睡 | □ | □ | □ | □ | □ |
| 45. 做事必须反复检查 | □ | □ | □ | □ | □ |
| 46. 难以做出决定 | □ | □ | □ | □ | □ |
| 47. 害怕乘电车、公共汽车、地铁或火车 | □ | □ | □ | □ | □ |
| 48. 呼吸有困难 | □ | □ | □ | □ | □ |
| 49. 一阵阵发冷或发热 | □ | □ | □ | □ | □ |
| 50. 因为感到害怕而避开某些东西，场合或活动 | □ | □ | □ | □ | □ |
| 51. 脑子变空了 | □ | □ | □ | □ | □ |
| 52. 身体发麻或刺痛 | □ | □ | □ | □ | □ |
| 53. 喉咙有梗塞感 | □ | □ | □ | □ | □ |
| 54. 感到前途没有希望 | □ | □ | □ | □ | □ |
| 55. 不能集中注意 | □ | □ | □ | □ | □ |
| 56. 感到身体的某一部分软弱无力 | □ | □ | □ | □ | □ |
| 57. 感到紧张或容易紧张 | □ | □ | □ | □ | □ |
| 58. 感到手或脚发重 | □ | □ | □ | □ | □ |
| 59. 想到死亡的事 | □ | □ | □ | □ | □ |
| 60. 吃得太多 | □ | □ | □ | □ | □ |
| 61. 当别人看着您或谈论您时感到不自在 | □ | □ | □ | □ | □ |

续表

| 项目 | 从无 0 | 轻度 1 | 中度 2 | 偏重 3 | 严重 4 |
|---|---|---|---|---|---|
| 62. 有一些不属于您自己的想法 | □ | □ | □ | □ | □ |
| 63. 有想打人或伤害他人的冲动 | □ | □ | □ | □ | □ |
| 64. 醒得太早 | □ | □ | □ | □ | □ |
| 65. 必须反复洗手、点数 | □ | □ | □ | □ | □ |
| 66. 睡得不稳不深 | □ | □ | □ | □ | □ |
| 67. 有想摔坏或破坏东西的想法 | □ | □ | □ | □ | □ |
| 68. 有一些别人没有的想法 | □ | □ | □ | □ | □ |
| 69. 感到对别人神经过敏 | □ | □ | □ | □ | □ |
| 70. 在商店或电影院等人多的地方感到不自在 | □ | □ | □ | □ | □ |
| 71. 感到做任何事情都很困难 | □ | □ | □ | □ | □ |
| 72. 一阵阵恐惧或惊恐 | □ | □ | □ | □ | □ |
| 73. 感到公共场合吃东西很不舒服 | □ | □ | □ | □ | □ |
| 74. 经常与人争论 | □ | □ | □ | □ | □ |
| 75. 单独一个人时神经很紧张 | □ | □ | □ | □ | □ |
| 76. 别人对您的成绩没有做出恰当的评价 | □ | □ | □ | □ | □ |
| 77. 即使和别人在一起也感到孤独 | □ | □ | □ | □ | □ |
| 78. 感到坐立不安、心神不定 | □ | □ | □ | □ | □ |
| 79. 感到自己没有什么价值 | □ | □ | □ | □ | □ |
| 80. 感到熟悉的东西变成陌生或不像是真的 | □ | □ | □ | □ | □ |
| 81. 大叫或摔东西 | □ | □ | □ | □ | □ |
| 82. 害怕会在公共场合晕倒 | □ | □ | □ | □ | □ |
| 83. 感到别人想占您的便宜 | □ | □ | □ | □ | □ |
| 84. 为一些有关性的想法而很苦恼 | □ | □ | □ | □ | □ |
| 85. 您认为应该因为自己的过错而受到惩罚 | □ | □ | □ | □ | □ |
| 86. 感到要很快把事情做完 | □ | □ | □ | □ | □ |
| 87. 感到自己的身体有严重问题 | □ | □ | □ | □ | □ |
| 88. 从未感到和其他人很亲近 | □ | □ | □ | □ | □ |
| 89. 感到自己有罪 | □ | □ | □ | □ | □ |
| 90. 感到自己的脑子有毛病 | □ | □ | □ | □ | □ |

## 三、抑郁自评量表(SDS)

指导语:自评时注意,下面有20条文字,请仔细阅读每一条,把意思弄明白。然后根据您最近1星期的实际情况,选择最合适的一个方格,画一个"√"。请不要漏掉问题。

| 项目 | 从无 | 有时 | 经常 | 持续 |
|---|---|---|---|---|
| 1. 我感到情绪沮丧,郁闷 | □ | □ | □ | □ |
| ★2. 我感到早晨心情最好 | □ | □ | □ | □ |
| 3. 我要哭或想哭 | □ | □ | □ | □ |
| 4. 我夜间睡眠不好 | □ | □ | □ | □ |
| ★5. 我吃饭跟平时一样多 | □ | □ | □ | □ |
| ★6. 我的性功能正常 | □ | □ | □ | □ |
| 7. 我感到体重减轻 | □ | □ | □ | □ |
| 8. 我为便秘烦恼 | □ | □ | □ | □ |
| 9. 我的心跳比平时快 | □ | □ | □ | □ |
| 10. 我无故感到疲劳 | □ | □ | □ | □ |
| ★11. 我的头脑跟往常一样清楚 | □ | □ | □ | □ |
| ★12. 我做事情跟平时一样不感到困难 | □ | □ | □ | □ |
| 13. 我坐卧不安,难以保持平静 | □ | □ | □ | □ |
| ★14. 我对未来感到有希望 | □ | □ | □ | □ |
| 15. 我平时更容易激怒 | □ | □ | □ | □ |
| ★16. 我觉得决定什么事很容易 | □ | □ | □ | □ |
| ★17. 我感到自己是有用的和不可缺少的人 | □ | □ | □ | □ |
| ★18. 我的生活很有意义 | □ | □ | □ | □ |
| 19. 假若我死了别人会过得更好 | □ | □ | □ | □ |
| ★20. 我仍旧喜爱自己平时喜爱的东西 | □ | □ | □ | □ |

注:★者为反向计分

## 四、焦虑自评量表(SAS)

指导语:自评时注意,下面有20条文字,请仔细阅读每一条,把意思弄明白,然后根据您最近1星期的实际感觉,在适当的方格画一个"√",每一条文字后有四个空,表示:A没有或很少时间;B少部分时间;C相当多时间;D绝大部分或全部时间。

| 项目 | A | B | C | D |
|---|---|---|---|---|
| 1. 我觉得比平常容易紧张或着急 | □ | □ | □ | □ |
| 2. 我无缘无故地感到害怕 | □ | □ | □ | □ |
| 3. 我容易心里烦乱或觉得惊恐 | □ | □ | □ | □ |
| 4. 我觉得我可能将要发疯 | □ | □ | □ | □ |
| ★5. 我觉得一切都很好,也不会发生什么不幸 | □ | □ | □ | □ |
| 6. 我手脚发抖打颤 | □ | □ | □ | □ |
| 7. 我因为头痛、颈痛和背痛而苦恼 | □ | □ | □ | □ |
| 8. 我感觉容易衰弱和疲乏 | □ | □ | □ | □ |
| ★9. 我觉得心平气和,并且容易安静坐着 | □ | □ | □ | □ |
| 10. 我觉得心跳得很快 | □ | □ | □ | □ |
| 11. 我因为一阵阵头晕而苦恼 | □ | □ | □ | □ |
| 12. 我有晕倒发作,或觉得要晕倒似的 | □ | □ | □ | □ |
| ★13. 我吸气、呼气都感到很容易 | □ | □ | □ | □ |
| 14. 我的手脚麻木和刺痛 | □ | □ | □ | □ |
| 15. 我因为胃痛和消化不良而苦恼 | □ | □ | □ | □ |
| 16. 我常常要小便 | □ | □ | □ | □ |
| ★17. 我的手脚常常是干燥温暖的 | □ | □ | □ | □ |
| 18. 我脸红发热 | □ | □ | □ | □ |
| ★19. 我容易入睡并且一夜睡得很好 | □ | □ | □ | □ |
| 20. 我做噩梦 | □ | □ | □ | □ |

注:★者为反向计分

## 五、A 型行为类型问卷

指导语:请回答下列问题。凡是符合您的情况的就在“是”字上打个“√”;凡是不符合您的情况的就在“否”字上打个“√”。每个问题必须回答,答案无所谓对与不对,好与不好。请尽快回答,不要在每个问题上思索太多。回答时不要考虑“应该怎样”,只回答您平时“是怎样的”就行了。

| 项目 | 是 | 否 |
|---|---|---|
| 1. 我常常力图说服别人同意我的观点 | □ | □ |
| 2. 即使没有什么要紧的事,我走路也很快 | □ | □ |
| 3. 我经常感到应该做的事情很多,有压力 | □ | □ |
| 4. 即使已经决定的事别人也很容易使我改变主意 | □ | □ |

续表

| 项目 | 是 | 否 |
| --- | --- | --- |
| 5. 我常常因为一些事大发脾气或和人争吵 | □ | □ |
| 6. 遇到买东西排长队时,我宁愿不买 | □ | □ |
| 7. 有些工作我根本安排不下,只是临时挤时间去做 | □ | □ |
| 8. 我上班或赴约会时,从来不迟到 | □ | □ |
| 9. 当我正在做事,谁要是打扰我,不管有意无意,我都非常恼火 | □ | □ |
| 10. 总是看不惯那些慢条斯理、不紧不慢的人 | □ | □ |
| 11. 有时我简直忙得透不过气来,因为该做的事情太多了 | □ | □ |
| 12. 即使跟别人合作,我也总想单独完成一些更重要的部分 | □ | □ |
| 13. 有时我真想骂人 | □ | □ |
| 14. 我做事喜欢慢慢来,而且总是思前想后 | □ | □ |
| 15. 排队买东西,要是有人加塞,我就忍不住指责他或出来干涉 | □ | □ |
| 16. 我觉得自己是一个无忧无虑、逍遥自在的人 | □ | □ |
| 17. 有时连我自己都觉得,我所操心的事远远超过我应该操心的范围 | □ | □ |
| 18. 无论做什么事,即使比别人差,我也无所谓 | □ | □ |
| 19. 我总不能像有些人那样,做事不紧不慢 | □ | □ |
| 20. 我从来没想过要按照自己的想法办事 | □ | □ |
| 21. 每天的事情都使我的神经高度紧张 | □ | □ |
| 22. 在公园里赏花、观鱼等,我总是先看完,等着同来的人 | □ | □ |
| 23. 对别人的缺点和毛病,我常常不能宽容 | □ | □ |
| 24. 在我所认识的人里,个个我都喜欢 | □ | □ |
| 25. 听到别人发表不正确的见解,我总想立即纠正他 | □ | □ |
| 26. 无论做什么事,我都比别人快一些 | □ | □ |
| 27. 当别人对我无礼时,我会立即以牙还牙 | □ | □ |
| 28. 我觉得我有能力把一切事情办好 | □ | □ |
| 29. 聊天时,我也总是急于说出自己的想法,甚至打断别人的话 | □ | □ |
| 30. 人们认为我是一个相当安静、沉着的人 | □ | □ |
| 31. 我觉得世界上值得我信任的人实在不多 | □ | □ |
| 32. 对未来我有许多想法,并总想一下子都能实现 | □ | □ |
| 33. 有时我也会说人家的闲话 | □ | □ |
| 34. 尽管时间很宽裕,我吃饭也快 | □ | □ |
| 35. 听人讲话或报告时我常替讲话人着急,我想还不如我来讲哩 | □ | □ |

续表

| 项目 | 是 | 否 |
| --- | --- | --- |
| 36. 即使有人冤枉了我,我也能够忍受 | □ | □ |
| 37. 我有时会把今天该做的事拖到明天去做 | □ | □ |
| 38. 人们认为我是一个干脆、利落、高效率的人 | □ | □ |
| 39. 有人对我或我的工作吹毛求疵时,很容易挫伤我的积极性 | □ | □ |
| 40. 我常常感到时间晚了,可一看表还很早呢 | □ | □ |
| 41. 我觉得我是一个非常敏感的人 | □ | □ |
| 42. 我做事总是匆匆忙忙的,力图用最少的时间办尽量多的事情 | □ | □ |
| 43. 如果犯错误,我每次全都愿意承认 | □ | □ |
| 44. 坐公共汽车时,我总觉得司机开车太慢 | □ | □ |
| 45. 无论做什么事,即使看着别人做不好我也不想拿来替他做 | □ | □ |
| 46. 我常常为工作没做完,一天又过去而感到忧虑 | □ | □ |
| 47. 很多事如果由我来负责,情况要比现在好得多 | □ | □ |
| 48. 有时我会想到一些坏得说不出口的事 | □ | □ |
| 49. 即使受工作能力和水平很差的人所领导,我也无所谓 | □ | □ |
| 50. 必须等待什么的时候,我总是心急如焚,“像热锅上的蚂蚁” | □ | □ |
| 51. 当事情不顺利时我就想放弃,因为我觉得自己能力不够 | □ | □ |
| 52. 假如我可以不买票白看电影,而且不会被发觉,我可能会这样做 | □ | □ |
| 53. 别人托我办的事情,只要答应了,我从不拖延 | □ | □ |
| 54. 人们认为我做事情很有耐性,干什么都不会着急 | □ | □ |
| 55. 约会或乘车、船,我从不迟到,如果对方耽误了,我就恼火 | □ | □ |
| 56. 我每天看电影,不然心里不舒服 | □ | □ |
| 57. 许多事情本来可以大家分担,可我喜欢一个人去干 | □ | □ |
| 58. 我觉得别人对我的话理解太慢,甚至理解不了我的意思似的 | □ | □ |
| 59. 人家说我是个厉害的暴性子的人 | □ | □ |
| 60. 我常常比较容易看到别人的缺点而不大容易看到别人的优点 | □ | □ |

## 六、生活事件量表(LES)

指导语:下面是每个人都有可能遇到的日常生活事件,究竟是好事还是坏事,可根据个人情况自行判断。这些事件可能对个人有精神上的影响(紧张、压力、兴奋或苦恼),影响的轻重程度是各不相同的,持续的时间也不一样。请您根据自己的情况,实事求是地回答下列问题,在最合适的答案上画一个“√”。

| 生活事件名称 | 事件发生时间 | | | | 性质 | | 精神影响程度 | | | | | 影响持续时间 | | | | 备注 |
|---|---|---|---|---|---|---|---|---|---|---|---|---|---|---|---|---|
| | 长期性 | 一年内 | 一年前 | 未发生 | 坏事 | 好事 | 极重 | 重度 | 中度 | 轻度 | 无影响 | 一年以上 | 一年内 | 半年内 | 三个月内 | |
| 举例:房屋拆迁 | | | √ | | | √ | | √ | | | | | √ | | | |
| 家庭有关问题: | | | | | | | | | | | | | | | | |
| 1. 恋爱或订婚 | | | | | | | | | | | | | | | | |
| 2. 恋爱失败、破裂 | | | | | | | | | | | | | | | | |
| 3. 结婚 | | | | | | | | | | | | | | | | |
| 4. 自己(爱人)怀孕 | | | | | | | | | | | | | | | | |
| 5. 自己(爱人)流产 | | | | | | | | | | | | | | | | |
| 6. 家庭增添新成员 | | | | | | | | | | | | | | | | |
| 7. 与爱人父母不和 | | | | | | | | | | | | | | | | |
| 8. 夫妻感情不好 | | | | | | | | | | | | | | | | |
| 9. 夫妻分居(因不和) | | | | | | | | | | | | | | | | |
| 10. 夫妻两地分居(工作需要) | | | | | | | | | | | | | | | | |
| 11. 性生活不满意或独身 | | | | | | | | | | | | | | | | |
| 12. 配偶一方有外遇 | | | | | | | | | | | | | | | | |
| 13. 夫妻重归于好 | | | | | | | | | | | | | | | | |
| 14. 超指标生育 | | | | | | | | | | | | | | | | |
| 15. 本人(爱人)做绝育手术 | | | | | | | | | | | | | | | | |
| 16. 配偶死亡 | | | | | | | | | | | | | | | | |
| 17. 离婚 | | | | | | | | | | | | | | | | |
| 18. 子女升学(就业)失败 | | | | | | | | | | | | | | | | |
| 19. 子女管教困难 | | | | | | | | | | | | | | | | |
| 20. 子女长期离家 | | | | | | | | | | | | | | | | |
| 21. 父母不和 | | | | | | | | | | | | | | | | |
| 22. 家庭经济困难 | | | | | | | | | | | | | | | | |
| 23. 欠债500元以上 | | | | | | | | | | | | | | | | |
| 24. 经济情况显著改善 | | | | | | | | | | | | | | | | |
| 25. 家庭成员重病、重伤 | | | | | | | | | | | | | | | | |
| 26. 家庭成员死亡 | | | | | | | | | | | | | | | | |
| 27. 本人重病或重伤 | | | | | | | | | | | | | | | | |

续表

| 生活事件名称 | 事件发生时间 | | | | 性质 | | 精神影响程度 | | | | | 影响持续时间 | | | | 备注 |
|---|---|---|---|---|---|---|---|---|---|---|---|---|---|---|---|---|
| | 长期性 | 一年内 | 一年前 | 未发生 | 坏事 | 好事 | 极重 | 重度 | 中度 | 轻度 | 无影响 | 一年以上 | 一年内 | 半年内 | 三个月内 | |
| 28. 住房紧张 | | | | | | | | | | | | | | | | |
| 工作、学习中的问题: | | | | | | | | | | | | | | | | |
| 29. 待业、失业 | | | | | | | | | | | | | | | | |
| 30. 开始就业 | | | | | | | | | | | | | | | | |
| 31. 高考失败 | | | | | | | | | | | | | | | | |
| 32. 扣发奖金或罚款 | | | | | | | | | | | | | | | | |
| 33. 突出的个人成就 | | | | | | | | | | | | | | | | |
| 34. 晋升、提级 | | | | | | | | | | | | | | | | |
| 35. 对现职工作不满意 | | | | | | | | | | | | | | | | |
| 36. 工作、学习压力大(如成绩不好) | | | | | | | | | | | | | | | | |
| 37. 与上级关系紧张 | | | | | | | | | | | | | | | | |
| 38. 与同事、邻居不和 | | | | | | | | | | | | | | | | |
| 39. 第一次远走异国他乡 | | | | | | | | | | | | | | | | |
| 40. 生活规律重大变动(饮食、睡眠规律改变) | | | | | | | | | | | | | | | | |
| 41. 本人离退休或未安排具体工作 | | | | | | | | | | | | | | | | |
| 社交与其他问题: | | | | | | | | | | | | | | | | |
| 42. 好友重病或重伤 | | | | | | | | | | | | | | | | |
| 43. 好友死亡 | | | | | | | | | | | | | | | | |
| 44. 被人误会、错怪、诬告、议论 | | | | | | | | | | | | | | | | |
| 45. 介入民事法律纠纷 | | | | | | | | | | | | | | | | |
| 46. 被拘留、受审 | | | | | | | | | | | | | | | | |
| 47. 失窃、财产损失 | | | | | | | | | | | | | | | | |
| 48. 意外惊吓、事故、自然灾害 | | | | | | | | | | | | | | | | |
| 如果您还经历过其他的生活事件,请依次填写 | | | | | | | | | | | | | | | | |
| 49. | | | | | | | | | | | | | | | | |
| 50. | | | | | | | | | | | | | | | | |

对于表格上已列出但并未经历的事件应一一注明“未经历”,不能留空白,以防遗漏。

## 七、领悟社会支持评定量表(PSSS)

指导语:以下有12个句子,每一个句子后面有7个答案,① 极不同意、② 很不同意、③ 稍不同意、④ 中立、⑤ 稍同意、⑥ 很同意、⑦ 极同意。请您根据自己的实际情况在每个句子后面选择的答案上画一个“√”。

| 项目 | ① | ② | ③ | ④ | ⑤ | ⑥ | ⑦ |
|---|---|---|---|---|---|---|---|
| 1. 在我遇到问题时有些人(领导、亲戚、同事)会出现在我的身边 | | | | | | | |
| 2. 我能够与有些人(领导、亲戚、同事)共享快乐与忧伤 | | | | | | | |
| 3. 我的家庭能够切实具体地给我提供帮助 | | | | | | | |
| 4. 在需要时我能够从家庭中获得感情上的帮助与支持 | | | | | | | |
| 5. 当我有困难时有些人(领导、亲戚、同事)是安慰我的真正源泉 | | | | | | | |
| 6. 我的朋友能真正帮助我 | | | | | | | |
| 7. 发生困难时我可以依靠我的朋友们 | | | | | | | |
| 8. 我能与自己的家庭讨论我的难题 | | | | | | | |
| 9. 我的朋友们能与我分享快乐与忧伤 | | | | | | | |
| 10. 在我的生活中有些人(领导、亲戚、同事)关心着我的感情 | | | | | | | |
| 11. 我的家庭能心甘情愿协助我做出各种决定 | | | | | | | |
| 12. 我能与朋友们讨论自己的难题 | | | | | | | |

## 八、护士用住院患者观察量表(NOSIE)

由护理人员根据患者最近3天(或1周)的情况进行评分。采用五级评分制,从0~4分分别为无、有时有、常常有、经常有、一直有。请您根据实际情况在每个句子后面选择的答案上画一个“√”。

| 项目 | 0分 | 1分 | 2分 | 3分 | 4分 |
|---|---|---|---|---|---|
| 1. 肮脏 | | | | | |
| 2. 不耐烦 | | | | | |
| 3. 哭泣 | | | | | |
| 4. 对周围活动感兴趣 | | | | | |
| 5. 不督促就一直做 | | | | | |
| 6. 容易生气 | | | | | |
| 7. 听到不存在的声音 | | | | | |

续表

| 项目 | 0分 | 1分 | 2分 | 3分 | 4分 |
| --- | --- | --- | --- | --- | --- |
| 8. 衣着保持整洁 | | | | | |
| 9. 对人友好 | | | | | |
| 10. 不如意便心烦 | | | | | |
| 11. 拒绝做日常事务 | | | | | |
| 12. 易激动发牢骚 | | | | | |
| 13. 忘记事情 | | | | | |
| 14. 问而不答 | | | | | |
| 15. 对好笑的事发笑 | | | | | |
| 16. 进食狼藉 | | | | | |
| 17. 与人攀谈 | | | | | |
| 18. 自觉抑郁沮丧 | | | | | |
| 19. 谈论个人爱好 | | | | | |
| 20. 看到不存在的东西 | | | | | |
| 21. 提醒后才做事 | | | | | |
| 22. 不督促便一直睡着 | | | | | |
| 23. 自觉一无是处 | | | | | |
| 24. 不太遵守医院规则 | | | | | |
| 25. 难以完成简单任务 | | | | | |
| 26. 自言自语 | | | | | |
| 27. 行动缓慢 | | | | | |
| 28. 无故发笑 | | | | | |
| 29. 容易冒火 | | | | | |
| 30. 保持自身整洁 | | | | | |

# 《护理心理学》教学基本要求

## 一、课程性质和任务

《护理心理学》是研究护理人员和护理对象心理活动的规律及特点，解决护理实践中的心理问题，以实施最佳护理的一门应用科学。它是一门为高等职业护理专业设计的专业基础课程。其主要任务是培养学生形成自身良好的心理品质和健全的人格，并能将护理心理学的基本知识和技能运用于实践之中。

## 二、课程教学目标

### （一）知识教学目标

1. 理解人的心理现象、发展规律以及人的社会表现。
2. 理解心理、社会因素对健康的影响。
3. 理解护理人员角色及其职业适应。
4. 掌握患者的心理特征、心理需要以及对患者的心理进行护理。
5. 掌握心理护理的基本技能，能够对各种患者进行正确的心理护理。

### （二）能力培养目标

1. 正确运用心理应对机制，提高社会适应能力和承受挫折的能力。
2. 熟练运用心理护理程序，对护理对象进行心理护理。
3. 学会运用心理咨询、治疗的理论和方法，对心理异常进行防治及宣传。
4. 学会运用心理评估技术，提高心理诊断、心理护理水平。

### （三）思想教育目标

1. 通过对普通心理的学习，形成对心理现象的科学认识。
2. 通过对发展心理的学习，培养正确的心理发展观。
3. 通过对社会心理的学习，培养积极向上的人生观。
4. 通过对健康心理的学习，培养正确的健康观。
5. 通过对护理人员心理的学习，培养对护理职业的热爱。
6. 通过学习与实践，培养认真、严谨的学习态度和实事求是的作风。

## 三、课程学时分配

| 序号 | 单元 | 学时数 | | | | | | | | |
|---|---|---|---|---|---|---|---|---|---|---|
| | | 72学时 | | | 54学时 | | | 36学时 | | |
| | | 理论 | 实践 | 合计 | 理论 | 实践 | 合计 | 理论 | 实践 | 合计 |
| 1 | 绪论 | 2 | | 2 | 2 | | 2 | 2 | | 2 |
| | 第一篇　护理心理学基础篇 | | | | | | | | | |
| 2 | 第一章　心理学绪论 | 4 | | 4 | 2 | | 2 | 2 | | 2 |
| 3 | 第二章　普通心理 | 14 | 6 | 20 | 12 | 4 | 16 | 10 | 2 | 12 |
| 4 | 第三章　发展心理 | 4 | | 4 | 2 | | 2 | 2 | | 2 |
| 5 | 第四章　社会心理 | 4 | | 4 | 2 | | 2 | 2 | | 2 |
| 6 | 第五章　健康心理 | 4 | | 4 | 4 | | 4 | 2 | | 2 |
| | 第二篇　护理心理学技能篇 | | | | | | | | | |
| 7 | 第六章　心理评估 | 2 | 2 | 4 | 2 | 2 | 4 | 2 | 2 | 4 |
| 8 | 第七章　心理咨询 | 2 | 2 | 4 | 2 | 1 | 3 | 1 | | 1 |
| 9 | 第八章　心理治疗 | 2 | 2 | 4 | 2 | 1 | 3 | 1 | | 1 |
| | 第三篇　护理心理学心护篇 | | | | | | | | | |
| 10 | 第九章　心理护理概论 | 2 | | 2 | 2 | | 2 | 1 | | 1 |
| 11 | 第十章　患者一般心理的心理护理 | 2 | 2 | 4 | 2 | 2 | 4 | 1 | 1 | 2 |
| 12 | 第十一章　心身疾病患者的心理护理 | 2 | | 2 | 1 | | 1 | | | |
| 13 | 第十二章　人格障碍患者的心理护理 | 2 | | 2 | 1 | | 1 | | | |
| 14 | 第十三章　神经症患者的心理护理 | 1 | | 1 | 1 | | 1 | | | |
| 15 | 第十四章　精神障碍患者的心理护理 | 1 | | 1 | 1 | | 1 | | | |
| 16 | 第十五章　不同年龄段患者的心理护理 | 2 | | 2 | 1 | | 1 | 1 | | 1 |
| 17 | 第十六章　特殊患者的心理护理 | 2 | | 2 | 1 | | 1 | 1 | | 1 |
| 18 | 第十七章　护理人员心理 | 2 | | 2 | 2 | | 2 | 1 | | 1 |
| 19 | 机动 | 2 | 2 | 4 | 2 | | 2 | 1 | 1 | 2 |
| 合计 | | 56 | 16 | 72 | 44 | 10 | 54 | 30 | 6 | 36 |

注:按一学期18个实际教学周进行分配学时,依据各院校实际情况每周为4学时、3学时或2学时。

## 四、教材内容和要求

### （一）理论部分

| 教学内容 | 教学要求 | | | | | | | | |
|---|---|---|---|---|---|---|---|---|---|
| | 72 学时 | | | 54 学时 | | | 36 学时 | | |
| | 了解 | 熟悉 | 掌握 | 了解 | 熟悉 | 掌握 | 了解 | 熟悉 | 掌握 |
| 绪论 | | | | | | | | | |
| 第一节　护理心理学概述 | | | | | | | | | |
| 一、护理心理学的概念 | | | √ | | | √ | | | √ |
| 二、护理心理学的发展 | √ | | | √ | | | √ | | |
| 第二节　护理心理学的研究对象和任务 | | | | | | | | | |
| 一、护理心理学的研究对象 | | √ | | | √ | | | √ | |
| 二、护理心理学的任务 | | √ | | | √ | | | √ | |
| 第三节　护理心理学的研究方法和类型 | | | | | | | | | |
| 一、护理心理学的研究方法 | √ | | | √ | | | √ | | |
| 二、护理心理学的研究类型 | √ | | | √ | | | √ | | |
| 第四节　学习护理心理学的意义 | | | | | | | | | |
| 一、有助于良好心理素质的培养 | √ | | | √ | | | √ | | |
| 二、有助于护理质量的提高 | √ | | | √ | | | √ | | |
| 三、有助于现代护理学的发展 | √ | | | √ | | | √ | | |
| 第一篇　护理心理学基础篇 | | | | | | | | | |
| 第一章　心理学绪论 | | | | | | | | | |
| 第一节　心理学概述 | | | | | | | | | |
| 一、心理学的概念 | | | √ | | | √ | | | √ |
| 二、心理学的发展 | | √ | | | √ | | | √ | |
| 三、心理学研究的任务 | | √ | | | √ | | | √ | |
| 四、心理学研究的领域 | √ | | | √ | | | √ | | |
| 第二节　心理现象 | | | | | | | | | |
| 一、心理现象的概念 | | | √ | | | √ | | | √ |
| 二、心理现象的发生和发展 | | √ | | √ | | | | | |
| 第三节　心理实质 | | | | | | | | | |

续表

| 教学内容 | 教学要求 | | | | | | | | |
|---|---|---|---|---|---|---|---|---|---|
| | 72 学时 | | | 54 学时 | | | 36 学时 | | |
| | 了解 | 熟悉 | 掌握 | 了解 | 熟悉 | 掌握 | 了解 | 熟悉 | 掌握 |
| 一、心理是脑的功能，脑是心理的器官 | | √ | | | √ | | √ | | |
| 二、客观世界是心理产生的源泉，实践活动是心理发生、发展的基础 | | √ | | | √ | | √ | | |
| 第四节　心理学主要理论 | | | | | | | | | |
| 一、构造心理学派 | √ | | | | | | | | |
| 二、机能主义学派 | √ | | | | | | | | |
| 三、格式塔心理学派 | √ | | | | | | | | |
| 四、精神分析学派 | | √ | | | √ | | √ | | |
| 五、行为主义学派 | | √ | | | √ | | √ | | |
| 六、人本主义学派 | | √ | | | √ | | √ | | |
| 七、认知学派 | | √ | | | √ | | √ | | |
| 第二章　普通心理 | | | | | | | | | |
| 第一节　普通心理学概述 | | | | | | | | | |
| 一、普通心理学的概念 | | | √ | | | √ | | | √ |
| 二、普通心理学的组成 | | | √ | | | √ | | | √ |
| 第二节　认知过程 | | | | | | | | | |
| 一、感觉 | | √ | | √ | | | √ | | |
| 二、知觉 | | √ | | | √ | | √ | | |
| 三、记忆 | | | √ | | | √ | | | √ |
| 四、思维 | | | √ | | | √ | | | √ |
| 五、想象 | | √ | | √ | | | √ | | |
| 六、注意 | | √ | | | √ | | | √ | |
| 第三节　情绪过程 | | | | | | | | | |
| 一、情绪的概念 | | | √ | | | √ | | | √ |
| 二、情绪的功能 | | | √ | | | √ | | √ | |
| 三、情绪的结构 | | | √ | | √ | | | √ | |
| 四、情绪和情感的分类 | | √ | | | √ | | √ | | |

续表

| 教学内容 | 教学要求 | | | | | | | | |
|---|---|---|---|---|---|---|---|---|---|
| | 72 学时 | | | 54 学时 | | | 36 学时 | | |
| | 了解 | 熟悉 | 掌握 | 了解 | 熟悉 | 掌握 | 了解 | 熟悉 | 掌握 |
| 五、情商及培养 | | √ | | | √ | | √ | | |
| 六、健康情绪 | √ | | | √ | | | | | |
| 第四节　意志过程 | | | | | | | | | |
| 一、意志的概念 | | | √ | | | √ | | | √ |
| 二、意志的特性 | | √ | | | √ | | √ | | |
| 三、意志行动的基本过程 | √ | | | √ | | | | | |
| 四、意志的品质及培养 | | | √ | | | √ | | √ | |
| 第五节　个性特征 | | | | | | | | | |
| 一、能力 | | √ | | | | √ | | √ | |
| 二、气质 | | | √ | | | √ | | √ | |
| 三、性格 | | | √ | | | | √ | | √ |
| 第六节　个性倾向 | | | | | | | | | |
| 一、需要 | | | √ | | | √ | | √ | |
| 二、动机 | | | √ | | | √ | | | √ |
| 三、兴趣 | | √ | | | √ | | √ | | |
| 第七节　自我意识 | | | | | | | | | |
| 一、自我意识的概念 | | | √ | | | √ | | | √ |
| 二、自我意识的特性 | √ | | | √ | | | | | |
| 三、自我意识的类型 | | √ | | | √ | | √ | | |
| 四、青少年期的自我意识 | | | √ | | | √ | | √ | |
| 第三章　发展心理 | | | | | | | | | |
| 第一节　发展心理学概述 | | | | | | | | | |
| 一、发展心理学的概念 | | | √ | | | √ | | √ | |
| 二、心理发展阶段的界定 | √ | | | √ | | | √ | | |
| 三、心理发展的关键期 | | √ | | | √ | | | √ | |
| 四、心理发展的影响因素 | | √ | | | √ | | | √ | |
| 第二节　心理活动的发展 | | | | | | | | | |
| 一、认知的发展 | | √ | | | √ | | √ | | |

续表

| 教学内容 | 教学要求 | | | | | | | | |
| --- | --- | --- | --- | --- | --- | --- | --- | --- | --- |
| | 72 学时 | | | 54 学时 | | | 36 学时 | | |
| | 了解 | 熟悉 | 掌握 | 了解 | 熟悉 | 掌握 | 了解 | 熟悉 | 掌握 |
| 二、语言的发展 | | √ | | | √ | | √ | | |
| 三、情绪的发展 | | √ | | | √ | | √ | | |
| 四、意志的发展 | | √ | | | √ | | √ | | |
| 五、人格的发展 | | √ | | | √ | | √ | | |
| 六、自我意识的发展 | | √ | | | √ | | √ | | |
| 第三节　各年龄段心理发展的特点 | | | | | | | | | |
| 一、胎儿期的心理发展特点 | √ | | | √ | | √ | | | |
| 二、新生儿期的心理发展特点 | √ | | | √ | | √ | | | |
| 三、婴儿期的心理发展特点 | | √ | | | √ | √ | | | |
| 四、学龄前期的心理发展特点 | | √ | | | √ | √ | | | |
| 五、学龄期的心理发展特点 | | | √ | | √ | √ | | | |
| 六、青少年期的心理发展特点 | | | √ | | √ | | √ | | |
| 七、青年中晚期的心理发展特点 | √ | | | √ | | | | | |
| 八、中年期的心理发展特点 | √ | | | √ | | | √ | | |
| 九、老年期的心理发展特点 | √ | | | √ | | | √ | | |
| 第四章　社会心理 | | | | | | | | | |
| 第一节　社会心理学概述 | | | | | | | | | |
| 一、社会心理学的概念 | | | √ | | | √ | | √ | |
| 二、社会心理学的研究对象 | √ | | | √ | | | | | |
| 三、社会心理学的研究层次 | √ | | | √ | | | | | |
| 第二节　个体社会化 | | | | | | | | | |
| 一、社会化的概念 | | | √ | | √ | | | √ | |
| 二、社会化的类型 | | √ | | √ | | | √ | | |
| 三、社会化的途径 | √ | | | √ | | | | | |
| 第三节　社会角色 | | | | | | | | | |
| 一、社会角色的概念 | | | √ | | √ | | | √ | |
| 二、角色分类 | √ | | | √ | | | | | |
| 三、角色功能 | | √ | | √ | | | | | |

续表

| 教学内容 | 教学要求 | | | | | | | | |
|---|---|---|---|---|---|---|---|---|---|
| | 72 学时 | | | 54 学时 | | | 36 学时 | | |
| | 了解 | 熟悉 | 掌握 | 了解 | 熟悉 | 掌握 | 了解 | 熟悉 | 掌握 |
| 四、角色行为 | | √ | | √ | | | | √ | |
| 第四节　社会认知 | | | | | | | | | |
| 一、社会认知的概念 | | | √ | | √ | | | √ | |
| 二、社会认知的内容 | √ | | | √ | | | | | |
| 三、社会认知的过程 | | √ | | | √ | | √ | | |
| 四、印象 | | √ | | √ | | | √ | | |
| 五、态度 | | √ | | √ | | | √ | | |
| 六、归因 | | √ | | √ | | | | | |
| 第五节　社会行为 | | | | | | | | | |
| 一、利他行为 | | √ | | √ | | | √ | | |
| 二、助人行为 | √ | | | | | | | | |
| 三、从众行为 | | √ | | √ | | | | | |
| 四、服从行为 | √ | | | | | | | | |
| 五、顺从行为 | √ | | | | | | | | |
| 六、侵犯行为 | | √ | | √ | | | √ | | |
| 第五章　健康心理 | | | | | | | | | |
| 第一节　心理健康 | | | | | | | | | |
| 一、概述 | | | √ | | | √ | | | √ |
| 二、各年龄段的心理健康 | | √ | | √ | | | √ | | |
| 第二节　心理应激 | | | | | | | | | |
| 一、概述 | | | √ | | | √ | | | √ |
| 二、应激输入 | | √ | | | √ | | √ | | |
| 三、应激中介 | | | √ | | √ | | | √ | |
| 四、应激反应 | | | √ | √ | | | √ | | |
| 五、应激结果 | | √ | | √ | | | √ | | |
| 六、应对 | | | √ | | √ | | | √ | |
| 第二篇　护理心理学技能篇 | | | | | | | | | |
| 第六章　心理评估 | | | | | | | | | |

续表

| 教学内容 | 教学要求 | | | | | | | | |
|---|---|---|---|---|---|---|---|---|---|
| | 72 学时 | | | 54 学时 | | | 36 学时 | | |
| | 了解 | 熟悉 | 掌握 | 了解 | 熟悉 | 掌握 | 了解 | 熟悉 | 掌握 |
| 第一节　心理评估概述 | | | | | | | | | |
| 一、心理评估的概念及作用 | | | √ | | √ | | | √ | |
| 二、心理评估的过程及方法 | | √ | | √ | | | √ | | |
| 三、对心理评估人员的要求 | √ | | | √ | | | | | |
| 第二节　观察法 | | | | | | | | | |
| 一、观察法的概念及类型 | | √ | | | √ | | √ | | |
| 二、观察的设计 | | √ | | √ | | | | | |
| 三、观察时的注意事项 | | √ | | √ | | | | | |
| 第三节　晤谈法 | | | | | | | | | |
| 一、晤谈法的概念及类型 | | √ | | | √ | | √ | | |
| 二、晤谈的内容及技术 | | √ | | √ | | | | | |
| 第四节　心理测验 | | | | | | | | | |
| 一、心理测验的概念 | | | √ | | | √ | | | √ |
| 二、心理测验的类型 | | √ | | | √ | | √ | | |
| 三、标准化测验 | | √ | | | √ | | √ | | |
| 四、心理测验的注意事项 | √ | | | √ | | | | | |
| 五、常用的心理测验 | √ | | | √ | | | √ | | |
| 第七章　心理咨询 | | | | | | | | | |
| 第一节　心理咨询概述 | | | | | | | | | |
| 一、心理咨询的概念及范围 | | | √ | | √ | | √ | | |
| 二、心理咨询的原则及任务 | | √ | | √ | | | √ | | |
| 三、心理咨询的类型 | | √ | | √ | | | √ | | |
| 第二节　心理咨询的程序和注意事项 | | | | | | | | | |
| 一、心理咨询的程序 | | √ | | √ | | | | | |
| 二、心理咨询的注意事项 | | √ | | √ | | | | | |
| 第三节　心理咨询的一般技术 | | | | | | | | | |
| 一、引导宣泄 | | | √ | | √ | | √ | | |
| 二、帮助领悟 | | | √ | | √ | | √ | | |

续表

| 教学内容 | 教学要求 | | | | | | | | |
|---|---|---|---|---|---|---|---|---|---|
| | 72学时 | | | 54学时 | | | 36学时 | | |
| | 了解 | 熟悉 | 掌握 | 了解 | 熟悉 | 掌握 | 了解 | 熟悉 | 掌握 |
| 三、强化自我控制 | | | √ | | √ | | √ | | |
| 四、增强自信 | | | √ | | √ | | √ | | |
| 第四节　心理咨询人员的基本要求 | | | | | | | | | |
| 一、资格要求 | √ | | | √ | | | | | |
| 二、职业道德要求 | √ | | | | | | | | |
| 三、知识要求 | √ | | | | | | | | |
| 第八章　心理治疗 | | | | | | | | | |
| 第一节　心理治疗概述 | | | | | | | | | |
| 一、心理治疗的概念 | | | √ | | √ | | | √ | |
| 二、心理治疗的适用范围 | | √ | | √ | | | √ | | |
| 三、心理治疗的基本过程与原则 | | √ | | √ | | | √ | | |
| 第二节　常用心理治疗方法 | | | | | | | | | |
| 一、精神分析疗法 | | √ | | √ | | | √ | | |
| 二、行为疗法 | | √ | | √ | | | √ | | |
| 三、认知疗法 | | √ | | √ | | | √ | | |
| 四、人本疗法 | √ | | | | | | | | |
| 五、森田疗法 | √ | | | | | | | | |
| 第三篇　护理心理学心护篇 | | | | | | | | | |
| 第九章　心理护理概论 | | | | | | | | | |
| 第一节　心理护理概述 | | | | | | | | | |
| 一、心理护理的概念 | | | √ | | | √ | | | √ |
| 二、心理护理的意义 | √ | | | √ | | | √ | | |
| 三、心理护理的类型 | √ | | | √ | | | √ | | |
| 四、心理护理的原则 | | √ | | | √ | | √ | | |
| 五、心理护理的方法 | | √ | | | √ | | | √ | |
| 第二节　心理护理程序 | | | | | | | | | |
| 一、心理护理评估 | | | √ | | | √ | | | √ |
| 二、心理护理诊断 | | | √ | | | √ | | √ | |
| 三、心理护理计划 | | | √ | | | √ | | √ | |

续表

| 教学内容 | 教学要求 | | | | | | | | |
|---|---|---|---|---|---|---|---|---|---|
| | 72 学时 | | | 54 学时 | | | 36 学时 | | |
| | 了解 | 熟悉 | 掌握 | 了解 | 熟悉 | 掌握 | 了解 | 熟悉 | 掌握 |
| 四、心理护理实施 | | √ | | √ | | | √ | | |
| 五、心理护理评价 | | √ | | | √ | | √ | | |
| 第十章　患者一般心理的心理护理 | | | | | | | | | |
| 第一节　患者一般心理概述 | | | | | | | | | |
| 一、患者角色 | √ | | | √ | | | √ | | |
| 二、患者的心理变化 | | √ | | √ | | | √ | | |
| 第二节　患者心理需要及心理护理 | | | | | | | | | |
| 一、患者的心理需要 | | | √ | | √ | | | √ | |
| 二、患者心理需要的心理护理 | | | √ | | | √ | | √ | |
| 第三节　患者常见心理问题及心理护理 | | | | | | | | | |
| 一、情绪方面常见的心理问题及心理护理 | | | √ | | | √ | | | √ |
| 二、患者角色方面常见的失调问题及心理护理 | | | √ | | √ | | | √ | |
| 三、应对方面常见的消极模式及心理护理 | | √ | | √ | | | √ | | |
| 四、认知方面常见的心理问题及心理护理 | | √ | | √ | | | √ | | |
| 五、其他方面常见的心理问题及心理护理 | √ | | | √ | | | √ | | |
| 第十一章　心身疾病患者的心理护理 | | | | | | | | | |
| 第一节　心身疾病概述 | | | | | | | | | |
| 一、心身疾病的概念 | | | √ | | √ | | | | |
| 二、心身疾病的范围 | √ | | | | | | | | |
| 三、心身疾病的致病因素 | √ | | | | | | | | |
| 第二节　心身疾病的预防和一般心理护理 | | | | | | | | | |
| 一、心身疾病的预防 | √ | | | | | | | | |
| 二、心身疾病患者的一般心理护理 | | √ | | √ | | | | | |
| 第三节　常见心身疾病患者的心理护理 | | | | | | | | | |
| 一、冠心病患者的心理护理 | | √ | | √ | | | | | |
| 二、原发性高血压患者的心理护理 | | √ | | √ | | | | | |
| 三、消化性溃疡患者的心理护理 | | √ | | √ | | | | | |
| 四、癌症患者的心理护理 | | √ | | √ | | | | | |

续表

| 教学内容 | 教学要求 | | | | | | | | |
| --- | --- | --- | --- | --- | --- | --- | --- | --- | --- |
| | 72学时 | | | 54学时 | | | 36学时 | | |
| | 了解 | 熟悉 | 掌握 | 了解 | 熟悉 | 掌握 | 了解 | 熟悉 | 掌握 |
| 五、支气管哮喘患者的心理护理 | | √ | | | | | | | |
| 六、糖尿病患者的心理护理 | √ | | | | | | | | |
| 第十二章　人格障碍患者的心理护理 | | | | | | | | | |
| 第一节　人格障碍概述 | | | | | | | | | |
| 一、人格障碍的概念及特征 | | | √ | | √ | | | | |
| 二、人格障碍形成的因素 | √ | | | √ | | | | | |
| 三、人格障碍的心理干预 | | √ | | √ | | | | | |
| 第二节　人格障碍的常见类型及心理护理 | | | | | | | | | |
| 一、偏执型人格障碍 | | √ | | √ | | | | | |
| 二、分裂型人格障碍 | √ | | | | | | | | |
| 三、反社会型人格障碍 | | √ | | √ | | | | | |
| 四、攻击型人格障碍 | | √ | | √ | | | | | |
| 五、癔症型人格障碍 | √ | | | | | | | | |
| 六、强迫型人格障碍 | | √ | | √ | | | | | |
| 七、回避型人格障碍 | √ | | | | | | | | |
| 八、依赖型人格障碍 | √ | | | | | | | | |
| 九、自恋型人格障碍 | √ | | | | | | | | |
| 第十三章　神经症患者的心理护理 | | | | | | | | | |
| 第一节　神经症概述 | | | | | | | | | |
| 一、神经症的概念 | | √ | | | √ | | | | |
| 二、神经症的共同特征 | | √ | | √ | | | | | |
| 三、神经症产生原因 | √ | | | √ | | | | | |
| 第二节　神经症常见的类型 | | | | | | | | | |
| 一、恐怖症 | | √ | | √ | | | | | |
| 二、焦虑症 | | √ | | √ | | | | | |
| 三、强迫症 | | √ | | √ | | | | | |
| 四、躯体化障碍 | √ | | | | | | | | |
| 五、疑病症 | √ | | | | | | | | |

续表

| 教学内容 | 教学要求 | | | | | | | | |
|---|---|---|---|---|---|---|---|---|---|
| | 72 学时 | | | 54 学时 | | | 36 学时 | | |
| | 了解 | 熟悉 | 掌握 | 了解 | 熟悉 | 掌握 | 了解 | 熟悉 | 掌握 |
| 六、神经衰弱 | √ | | | | | | | | |
| 第三节　神经症患者的心理护理 | | | | | | | | | |
| 一、心理护理评估 | | √ | | √ | | | | | |
| 二、心理护理诊断 | | √ | | √ | | | | | |
| 三、心理护理计划 | | √ | | | √ | | | | |
| 第十四章　精神障碍患者的心理护理 | | | | | | | | | |
| 第一节　精神障碍概述 | | | | | | | | | |
| 一、精神障碍的概念 | √ | | | | | | | | |
| 二、精神障碍产生因素 | √ | | | | | | | | |
| 三、精神障碍的评估 | √ | | | | | | | | |
| 四、精神障碍常见症状与患者心理特点 | √ | | | | | | | | |
| 第二节　精神障碍患者的心理护理 | | | | | | | | | |
| 一、一般精神障碍患者的心理护理要点 | | √ | | | | | | | |
| 二、特殊精神障碍患者的心理护理要点 | √ | | | | | | | | |
| 第十五章　不同年龄段患者的心理护理 | | | | | | | | | |
| 第一节　儿童患者的心理护理 | | | | | | | | | |
| 一、婴儿期患儿的心理护理 | | √ | | | √ | | | √ | |
| 二、幼儿期患儿的心理护理 | | | √ | | | √ | | | √ |
| 三、童年期患儿的心理护理 | | √ | | | √ | | | √ | |
| 第二节　青少年患者的心理护理 | | | | | | | | | |
| 一、少年期患者的心理护理 | √ | | | √ | | | √ | | |
| 二、青年期患者的心理护理 | | √ | | √ | | | √ | | |
| 第三节　中老年患者的心理护理 | | | | | | | | | |
| 一、中年患者的心理护理 | √ | | | √ | | | | | |
| 二、老年患者的心理护理 | | | √ | | √ | | | √ | |
| 第十六章　特殊患者的心理护理 | | | | | | | | | |
| 第一节　危急重症患者的心理护理 | | | | | | | | | |
| 一、危急重症患者的心理特征 | | √ | | | √ | | √ | | |

续表

| 教学内容 | 教学要求 | | | | | | | | |
|---|---|---|---|---|---|---|---|---|---|
| | 72 学时 | | | 54 学时 | | | 36 学时 | | |
| | 了解 | 熟悉 | 掌握 | 了解 | 熟悉 | 掌握 | 了解 | 熟悉 | 掌握 |
| 二、危急重症患者的心理护理 | | √ | | | √ | | | √ | |
| 第二节　手术患者的心理护理 | | | | | | | | | |
| 一、手术患者的心理特征 | | √ | | | √ | | √ | | |
| 二、手术患者的心理护理 | | √ | | | √ | | | √ | |
| 第三节　疼痛患者的心理护理 | | | | | | | | | |
| 一、疼痛患者的心理特征 | | √ | | | √ | | √ | | |
| 二、心理因素对疼痛的影响 | | | √ | | √ | | | √ | |
| 三、疼痛患者的心理护理 | | | √ | | | √ | | | √ |
| 第四节　传染病患者的心理护理 | | | | | | | | | |
| 一、传染病患者的心理特征 | √ | | | √ | | | | | |
| 二、传染病患者的心理护理 | | √ | | √ | | | | | |
| 第五节　临终患者的心理护理 | | | | | | | | | |
| 一、临终患者的心理特征 | | √ | | √ | | | √ | | |
| 二、临终患者的心理护理 | | | √ | | √ | | | √ | |
| 第十七章　护理人员心理 | | | | | | | | | |
| 第一节　护理人员心理概述 | | | | | | | | | |
| 一、护理人员角色的概念 | | | √ | | √ | | | √ | |
| 二、护理人员角色的权利与义务 | | √ | | √ | | | √ | | |
| 三、护理人员角色的任务 | √ | | | √ | | | | | |
| 四、护理人员角色的期待 | √ | | | √ | | | | | |
| 五、护理人员的角色失调 | | √ | | √ | | | √ | | |
| 第二节　护理人员的心理应激 | | | | | | | | | |
| 一、护理人员常见的应激源 | | √ | | | √ | | | √ | |
| 二、应激后的常见心理问题 | | √ | | √ | | | √ | | |
| 三、护理人员应激事件的应对 | | √ | | | √ | | √ | | |
| 第三节　护理人员的心理素质及培养 | | | | | | | | | |
| 一、护理人员应具备的心理素质 | | | √ | | √ | | | √ | |
| 二、护理人员心理素质的培养 | √ | | | √ | | | | | |

## （二）实验部分

| 序号、单元题目（对应理论单元序号） | 教学内容 | 教学要求 | | |
|---|---|---|---|---|
| | | 会 | 掌握 | 熟练掌握 |
| 第一篇　护理心理学基础篇 | | | | |
| 第二章　普通心理 | 记忆广度实验 | √ | | |
| | 注意广度实验 | √ | | |
| | 气质调查实验 | | √ | |
| 第二篇　护理心理学技能篇 | | | | |
| 第六章　心理评估 | 心理健康调查实验 | | | √ |
| 第七章　心理咨询 | 心理咨询现场示范 | √ | | |
| 第八章　心理治疗 | 放松疗法实验 | | √ | |
| 第三篇　护理心理学心护篇 | | | | |
| 第十章　患者一般心理的心理护理 | 对应激事件的应对实验 | √ | | |

## 五、说明

1. 教学过程应多采用现代教育技术和案例讨论、实验，注意理论联系实际。

2. 教学基本要求对理论知识的具体要求分为了解、熟悉、掌握三个层次。

了解：知道“是什么”。能够记住学习过的知识要点，能够根据提供的材料识别是什么。

熟悉：懂得“为什么”。能够领会概念的基本含义，解释人的心理活动规律及个性特征。

掌握：能够“应用”。能够应用心理学的基本知识解决实际问题。

对实践教学的具体要求分为会、掌握和熟练掌握三个层次。

会：在教师指导下，能够正确地进行实验操作，写出实验报告。

掌握：基本能够正确地独立使用。

熟练掌握：能够熟练操作并正确解释。

3. 可通过课堂提问、作业、讨论、平时测验、实验及考试等情况对学生的认知、能力及态度进行综合考核。

4. 对在学习和应用上有创新的学生应特别给予鼓励。